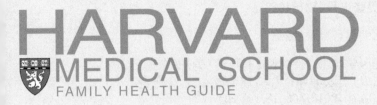

# 哈佛
# 家庭医学全书
## 女性健康手册

主编　[美]安东尼·L.科马罗夫
译者　李　政　黄　琳　吴卉卉　李　梅
　　　许宗瑞　李　立　付　颖　巩玮婧
改编　卫　兵　詹　磊

Harvard Health Publications
时代出版传媒股份有限公司
安徽科学技术出版社

[皖] 版贸登记号：12161628

**图书在版编目(CIP)数据**

哈佛家庭医学全书.女性健康手册／(美)安东尼·
L.科马罗夫主编；李政等译；卫兵,詹磊改编.--合肥:安
徽科学技术出版社,2017.7(2018.1 重印)
　　ISBN 978-7-5337-7129-4

Ⅰ.①哈…　Ⅱ.①安…②李…③卫…④詹…
Ⅲ.①家庭医学②女性-保健-手册　Ⅳ.①R499②R179-62

中国版本图书馆 CIP 数据核字(2017)第 016055 号

HAFO JIATING YIXUE QUANSHU
NÜXING JIANKANG SHOUCE

**哈佛家庭医学全书 女性健康手册**

主编　[美]安东尼·L.科马罗夫
译者　李政 等　改编　卫兵　詹磊

出 版 人：丁凌云　　　　选题策划：丁凌云　　　　责任编辑：王 镇
责任印制：廖小青　　　　封面设计：王 艳
出版发行：时代出版传媒股份有限公司　http://www.press-mart.com
　　　　　安徽科学技术出版社　　　　http://www.ahstp.net
　　　　　(合肥市政务文化新区翡翠路 1118 号出版传媒广场,邮编:230071)
　　　　　电话：(0551)63533330
印　　制：合肥华云印务有限责任公司　　电话:(0551)63418899
(如发现印装质量问题,影响阅读,请与印刷厂商联系调换)

开本：710×1010　1/16　　　　印张：20　　　　　字数：328 千
版次：2018 年 1 月第 2 次印刷

ISBN 978-7-5337-7129-4　　　　　　　　　　　定价：48.00 元

版权所有,侵权必究

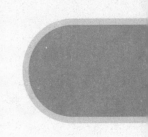

## 主　编

安东尼·L.科马罗夫

哈佛医学院博士、内科教授,布莱根妇科医院主任医师

## 副主编

斯图尔特·B.木什林

哈佛医学院博士、内科助理教授,布莱根妇科医院医师

艾萨克·希夫

哈佛医学院博士,麻省总医院文森特妇产科主任

亨利·H.伯恩斯坦

哈佛医学院博士、小儿科副教授,儿童医院初级护理中心主任

## 编委会成员

杰里·阿旺

哈佛医学院博士、内科副教授,布莱根妇科医院药物流行病学和药物经济学科主任医师

亨利·H.伯恩斯坦

哈佛医学院博士、小儿科副教授,普通小儿科副主任医师,儿童医院初级护理中心主任

爱丽丝·Y.常

哈佛医学院博士、临床内科讲师,哈佛朝圣者医疗保健院医师

萨拉·福尔曼

哈佛医学院博士、小儿科讲师

穆里尔·R.吉利克

哈佛医学院博士、内科助理教授,希伯来老年康复中心成员,贝斯伊萨莉尔执事医疗中心成员

苏珊·哈斯

哈佛医学院博士、组织行为学硕士,妇产科、生殖生物学助理教授;哈佛先锋医疗联盟主席;布莱根妇科医院妇产科主任

塞丽娜·P.科尼格

哈佛医学院博士、内科讲师,布莱根妇科医院医师

1

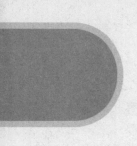

爱德华·马肯托尼欧

哈佛医学院内科讲师,希伯来老年康复中心质量保证和结果研究部主任

马丽卡·乔伊·马歇尔

哈佛医学院博士、内科及临床小儿科研究员,麻省总医院医师,布莱根妇科医院医师

维多利亚·麦埃维

哈佛医学院博士、小儿科助理教授,西马萨诸塞州总医院医疗主任,综合医学联盟小儿科主任,麻省总医院医师

西尔维娅·麦基恩

哈佛医学院博士、内科讲师,布莱根妇科医院医师、服务部医务主任

芭芭拉·优子

哈佛医学院博士、内科讲师,剑桥医院医师

苏珊·波克尔

医学博士,美国医学遗传学院专家委员,哈佛医学院临床小儿科助理教授,哈佛先锋医疗联盟遗传科主任医师,麻省总医院遗传临床科主任

南希·A.里戈蒂

哈佛医学院博士、内科助理教授,麻省总医院医师

罗伯特·H.什莫灵

哈佛医学院博士、内科助理教授,贝斯伊萨莉尔执事医疗中心主席及副主任医师

哈维·B.西蒙

哈佛医学院博士、内科副教授,麻省总医院医师,麻省理工学院健康科技学院成员

威廉·C.泰勒

哈佛医学院博士、内科副教授,W.B.城堡学会副研究员,贝斯伊萨莉尔执事医疗中心普通内科医师及初级护理

罗恩·M.沃斯

哈佛医学院博士、急诊医学系内科副教授,布莱根妇科医院急诊科主任

罗伊·D.威尔克

哈佛医学院博士、内科讲师,布莱根妇科医院第一内科医务主任

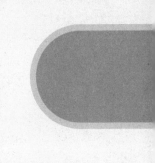

　　哈佛医学院是世界著名的护理及健康研究基地，根据 200 多年的积累和沉淀，哈佛医学院组织了 160 余位专家精心编撰了《哈佛家庭医学全书》。此书是哈佛医学院至今出版的唯一一本家庭健康全书，在美国被誉为家庭必备的"健康圣经"。2014 年，我社从美国西蒙舒斯特公司引进出版了《哈佛家庭医学全书（上、下册）》，上市不久就凭借其"权威、全面、实用"的特点，成为我国三大畅销家庭医学全书之一。

　　针对我国家庭健康理念和阅读习惯，安徽科学技术出版社邀请了数十位国内知名医学专家和健康保健专家，对《哈佛家庭医学全书》进行再创作，分别推出了面向特定人群的《哈佛家庭医学全书·儿童健康手册》《哈佛家庭医学全书·女性健康手册》《哈佛家庭医学全书·中老年健康手册》，为人生不同阶段的健康保驾护航。

　　《哈佛家庭医学全书·儿童健康手册》围绕儿童生长发育的不同特点和重点介绍了儿童自我保健的基础知识、不同时期儿童的健康发育情况、儿童常见急症的应急处理方法、儿童常见疾病的诊断方法以及家庭在第一时间如何护理的详细知识，为千千万万的父母提供科学而实用的儿童生长护理宝典，帮助父母轻松抚育儿童健康成长。

　　《哈佛家庭医学全书·女性健康手册》围绕女性健康而展开，主要介绍了有关女性健康的基础知识、女性自我保健知识、女性的情绪障碍和行为、整容手术和再造手术、妇科常见病、多发病以及家庭护理的详细知识，旨在为广大女性的健康保驾护航。

　　《哈佛家庭医学全书·中老年健康手册》围绕着如何保持健康这一主题全面介绍了中老年健康和自我保健的常识、家庭用药常识、老年人的看护和护理；深度剖析了上百种常见中老年疾病的病因和发病症状，提供了相应的家庭治疗和康复护理的方法,评估了一些疾病所采取的不同治疗方法各自的益处和风险;概括了医院诊断疾病的过程,回答了医生没有时间告诉我们的许多"为什么",以及身体检测、实验室检测的作用,检测前的准备和检测过程中的注意事项,细说了常规体检各项指标项的作用及表现,旨在为广大中老年朋友的健康保驾护航。

　　《哈佛家庭医学全书·儿童健康手册》《哈佛家庭医学全书·女性健康手册》《哈佛家庭医学全书·中老年健康手册》是一套专为中国人打造的家庭健康丛书,图文并茂、系统权威、通俗易懂,是家庭必备的"健康圣经"。希望本书能够帮助读者建立正确的健康理念和科学的生活方式,并祝愿每一位读者越来越健康。

# 目录

1

## 155　行为及情绪障碍

## 175　整容手术和再造手术

## 202　泌尿系统

## 211　内分泌失调

## 247 感染和免疫系统疾病

## 258 不孕不育、怀孕和分娩

7

# 自我保健

## 健康检查与医学研究

### ●如何保持健康

有关如何保持健康的信息是否难以找到？答案应该是否定的。电视、报纸、杂志、网络等，都为我们提供了大量与饮食、锻炼以及各种疾病检查相关的新理论、新说法。热心的朋友和家人也会劝我们接受他们的保健方法。

妇科涂片及乳房检查，像阿司匹林、维生素、矿物质补充剂等预防性药物，有关饮食、锻炼等的建议，新型中药制剂以及各种替代疗法，面对这些，我们应如何选择?单是决定采用哪种建议

### 平均寿命

以下为黑人、白人中男性和女性在不同年龄段，预测的平均可存活年限（美国人口普查局1994年数据）。如一位30岁黑人女性可以再活46年到76岁。同岁的白人女性可再活50年，到80岁。一般来说，白人的寿命比黑人长，而女性又比男性长。

| 年龄 | 白人 | | 黑人 | |
| --- | --- | --- | --- | --- |
| | 男性 | 女性 | 男性 | 女性 |
| 出生 | 73 | 79 | 65 | 74 |
| 20 | 54 | 60 | 47 | 55 |
| 30 | 45 | 50 | 38 | 46 |
| 40 | 36 | 41 | 30 | 37 |
| 50 | 27 | 32 | 23 | 28 |
| 60 | 19 | 23 | 16 | 20 |
| 70 | 12 | 15 | 11 | 14 |
| 80 | 7 | 9 | 7 | 8 |

就得花费一番工夫，更别说真正实施了。

其实从朋友和媒体那里获得的建议中，有许多都是未经证实的。在过去50年中，科学家已研究发现了多种保持健康、延长寿命的方法。而这些方法也已被证明确实有效，而在像美国这样的发达国家，民众的平均寿命在20世纪延长了60%。

本章将向读者介绍医学研究成果，指导人们如何保持身体健康。本章还将告诉读者如何了解自己的健康，让读者少走弯路，节省更多的时间，享受健康带来的愉悦。

## ●对医学研究的解释

为确定健康的生活方式、化验及疗法的价值，医生会做各种研究。不同研究的结果不同，而同一课题的不同研究，其结论也不一定相同。若遇到新的研究成果，我们须了解研究的过程，据此评估该研究成果的可信度。

研究结果的可信度受很多因素影响。

## ●研究规模

被试者越多，研究结果适用范围越广泛。

原因有二。首先，由于人与人之间有差异，一项研究的被试者越多，研究结果适用范围越广。其次，被试者越多，结果偶然性越小。

不过，即使是几千名被试者参加的大型研究，也会有缺陷，而有时极小型的研究，其结果也能引起科学家的注意。

## ●控制偶然性

偶然性会影响任何研究的结果。假设某项研究发现，每天服用维生素片能延长寿命，医生在断定每天服用维生素片延长寿命前，须弄清楚研究结果是否存在偶然性。

医生须了解清楚研究结果（比如寿命延长）是不是偶然产生而非每日服用维生素的结果。统计检验可帮助医生加以辨别。一般来说，若偶然性低于5%，其研究结果就有效（即"具有统计显著性"）。

在有些情况下，统计显著性的临界值很低，为1%。一般来说，一项研究被试者越多，接受治疗和未接受治疗的被试间差异越可能具有统计显著性。因此研究规模可以控制结果的偶然性。

反之亦然，若研究发现每日服用维生素可以延长2个月的寿命，但统计检验发现结果不具备显著性，医生在断定每天服用维生素无法延长寿命前，须做另一种统计检验。

医生需考虑这样的可能性：每日服用维生素对延长寿命可能有益处，但是研究规模太小，无法得出这种结果。

总之，有时研究的积极结果是偶然出现的。而有的时候，有些研究结果看起来是消极的（因为结果不具有统计显著性），其实不然。高质量的研究会评估研究结果的偶然性。

● **研究期限**

有些治疗会马上产生效果。比如，抗生素在几天内就可以治愈大部分的感染。而有些治疗以及目前大部分有关身体保健的方法都需要经过很长时间才可以看出效果。

所以，很多研究需要经过很长时间后，才能确定某种方法（如筛查、改变膳食、每日服用维生素等）是否有益。

● **研究的类型**

研究类型多种多样。研究越简单、花费越少，研究结果效力越差，反之亦然。

随机对照试验（RCT）"双盲"（见下文解释）随机对照试验能提供最有力的证据，是最佳的试验方法。若想得到具有统计显著性的结论，尤其需要采用这种实验方法。

然而，除非一项随机对照实验的规模特别大、被试种类多样性高、设计弱点极少、研究结果具有高度统计显著性，医生才会因为该研究改变他们的观点和做法。

随机对照试验的主要特点是：

■有些被试者接受某种治疗，其他被试者则接受安慰剂。

■在研究中，被试者接受的是真正的治疗还是安慰剂，这是随机的，因此

叫作"随机对照试验"。

■被试者通常不知道自己所在的是实验组还是对照组，而参与研究的医生也不知道，因为如果他们知道的话，他们可能会在无意中影响试验结果。若参与试验的被试者和医生都不知道谁在实验组，谁在对照组，这就叫作"双盲"研究。

■在研究之前、之中以及之后，研究人员会仔细搜集与研究相关的被试者的具体信息，如他们的体重、是否吸烟、病史等。

尽管普遍认为随机对照试验是最佳的研究方法，但它也有不足之处，且也有削弱研究结果的可信度的可能性。比如，被试者种类少（如被试者只包括受某种疾病严重影响的人群，而不包括普通人），研究就可能漏掉其他类的被试，或者不采用最准确的诊断测试方法等。

有些研究根本不实用。比如，假设医生想通过随机对照试验来研究吃西蓝花能否防止患结肠癌。作为一个完善的随机对照实验，研究者首先须确定实验组中的被试者愿意吃西蓝花（这可是项大工程）。

给对照组被试吃的食物，必须在外表和味道上与西蓝花相似，但又不是西蓝花。而且研究人员还要确保对照组中的被试者辨认不出这是假的西蓝花。从这里我们就可以看出问题了。

除了这些实际问题之外，大部分随机对照试验都需要大量的被试者，研究

时间也要很长,而且成本也很高。

因此,即使这些研究不如随机对照试验那么有说服力,有时医生也还是会采用简单、快捷、便宜的方法来进行研究。

**队列研究** 该研究不如随机对照试验有说服力,但能避免一些随机对照试验中遇到的实际问题。 队列研究的主要特征是:

■与随机对照试验相同,在实验之前、之中、之后都须仔细搜集与被试者相关的具体信息。

■与随机对照试验不同,不规定某些被试者要服用某种特殊药物或吃特定食物,而另一些要吃安慰剂,但会仔细观测吃/不吃西蓝花的被试者的身体状况(我们假设以西蓝花研究为例)。

■研究结束后,研究人员再确定吃西蓝花的被试者患结肠癌的概率是否小于不吃西蓝花的被试者,是不是西蓝花吃得越多,患结肠癌的概率越小。

■但是,因为研究不限定哪些被试者吃西蓝花,所以不能肯定被试者患肠癌的概率低是因为吃了西蓝花,还是因为其他原因。比如,吃西蓝花的被试者还经常锻炼身体、吃水果及其他蔬菜,他们因此很少患结肠癌,而不是只因为吃了西蓝花。

**病例对照研究** 这种研究的说服力最弱,但最简单便捷,因为只需研究病历记录的或通过其他方法搜集的信息即可。

该研究的特征是:

■通过病历可以了解被试者的病史(如患过结肠癌)。

■从病历上也可了解被试者未患过某种疾病(所以患这种病的概率不大)。

■要了解被试者其他的生活习惯(如常吃某些食物或经常进行锻炼),以及其他病史。

■研究患某种疾病的被试者是否没有某种生活习惯(如吃某些食物或经常锻炼等)。病例对照研究的问题在于,因为病历中的信息并非是出于某项研究目的而搜集的,因此可能缺乏准确性。此外,病历中可能不会定期记录所需信息(如某患者是否吃某些食物、吃的量是多少等)。

**其他研究方法** 研究人员还会采用其他研究方法以及前文所介绍的三种方法的变体。不过一般来说,医生最常用的是上述三种方法。

我们在了解某项新研究时,要记住它采用的是哪种方法。若是随机对照试验,那么准确性一般都比较高。其次还要了解被试者的情况是否与我们或我们关心的人相似。再次,向医生咨询他们对该研究及结论的看法。

## ●预防措施的选择性益处

对不同的人来说,某一方法的益处不一定相同。比如,做筛查可以在病症出现之前帮我们及早发现疾病的存在。

患病概率越大,筛查对我们越有益处。

但是患某种疾病的风险因为年龄、性别、职业、家族病史及其他因素的不同而不同。

比如,医学权威一般不建议35岁以下的女性定期接受乳房X线检测,因为年轻女性患乳腺癌的概率很小。

而医护人员可能会与肺结核患者接触,所以他们要定期接受皮肤反应测试来筛查肺结核。

不过,在美国,大部分民众患肺结核的概率很小,所以无须接受这种筛查。而有时因为居住环境较拥挤,如学校寝室,某些机构会为这些人做筛查。

对于患某种疾病概率较小的人群,一般不建议做相关筛查。因为做该种筛查,对他们来说,弊可能大于利。而且做筛查的费用也比较高。

不同年龄段、性别以及其他情况的人群,适用的健康生活方式也不太一样。

● 筛查:阳性和阴性

筛查可以让我们尽早发现身体所患的疾病,且在其给我们带来严重伤害前就着手进行治疗。

尽管很多科学研究已证实筛查的重要性,但对于哪些人群需要接受哪种筛查,多长时间查一次,还没有定论。读者可以阅读与筛查相关的章节,找出适合自己和家人的疾病检测。

对自己有益的筛查,需具有以下特点。

■检测必须准确。若检测结果异常(结果为阳性),那接受检查的人患该种疾病的概率就极高;若结果正常(结果为阴性),那患这种疾病的概率就极低。

■该检查能在早期检测到某种疾病,以便治愈疾病或减轻病痛。

■筛查不能对接受检查的人造成不良影响。

没有哪项检查是完全准确的,检查都会有误差。若检查结果为"假阳性"(检查结果为不正常,但接受检查的人并没有这种疾病),这时患者可能要做一些附加检查(这些检查有时很痛苦或者有危险)。此外,查出"假阳性"的人会产生不必要的担心。

在哈佛进行的一项针对接受乳房X线检测的女性的研究发现,在10年中,约50%的被试者都遇到过至少一次"假阳性"结果,其中20%接受了附加检查,而事后想想,其实没有必要。

若筛查的结果是"假阴性",接受检查的人可能会被误导,会忽视某些症状,不做进一步治疗,因为他们认为最近做的筛查并没查出什么问题,所以没事。

其实不是所有的筛查都能在疾病早期查出病症,帮助我们改善健康状况。用胸透筛查肺癌就是最好的例证。

有时筛查检测出的病症比较严重,而实际上无需治疗。前列腺癌就是如此。

胸透:一种失败的筛查。在胸透筛查肺癌的病例中，阴性结果远多于阳性。多年以来,医生一直建议吸烟人群定期接受胸透检查,监测肺部肿瘤的情况,防止其扩散。因此,有数百万人定期接受胸透检查。

但研究发现,通过胸透发现癌症转移时,病情早已恶化,这时再进行治疗,已经太晚。

此外,胸透有时会发现一些疑似异常症状,但接受进一步检测甚至手术后发现,情况并不是那么严重。在个别情况下,患者会因术后并发症而死亡。因此，这种看似合理的检测，弊却大于利。

子宫颈涂片检查:一种成功的筛查子宫颈涂片检查用于筛查宫颈癌,是一种理想的筛查。这种检查能在任何不适症状出现前，检测出宫颈处异常的细胞,因此大部分早期宫颈癌患者能及时发现癌症,接受治疗,完全康复。

该检测无任何风险,且简单、便宜。在过去40年中,子宫颈涂片检查大大降低了宫颈癌的死亡率。

## 子宫颈涂片检查对检测宫颈癌的益处

20世纪40年代以来,侵入性宫颈癌发病率明显下降。主要是因为定期子宫颈涂片检查的出现。这种常规检查大大降低了女性患侵入性宫颈癌的概率,因此也减少了由此引发的死亡。

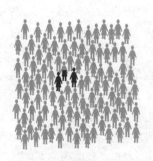

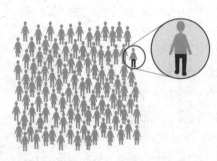

年龄在20岁,不定期做子宫颈涂片检查的女性中,患侵入性宫颈癌的概率为2.5%

年龄在20岁,定期做子宫颈涂片检查的女性,患侵入性宫颈癌的概率为0.3%

# 饮食与营养

人体需要从食物中摄取至少40种营养物质,以保证身体正常运转。我们在消化食物时,这些食物就分解成营养物质,被身体吸收,随着血液流动,输送给身体所有的细胞。一般来说,我们将营养物质及纤维素等其他基本食物成分分成六类:

## ●水

人体体重的70%是水。我们通常认为水不是营养物质,事实上它是营养物质并且对我们的健康十分重要。水是大部分细胞最主要的成分。它能把养分送给细胞,同时带走细胞代谢的废物。水还能调节我们的体温。

每天在排尿、排便、排汗以及呼吸过程中,我们体内的水分会丧失。要补充失去的水分,女性每天需要11.5杯水。这里指的是所有的饮品及食物中含有的水的总量。一小份沙拉中就含有约1杯水。

像咖啡、茶等含咖啡因的饮品以及用作利尿剂的可乐会让我们失去水分。酒精也有同样的作用。

做剧烈运动、怀孕、处于哺乳期或常处于高温环境中,我们就需要喝更多的水。多喝水是一种好习惯,最好多喝白开水,少喝饮料和咖啡。若不能喝酒或想少喝点酒,则可以喝苏打水。

## ●碳水化合物

碳水化合物指面包、面食、米饭、干豆和豌豆、土豆、谷物和糖等食物中含有的淀粉或糖类。它们能为我们提供能量。

碳水化合物有两种形式:单糖(存在于蜂蜜、玉米糖浆、水果等所有的糖中)和复合糖(存在于上述淀粉类食物中)。

富含复合糖的食物中也含有维生素、矿物质和纤维素。

水果所含的是单糖,但也含有重要的维生素、矿物质和纤维素。

## ●纤维素

纤维素不是营养物质(因为人体消化和吸收不了),但由于它能帮助大肠排除体内垃圾,所以对人体有益。

只有植物性食物中才含有膳食纤维。全麦、水果、蔬菜、豆类、坚果以及种子里含有的人类不能消化的物质中,有一部分就是纤维素。

高纤维素的膳食能预防便秘,降低患心脏病、2型糖尿病、憩室病等的风险。研究并未发现纤维素有预防结肠癌的作用。不过最好每天食用25克的纤维素。

纤维素有两种:

不溶性纤维素 一般存在于麦麸、全麦和蔬菜中。它不溶于水。不溶性纤

# 健康的生活方式可以延长寿命

下列图表说明,在大量样本研究的基础上,且在合理预估下,健康的生活方式能使我们的寿命延长一定时间。例如,1 000名35岁男性,他们已坚持锻炼30年,估计平均寿命可延长6.2个月。

不同的人,寿命延长的时间不同,有的仅仅1个月,有的可能会是30个月。这些数据可以让读者了解采取不同健康生活方式的相对价值。

---

若舒张压高于105 mmHg,降至正常值后,平均寿命延长:
男性:64个月

女性:68个月

若心脏舒张压为90~94 mmHg,降至正常值后,平均寿命延长:
男性:13个月

女性:11个月

若胆固醇高于300 mg/dl,降至200 mg/dl后,平均寿命延长:
男性:50个月

女性:76个月

若年龄为35岁,戒烟后平均寿命延长:
男性:28个月

女性:34个月

若体重高于理想体重30%,将之降至正常范围后,平均寿命延长:
男性:20个月

女性:13个月

20岁以上女性,每3年进行一次涂片检查,平均寿命延长:
3.1个月

坚持锻炼30年,平均寿命延长:
男性:6.2个月

女性:无数据

50岁以上,每5年进行一次大便隐血检查和灌肠造影或结肠镜检查,平均寿命延长:
男性:2.5个月

女性:2.2个月

50岁以上,10年内坚持每两年进行一次乳房X线检查,平均寿命延长:
女性:0.8个月

# 保持健康的九大方法

通过筛查和接种，医生可以帮我们避免很多疾病。但是健康饮食、积极锻炼、不接触上瘾物质、注意安全性行为对我们身体健康的帮助，比医生对我们的帮助要大得多。

改变生活习惯时，须循序渐进。这一点我们十分确定。若我们目前身体十分健康，且想保持这种状况，就按本章的建议做，这些是最佳的保健方式。

生活就是一系列的选择。有些选择很重要，有些则不然。我们的选择对自己的健康有深远的影响。若能遵照本章的建议，我们就能真正地保护自己的身体，让自己活得更健康、更长久。

## 健康饮食

食物没有"好""坏"之分，但长时间选择某些食物，就会对身体产生或好或坏的影响。饮食均衡才能保持健康，不过真正做起来却要复杂得多。

有些食物，若食用有节制，就对我们有好处；若食用过量，则会有坏处。红肉就是典型的例子，它富含铁，但又常含有大量饱和脂肪，所以要有节制地食用。

偶尔吃些不健康的食物，对身体并没有什么坏处。因为这些食物并不像那些有毒物质，吃一口就会让我们生病。让那些从不吃巧克力蛋糕的人试着吃一口，就可以证明这一点。

关键在于常年吃某些食物就会影响我们的健康。若经常食用蔬菜、谷物、水果等含纤维素、维生素、矿物质的食物，我们就会从中受益。

## 锻炼

让运动成为自己生活的一部分。如走楼梯代替坐电梯、步行代替坐车等适度运动，即使每天做5~15分钟，对身体也有好处。

每天锻炼时间保持在30分钟为最佳，而且每天锻炼不一定要求我们必须参加健身俱乐部或要拥有特殊的健身器材。开始的时候可以花10分钟拉伸身体，早晨、中午或晚上快走20分钟。

无论采用何种锻炼方式，最重要的是每天都要动一动，坚持定期锻炼。高强度的运动可能更有效。简而言之，锻炼可以让我们活得更健康、更长久。

## 不接触上瘾物质

在美国，吸烟是头号可控制的死因。每年有40万美国人死于吸烟。虽然吸烟总人数在下降(主要是因为戒烟的成年人比较多)，但吸烟的青少年人数和吸雪茄及烟叶的人数在急剧上升。

大部分人在20岁之前就开始吸烟，这也是不让年轻人抽烟的原因，因为这样可以大大减少吸烟人数。即使吸烟时间很长，只要停止吸烟，身体就会开始恢复，所以戒烟再迟也值得。

若喝酒过度也容易上瘾。因娱乐目的(与医用目的相对)而吸食如可卡因、吗啡等违法药物，对身体也无好处。

续表

## 采用安全性行为

　　不安全的性行为会导致意外怀孕，甚至会感染性病。目前发现的性病至少有25种，有的病毒会引发宫颈癌，有的是人体免疫缺陷病毒，会导致艾滋病。

　　预防性病的最佳方式是使用男用或女用安全套。性伴侣越少，患性病的危险性越低。除了禁欲外，最安全的性行为就是只拥有一个性伴侣。

　　在美国，许多青少年性行为比较活跃，所以父母要让处于青春期的孩子了解性以及性行为的危险性。若父母觉得为难，可以和孩子一起阅读和青春期健康有关的章节。

## 定期体检(自我检查)

　　要及早发现自己的健康问题，就得定期对身体进行检查以及接受某些筛查。不过，有些常规检查不一定非要让医生来做，像皮肤、乳房、睾丸等疾病都可以自查。而像量血压等筛查也可以自己来做。

　　若自己有糖尿病等慢性疾病，更要注意监控。医生会定期为我们做检查，而我们自己也要用医生推荐的方法在家进行检查。

## 避免受伤

　　很多病痛以及早逝都是由于受伤引起的。即使在被视作避风港的家中，也有很多对健康或安全不利的因素。

　　医学研究已搜集了许多防止受伤的知识。我们可以多了解这些知识以保护家人的安全。

## 自我减压

　　生活中难免会遇到压力，而有压力也不完全是坏事。但是压力过大就会引起许多令人烦心的症状，对健康不利。我们需要学习一些方法，减少压力给我们带来的不良影响。

## 注射疫苗

　　在过去50年中，重大疾病疫苗的注射对保护人类健康起到了积极的作用。很多人觉得注射疫苗没用，因为我们不会患这些疾病，这种想法是错误的。孩子要注射必须接种的疫苗，而成人也需要接种常规疫苗。

## 保持理想体重

　　若通过饮食和锻炼就可以让自己保持理想的体重，那么我们就更容易保持身体健康。若自己超重，那么患心脏病、糖尿病以及癌症的风险就会增加。

维素可帮助我们消化食物,促进胃肠蠕动,有助于排便。

可溶性纤维素　一般存在于豆类、燕麦、大麦、水果和蔬菜中。它可溶于水,可在肠中形成凝胶,与体内胆固醇结合,将之排出体外,因此可以降低胆固醇含量。

● 脂 肪

脂肪(固态)和油(液态)含有高能量,比其他营养物质含有的能量都高,每汤匙有 564.84 千焦(135 千卡)。[一汤匙碳水化合物和蛋白质只有 251.04千焦(60 千卡)。]

我们不能过多食用富含胆固醇和饱和脂肪的食物。本书中的食物营养表中列有食物所含胆固醇和饱和脂肪的量。从总脂肪量中减去饱和脂肪的量,我们就能算出食物中含有的多元不饱和脂肪和单一不饱和脂肪的量。

反式脂肪酸是 1 个世纪前食品化学家发明的, 作为黄油的廉价替代品。如今在饼干、蛋糕、炸薯条等方便食品中都有反式脂肪酸,它用于改善食物口感、保持鲜味。肉类及奶类制品中也含有少量自然反式脂肪酸。反式脂肪酸对人体最有害,比饱和脂肪对人体的害处还大,因为它们会提高低密度脂蛋白胆

## 高纤维素食物

下表列出了部分食物及其纤维素含量。我们可以从每天食用8克左右的纤维素开始,然后慢慢增加到25克。

| 食物 | 数量 | 总纤维素含量（克） |
| --- | --- | --- |
| 全麦麸 | 1/2 杯 | 10.0 |
| 豌豆(熟的) | 1/2 杯 | 5.2 |
| 芸豆 | 1/2 杯 | 4.5 |
| 白豆 | 1/2 杯 | 4.2 |
| 带皮的苹果 | 1 个 | 3.9 |
| 全麦面包 | 2 片 | 3.9 |
| 土豆 | 1 个 | 3.8 |
| 爆米花 | 3 杯 | 2.8 |
| 西蓝花(熟的) | 1/2 杯 | 2.6 |
| 梨子 | 1个 | 2.5 |
| 柑橘 | 1个 | 1.6 |

固醇(有害)水平,且降低高密度脂蛋白胆固醇(有益)的水平,这会增加我们患心脏病、心脏病发作、脑卒中、过早死亡的风险。

自 2006 年 1 月 1 日起,食品及药物管理局要求所有食品厂商必须在食品营养成分标签上注明反式脂肪酸含量。这样,我们就可以通过阅读标签,了解某食品反式脂肪酸的含量了。若标签首项就有"起酥油""部分氢化""氢化油"等字样,那这种食品反式脂肪酸含量就很高。我们要选那种含量少的食物。

硬质人造黄油含有高浓缩不健康脂肪。但是,软质人造黄油主要成分是多元和单一不饱和脂肪。

有些脂肪富含欧米珈−3 脂肪酸。这些脂肪酸主要存在于鱼类和亚麻籽油中。它能预防动脉硬化以及如关节炎之类的炎症。

## ●蛋白质

蛋白质可以分解成氨基酸,对人体十分重要,因为它们有助于人体组织的建立、修复、维持。人体需要蛋白质来修复受损细胞,调节身体功能。

肉类、禽类、鱼类、蛋类、牛奶、奶酪、酸奶、豆制品、豆类、种子、坚果里都含有丰富的蛋白质,而谷物、蔬菜里也含有少量蛋白质。那些既富含蛋白质又含有高脂肪的食物,如肉类和奶酪,摄入要适量。

我们大部分人摄入的蛋白质量都过多,一般来说,每人每天摄入的蛋白质最好是所摄入热量总量的 10%~15%。成人每天要摄入 50 克,即一块扑克牌大小的鸡胸肉。如果没有用来锻炼以增加肌肉,多摄入的蛋白质就会随尿液排出体外。

## ●维生素和矿物质

维生素是人体需要但又不能在体内自动生成的物质。它们能促进体内细胞的化学反应,还能帮助我们消化所摄取的食物。每种维生素都有各自的作用,调节不同的身体功能。人体所需的基本维生素有 13 种,可以分成两大类:脂溶性维生素和水溶性维生素。

获取自己所需维生素的最佳方法是食用多种全天然食品,比如蔬菜、水果和全谷物。尽管对某些人来说,食用维生素补充剂有益处,但大部分营养专家还是建议通过食用健康食品来吸收维生素和矿物质。

强有力的证据表明,常食用富含维生素食物的人比那些不常食用的人要健康。虽然没有确凿的证据证明富含维生素的膳食能增强人体健康,但这种可能性非常大。我们可以通过增加食用富含维生素的食物,来增加维生素的摄入量。

矿物质可以帮助我们调节体液平衡、肌肉收缩、神经冲动,对骨骼和牙齿的健康发育十分重要。均衡的饮食中需至少含有 20 种矿物质,包括钙、镁、钠、铁、钾和磷等。

像钙这样的重要矿物质对儿童骨骼发育、减缓成人骨质流失以预防骨质疏松症十分重要。

同维生素一样,获取人体所需的矿物质的最佳方法是保证饮食均衡,多食用水果、蔬菜和全谷物。

女性更容易出现骨质疏松症,因此需选择富含钙质的饮食,保证每天摄入 1000~1500 毫克的钙。若从膳食中得不到足够的钙质,可以服用钙片。

## ●婴幼儿

■若孩子喝的是母乳,可以给他/她服用维生素 D 补充剂。

■若孩子已有半岁大,主要喝用蒸馏水或矿泉水(不像通常的自来水,这种水中不含氟)冲泡的配方奶粉或煮开的水,需给孩子补充氟。

■半岁至 1 周岁的孩子或者喝奶粉长大的孩子,有时需要补充铁。

## ●处于经期的女性

■处于经期时,经血会带走体内很多铁元素。这时最好多吃些富含铁元素的食物。若膳食中富含铁元素,但检查发现体内铁元素偏低,吃些铁增补剂比较有益。处方类铁增补剂比非处方类有效。不过具体怎么吃,需向医生咨询。

■若在青春期和成年早期摄入足够的钙质(每日 1 000~1 500 毫克),可

以保证我们在更年期之前有强壮的骨骼,而从更年期开始,我们骨骼中的钙质开始流失,骨骼慢慢变薄。若饮食中钙质不够,也可以服用钙片。

■经期女性最好都要服用叶酸。

## ●孕期或准备怀孕的女性

■强烈建议所有育龄妇女每天至少服用 400 微克叶酸。这可以降低胎儿患神经管缺损症的概率。我们可以通过选择强化谷物或服用叶酸增补剂来补充叶酸。

■处于孕期或准备怀孕的妇女,需额外补充铁(每天 15~30 毫克)和钙(每天 1 200 毫克)。

## ●哺乳期妇女

■处于哺乳期的妇女需额外补充钙质(每天 1 200 毫克),许多医生建议服用复合维生素片。

## ●更年期妇女

■更年期妇女需额外补充钙质以减缓钙质流失(若未接受激素治疗,每天补充 1 500 毫克, 若在接受激素治疗, 每天 1 000 毫克),防治骨质疏松症。许多医生建议服用复合维生素剂,保证摄入足量的维生素 D。

## ●素食者

■素食者不吃肉、奶制品及肉制品,需额外补充钙、铁、锌、维生素 B₁₂ 和

维生素 D。

## ●普通成年人

■蔬菜和水果是最佳的维生素来源，那些不经常吃蔬菜和水果的人群，可以每天服用便宜的复合维生素片，这对身体有好处。

■若家中有人（父母或兄弟姐妹）在年轻时（男性在 50 岁以下，女性在 60 岁以下）就患有冠状动脉疾病，那么定期服用叶酸（400 微克/天）、维生素 $B_6$（100 毫克/天）可以预防心脏病。尽管未经证实，但一些医生根据间接证据向患者推荐这种方法，而且这种剂量的维生素对人体无害。

■每天服用维生素 C 片（500 毫克）和维生素 E（400 单位）可以预防动脉硬化和某些癌症。尽管未经证实，但一些医生根据间接证据向患者推荐这种方法，而且这种剂量的维生素对人体无害。

■每天服用高于 20 000 单位的维生素 A 或高于 5 000 单位的维生素 D，对人体有害，所以要尽量避免。

健康饮食不仅要均衡多样，还要多吃有利于健康的食物，尽量避免那些会增加患心脏病、癌症和糖尿病风险的食物。当然，我们要吃含有蛋白质、碳水化合物、脂肪的食物，但研究表明其中一些营养物质比另一些更利于我们的健康。以下一些建议，可以帮助我们选择健康的饮食：

少吃"坏"脂肪，多吃"好"脂肪。有些脂肪对我们有好处。饱和脂肪和反式脂肪是不健康的脂肪，会增加我们体内的胆固醇水平。红肉、黄油、全脂牛奶、其他奶制品、牛肉及像饼干和蛋糕等包装食品中两种脂肪的含量最高。多年来，大家都认为饱和脂肪不好，其实反式脂肪也不健康。

但是不能什么脂肪都不吃。有些脂肪对健康十分有益。因为有些膳食脂肪，我们身体需要但又不能在体内合成，所以十分重要。蔬菜和鱼类制品中多含有像多元不饱和脂肪和单一不饱和脂肪这样的好脂肪。所以若身体每日 30% 以上的能量来自好脂肪，就没有问题。

有两种好脂肪尤其重要，它们是欧米伽-3 脂肪酸、欧米伽-6 脂肪酸。鱼类、坚果、亚麻仁、菜籽油、非氢化豆油中都含有欧米伽-3 脂肪酸。有证据表明欧米伽-3 脂肪酸能预防动脉硬化（所以可以预防心脏病、脑卒中这两个人类最大的"杀手"），预防导致猝死的心律不齐以及如红斑狼疮、风湿性关节炎等自身免疫疾病。欧米伽-6 脂肪酸也很健康。

20 世纪 80 年代和 90 年代所倡导的低脂饮食，让人们拒绝吃像坚果等含有"好"脂肪的食品，而用如炸土豆条等含有较多糖分的食品来代替。这是个严重的错误，因为大部分人吃的是精制碳水化合物，它们常隐藏"坏"脂肪。

少吃精制碳水化合物（"不好"），多吃全麦碳水化合物（"好"）和脂肪一样，碳水化合物也有健康和不健康之分。我们从膳食中摄取的大部分健康碳水化合物，来自全麦食物、蔬菜和水果。

白面包、精白米、精白面、土豆都含有大量不健康碳水化合物。它们的血糖指数高，因此人们食用过后，糖分吸收的速度很快，血糖会突然升高。若日常选择的食物血糖负荷高，会增加患糖尿病、心脏病的风险，也会让我们的体重增加。

选择更加健康的蛋白质来源　人们早就意识到把红肉当作主要蛋白质来源并不好，因为红肉含有很多饱和（不健康）脂肪酸。

科学家目前在研究，大豆、扁豆、黄豆、坚果等所含的植物蛋白是否比肉中的动物蛋白健康。尽管没有足够的证据证明植物蛋白比动物蛋白要健康，但是我们仍有足够的理由去选择富含蛋白质的蔬菜。

多吃水果和蔬菜，但少吃土豆！水果和蔬菜比例较高的膳食对我们的身体大有裨益，可以降低血压、减少心脏病发作和脑卒中的危险，还能预防多种癌症。但是因为土豆血糖指数高，所以没有其他蔬菜、水果那么健康。

饮酒要适量　有研究表明女性一天喝一杯酒，男性一天喝一至两杯酒，可以使心脏病发作的概率或心脏病死亡率降低1/3。如果喝酒常常超过这个量，会增加患多种癌症、高血压、脑卒中、心脏病等病的风险。

### ●抗氧化剂

我们的身体组织会产生氧自由基，在体内引发氧化反应，这会损害我们的组织。食物中有很多物质，如β-胡萝卜素、维生素 C 和维生素 E（抗氧化剂）可以对抗氧化反应。

深绿色和深黄色的蔬菜、水果含有β-胡萝卜素，可以在体内转化成维生素 A（像肝脏、鸡蛋、牛奶等动物产品中含有维生素 A）。

橘子、葡萄柚、柠檬（及其果汁）等柑橘类水果中含有大量维生素 C。草莓、猕猴桃、西红柿、西蓝花、甘蓝、土豆及菠菜、芥菜等深绿色叶菜类蔬菜也含有维生素 C。

维生素 C 是水溶性维生素。维生素 A 和维生素 E 是脂溶性维生素，所以膳食中需要一些脂肪，它们才能被我们的消化系统吸收。

大部分癌症就是细胞中的 DNA 因氧化反应受损引发的。从理论上说，抗氧化剂可以预防这些损伤，进而降低患癌症的风险。

低密度脂蛋白胆固醇的氧化会引发动脉硬化，而动脉硬化会导致脑卒中和心脏病发作。从理论上来说，抗氧化维生素可以预防动脉硬化。我们可以通过饮食或服用维生素片来摄取这些维生素。

## 在饮食中增加膳食纤维

根据以下建议,在每日的饮食中增加膳食纤维。

用麸皮、全麦面包、谷类、面等代替精白面粉食品。

多吃新鲜水果和蔬菜,少喝果汁,因为它们的纤维素含量少。

吃苹果、桃子、番茄、胡萝卜时,最好连皮一块吃,因为皮中含有纤维素,但皮要洗干净。

在日常饮食中增加膳食纤维时,要循序渐进,让身体慢慢接受。如果突然增加饮食中膳食纤维的量,可能会导致胀气和腹泻。从每天吃8克纤维素开始,然后慢慢增加到25克。

多喝水。要增强膳食纤维的功效,就需要喝足够的水。若只增加不溶性纤维素的摄入量,但不增加饮水量,就会引起便秘。

## 摄入纤维素和减少心脏病发作的风险

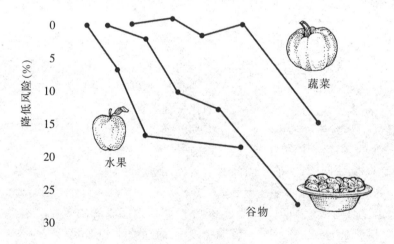

哈佛大学对4万名男性进行了6年的跟踪调查,证实吃高纤维素膳食对人体健康有好处。摄入的膳食纤维增加,心脏病发病的概率就会下降。不管膳食纤维是来自水果、谷物还是蔬菜,都能降低发病概率。摄入膳食纤维最多的人群,心脏病发作的概率比摄入最少的人群低30%。

## 脂肪种类

膳食脂肪有很多种。有些脂肪与其他脂肪相比,对我们的健康更有益。对于大部分的脂肪,我们都要根据下表所示的健康方式来摄取。

| 脂肪的种类 | 相关信息 | 含有该脂肪的食物 | |
|---|---|---|---|
| 多元不饱和脂肪 | 人体需要用它形成细胞膜 | 天然植物油,软性人造黄油 | 对我们有益 |
| 单一不饱和脂肪 | 人体需要用它形成细胞膜 | 天然植物油,软性人造黄油 | |
| 胆固醇 | 增加血液胆固醇水平(加上人体自身产生的胆固醇),多吃对人体有害 | 动物脂肪(肥肉、黄油、猪油、全脂牛奶、禽类的皮) | |
| 饱和脂肪 | 比饮食中的胆固醇还会增加血液胆固醇水平,多吃对人体有害 | 动物脂肪(肥肉、黄油、全脂牛奶、禽类的皮),某些植物油 | |
| 反式脂肪 | 一种不饱和脂肪,最近发现会增加胆固醇,对人体有害 | 动物脂肪,硬人造奶油 | 对我们有害 |

## 各种油脂的比较

如下表所示,不同的油脂所含的各类脂肪比例不同。我们最好食用含单一不饱和脂肪(如橄榄油和菜籽油)或多元不饱和脂肪(如红花籽油)比较高的油脂。饱和脂肪(如黄油)的摄入要适当。

| 油脂 | 饱和脂肪比例 | 单一不饱和脂肪比例 | 多元不饱和脂肪比例 | |
|---|---|---|---|---|
| 橄榄油 | 14 | 70 | 11 | 对我们有益 |
| 菜籽油 | 6 | 62 | 31 | |
| 葵花籽油 | 13 | 32 | 50 | |
| 花生油 | 20 | 45 | 35 | |
| 豆油 | 15 | 43 | 38 | |
| 红花籽油 | 10 | 20 | 66 | |
| 玉米油 | 13 | 24 | 59 | |
| 硬人造奶油 | 14 | 32 | 31 | |
| 鸡油 | 30 | 45 | 21 | |
| 猪油 | 39 | 45 | 21 | |
| 黄油 | 62 | 29 | 4 | 对我们有害 |
| 椰子油 | 87 | 6 | 2 | |

## 食物中的维生素和矿物质

获取全面营养的最佳方法是食用多种食物,包括全谷类、蔬菜、水果、少量瘦肉、去皮禽类和鱼。

| 维生素或矿物质 | 来源 | 功效 |
| --- | --- | --- |
| 脂溶性维生素 | | |
| 维生素A | 强化奶、鸡蛋、奶酪、肝脏、鱼油 | 保护眼睛健康;对人体器官、皮肤、毛发的生长和健康十分重要;抗氧化剂(防止细胞受损)。若视黄醇(维生素A中的一种形式)过多,会弱化骨骼强度,容易骨折。另一种维生素A即β-胡萝卜素不会增加骨折的危险 |
| 维生素D | 强化奶 | 促进钙质吸收;有助于骨骼和牙齿的形成;支持神经系统和肌肉系统功能 |
| 维生素E | 植物油、坚果、小麦胚芽、叶菜类蔬菜 | 一种抗氧化剂(防止细胞受损);对血细胞的形成起作用 |
| 维生素K | 菠菜、西蓝花、牛奶、鸡蛋、谷类 | 对凝血因子的产生十分重要 |
| 水溶性维生素 | | |
| 维生素B$_1$(硫胺素) | 猪肉、豆类、种子、坚果、强化谷物、谷类 | 将食物转化成能量,对肌肉和神经系统十分重要 |
| 维生素B$_2$(核黄素) | 牛奶、酸奶、肉类、叶菜类蔬菜、全麦面包和谷物 | 有助于释放食物中的能量,调节激素,有助于保护眼睛、皮肤和神经系统健康 |
| 维生素B$_3$(尼克酸) | 肉类、鱼类、豆类、坚果、全麦面包和谷物 | 有助于将食物转化成能量,有助于红细胞的形成,对人体某些激素十分重要 |
| 维生素B$_6$(吡多醇) | 鸡肉、鱼类、鸡蛋、糙米、全麦产品 | 对红细胞的形成十分重要;有助于身体形成蛋白质;有助于抗感染;降低动脉硬化的风险 |
| 维生素B$_{12}$ | 肉类、鱼类、禽类、鸡蛋、牛奶 | 有助于红细胞形成,维持神经系统;降低动脉硬化的风险 |
| 维生素C | 柑橘类、绿色蔬菜、强化谷物 | 一种抗氧化剂(防止细胞受损);对皮肤健康十分重要;在压力下或生病时调节新陈代谢 |

续表

| 维生素或矿物质 | 来源 | 功效 |
| --- | --- | --- |
| 水溶性维生素 | | |
| 叶酸 | 谷物、深绿色叶菜类蔬菜、水果、豆类、面包、小麦胚芽 | 有助于新细胞形成;在孕前及孕期前3个月服用,有助于预防胎儿先天缺陷;有助于红细胞形成;降低动脉硬化的风险,有助于保护骨骼强度 |
| 矿物质 | | |
| 钙 | 牛奶和奶制品、绿色叶菜类蔬菜、豆腐、带骨沙丁鱼和鲑鱼、加钙橘子汁 | 对骨骼和牙齿的形成及保护十分重要;有助于肌肉收缩(包括心肌);支持正常的神经功能;有助于凝血;降低患结肠癌的风险 |
| 铬 | 全谷物产品、麸皮麦片、啤酒酵母、牛肝脏、美国干酪、小麦胚芽 | 和胰岛素一起将碳水化合物和脂肪转化成能量 |
| 铜 | 贝类、坚果、种子、豆类、肝脏和全谷类 | 对皮肤和结缔组织的形成十分重要;在许多与能量有关的体内化学反应中不可或缺;对心脏功能十分重要 |
| 铁 | 肉类、禽类、鱼类、谷类、水果、绿色蔬菜、全谷物产品 | 有助于血液运载氧气;对红细胞的形成十分重要 |
| 镁 | 坚果、豆类、全谷类、绿色蔬菜、香蕉 | 参与与食物代谢和细胞间传递信息有关的体内化学反应 |
| 磷 | 牛奶、肉类、禽类、鱼类、谷类、豆类、水果 | 有助于增强骨骼和牙齿强度;帮助身体释放能量 |
| 钾 | 水果、蔬菜、豆类、肉类 | 有助于传递神经冲动;有助于肌肉收缩(包括心肌);维持正常血压 |
| 硒 | 海鲜、肾脏、肝脏、谷类 | 一种抗氧化剂(防止细胞受损);对心肌健康十分重要 |
| 钠 | 食盐、蔬菜、方便食品、瓶装水 | 维持体液;有助于神经传递、肌肉收缩;控制心肌节律 |
| 锌 | 肉类、禽类、牡蛎、鸡蛋、豆类、坚果、牛奶、酸奶、全麦麦片 | 有助于产生精液;对于能量增加和产生不可或缺;有助于增强免疫和凝血功能 |

膳食中富含抗氧化维生素,患癌症和动脉硬化的概率就会降低。但是,研究并未证明是饮食中的抗氧化剂降低了患癌症和动脉硬化的概率。

虽然研究人员对β-胡萝卜素和维生素E做了大量的研究,但目前还未证实任何抗氧化维生素有预防癌症的作用。

其实,已有研究表明β-胡萝卜素可能会增加患肺癌的风险。但没有发现摄入β-胡萝卜素或维生素C有任何预防动脉硬化的作用。

有些研究建议补充大剂量维生素E,以预防动脉硬化,其他研究则未发现这有任何益处。因此,我们还需进行更多更深入的研究。

目前,研究人员还没有充分的证据证明补充维生素E可以预防心脏病。

## 钙质来源

食物中奶制品含钙量最丰富,奶制品中还含有维生素D,能帮助人体吸收钙质。脱脂牛奶、低脂或脱脂酸奶、低脂奶酪都能增加我们对钙质的摄取,且不会增加饮食中的脂肪。

那些乳糖不耐的人群可以通过食用不含乳糖的奶制品、加钙橘子汁、钙片以及下表中非乳制品来补充钙质。

| 食物 | 数量 | 钙含量(毫克) |
| --- | --- | --- |
| 带骨沙丁鱼 | 85克 | 325 |
| 奶粉 | 1/3杯 | 300 |
| 脱脂或低脂酸奶(原味) | 1 杯 | 300 |
| 奶酪 | 156克 | 300 |
| 脱脂或低脂牛奶 | 1 杯 | 300 |
| 熟菠菜 | $1\frac{1}{4}$杯 | 300 |
| 熟绿叶甘蓝 | 2杯 | 300 |
| 黑豆 | 1杯 | 125 |

## 我们需要多少钙？

饮食中所需的全部矿物质里，我们要特别注意铁和钙。下表列出了我们每天需要的钙质的量。

若我们从膳食中不能获取足量的钙质，可以吃钙片。不同的钙片因其成分不同，钙质比例也不一样。我们可以从钙片包装上了解钙的比例，下表所列的是不同人群所需钙质的量。

| 年龄或所处状况 | 钙量（毫克/天） |
| --- | --- |
| 6~10岁 | 800~1 200 |
| 11~24岁 | 1 200~1 500 |
| 25~65岁男性 | 1 000 |
| 25~50岁女性 | 1 000 |
| 孕妇或哺乳期女性 | 1 200 |
| 绝经后服用雌性激素的女性 | 1 000 |
| 绝经后未服用雌性激素的女性 | 1 500 |
| 65岁以上 | 1500 |

## 食物分量与种类

| 食物种类 | 分量 |
| --- | --- |

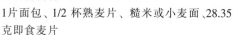

**全谷物食物**
1片面包、1/2 杯熟麦片、糙米或小麦面、28.35克即食麦片

**蔬菜**
1 杯生的叶菜类蔬菜、1/2 杯（生或熟）其他蔬菜；3/4 杯蔬菜汁

**水果**
1个苹果、香蕉或橘子、1/2 杯切碎的、煮熟的或罐装水果、3/4 杯水果汁

**鱼类、禽类、蛋类**
56.7~85.0克熟瘦肉、禽肉或鱼肉、1/2 杯熟干豆

**奶制品**
1 杯牛奶或酸奶、156克奶酪、56.7克加工干酪

依照健康饮食金字塔安排膳食时，可以进行适当的调整。将谷物、水果和蔬菜作为日常饮食最主要的部分，注意肉类和奶制品中隐藏的脂肪。表中所说的分量一般小于美国人通常食用的分量。

# 了解健康饮食金字塔

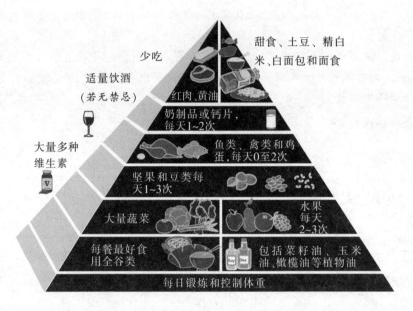

少吃

甜食、土豆、精白米、白面包和面食

适量饮酒
（若无禁忌）

红肉、黄油

奶制品或钙片，每天1~2次

大量多种维生素

鱼类、禽类和鸡蛋，每天0至2次

坚果和豆类每天1~3次

大量蔬菜

水果每天2~3次

每餐最好食用全谷类

包括菜籽油、玉米油、橄榄油等植物油

每日锻炼和控制体重

　　该健康饮食金字塔由哈佛科学家在多年研究基础上绘制而成。它比人们熟悉的1992年由美国农业部制定的食物金字塔更加健康。

　　（农业部正准备在近期研究基础上，改进其食物金字塔。）

　　在健康饮食金字塔中，最底栏代表最重要的事项，即每日锻炼和控制体重。位于金字塔最顶端的食物，我们要尽量少吃。像多元不饱和脂肪、单一不饱和脂肪、欧米伽-3不饱和脂肪等健康的脂肪处于金字塔中部，说明它们是健康的。像白面包、精白米等碳水化合物则位于金字塔顶部，我们要注意其食用量。少吃红肉，最好吃鱼类、禽类、鸡蛋等更加健康的食物。

　　健康饮食金字塔效果良好。2001年，一项研究表明，健康饮食金字塔营养计划和农业部的食物金字塔相比，在减少重大疾病风险上，前者的功效是后者的两倍。该研究测试了10万成年人的饮食，发现遵照健康饮食金字塔的男性患某些疾病的风险降低了20%，而那些遵照农业部食物金字塔的男性降低了11%；女性则分别降低了11%和3%。

　　（选自《饮食与保健：哈佛大学健康饮食指南》，作者：沃尔特·C.威利特博士，自由出版社，2003年出版。）

# 避孕及安全性行为

选择合适的避孕方式，并长期使用，能预防意外怀孕和性病。避孕的方式有多种，但其中预防性病的方法只有两种：使用男用安全套和使用女用安全套。

服用激素等药物或用避孕膜等避孕工具可以避孕。还有一些看似比较自然的避孕方法，如在每个月最容易怀孕的日子避免性事等。

不同的避孕方法有各自的优点和缺点，有些则与我们当时的健康状况有关。

女性可选择的避孕方式有多种，有些需要医生的处方，有些在药店就可以买到。

选择避孕方式时，要考虑以下几个问题。

是否简单实用？ 只有长期使用，避孕才有效。自己能否记得每天吃避孕药或者在每次性事时都十分警醒，会用避孕膜或子宫帽，而且没有不适感。即便是一次疏忽，都可能会导致怀孕。若性事频繁，用安全套是不错的选择，同时还可以配合杀精剂或避孕膜使用，这比其他避孕方式都简单。

若不想每天吃避孕药，也可选择激素植入或注射的方法。选择自然节育方法的伴侣需严格监控女方身体的变化，在排卵期严禁性行为。

是否预防性病？ 男用和女用安全套既可避孕又可预防性病。若有多个性伴侣，每次性事都要用含杀精剂的乳胶或聚氨酯安全套。

方法是否可靠？ 结扎（女性结扎输卵管）是最有效的避孕措施，但这种手术方法会造成永久不孕。其他避孕方法的可靠性，根据不同的使用方式和是否连续使用而有所不同。

所需费用是否较高？避孕药、宫内节育器、激素植入开始的费用较高，但随着使用时间的增加，总花费比其他方法要少。

哪种方法最适合自己？ 向医生咨询，根据自己的身体状况，选择最合适的避孕方法。比如，若家族中有人患过卵巢癌或子宫内膜癌，那么应该服用避孕药，因为避孕药能降低患这些癌症的风险。

超过35岁的吸烟女性，最好不要服用避孕药，因为这会增加血栓的形成。若生殖系统感染或受感染的风险很大，医生则不建议使用宫内节育器，因为这会增加受感染的概率。医生会帮我们选择最佳的避孕方式。

## ●激素类避孕药

激素类避孕药主要通过防止卵巢产生卵子来避孕。本书和女性健康相关的章节会向读者说明避孕药中的主要性激素——雌激素和黄体酮的作用。

激素类避孕药可以口服、注射或植入。激素植入因为方便可靠、副作用小而最受欢迎。

注射和植入都可以降低患子宫内膜癌的风险。

## 不同避孕方法的可靠性

下表所列的是18~44岁妇女所使用的不同节育方式及其在一年内避孕的有效率。在这一年中，每位被试者都只使用一种避孕方法，研究人员计算未意外怀孕的人数，确定比率。若确实坚持使用某种避孕方式，可靠性会上升。

为了对比方便，我们假设100名18~44岁女性，一年内不使用任何避孕措施，其中有85人在该时间内怀孕，避孕有效率为15%。

| 避孕方法 | 有效率(%) |
| --- | --- |
| 激素植入 | 99.9 |
| 切除输精管 | 99.8 |
| 激素注射 | 99.6 |
| 输卵管结扎 | 99.5 |
| 宫内节育器 | 98.0 |
| 避孕药 | 97.0 |
| 迷你避孕药 | 96.0 |
| 男用安全套 | 88.0 |
| 避孕膜 | 82.0 |
| 自然节育法 | 81.0 |
| 女用安全套 | 79.0 |
| 子宫帽 | 73.0 |
| 杀精剂 | 70.0 |

从开始服用避孕药(只要坚持服用1年)至停止服用18年后，药物都能帮我们降低患子宫内膜癌和卵巢癌的风险。但激素类避孕药不能预防性病。

## ●激素注射

采用这种避孕方式的女性，每3个月通过臀部或手臂肌肉注射，向体内注入合成激素黄体酮。这种避孕方式十分有效。

激素注射减少排卵的概率，改变覆盖宫颈的黏液稠度，防止精子游到子宫及输卵管，不让精子和卵子结合。

激素注射还会减缓子宫内膜的生长，降低受精卵着床的概率。这种避孕方法最常见的副作用是月经不调，甚至1年之后会闭经。此外，体重还会增加。

## ●激素植入

这种方法是医生将火柴棒状的软胶囊植入女性上臂的皮下。胶囊能持续释放少量的黄体酮(合成雌性激素黄体酮)防止排卵(卵巢一般每个月排1个卵子)。

它们也能通过改变宫颈黏膜的稠度阻止精子进入子宫。

植入的胶囊药效可持续5年。其副作用是生理期之外出血、月经不调甚至闭经。

在植入胶囊时，医生会为我们上臂的某块皮肤做局部麻醉。然后切开一个小口，将六粒胶囊以扇形方式植入皮下,刀口很小,不用缝合。在刀口上贴几片胶布就能帮助其愈合。

胶囊植入24小时之内,就会产生避孕效果。采用类似步骤,则可以取出胶囊。

## ●避孕药

复合避孕药（又称口服避孕药)含有雌激素和合成黄体酮,两者均为雌性激素。它们会干扰女性体内激素变化,防止排卵,改变宫颈内黏液稠度,阻止精子进入子宫。

除结扎外,避孕药是最有效的避孕方法,而且这种方法不会影响我们以后的受孕能力。

有些避孕药按用量包装好,方便我们连续服用21天,然后在生理期时,停7天。有些则是28天的用量,但其中7粒是安慰剂,在生理期服用安慰剂。

若忘记服用避孕药,要在想起来的时候尽快服用当天该服用的药量。若连续两天忘记服用避孕药,那么在服用避孕药时还要采取其他避孕方式。

医生会告诉我们如何服用忘记服用的药,其他避孕方式要采用多长时间,才能避孕。若常常忘记服用避孕药,就换种避孕方式,采用激素注射、植入或其他方法。

避孕药也有多种,所含的两种雌性激素的量有所不同。医生会根据我们的身体状况为我们开最适合我们的避孕药。与20多年前相比,如今的避孕药中含有的雌性激素不及原来的一半,因此更加安全。

不过,医生一般不建议35岁以上吸烟的女性或所有患糖尿病、血栓、高血压、乳腺癌或子宫内膜癌的女性服用复合避孕药。(即使避孕药能预防子宫内膜癌,但如果已患上子宫内膜癌,药中的雌性激素也会增加癌症复发的概率。)

35岁以下的女性服用避孕药,副作用和危险性都比较小。有些女性在第一次服用避孕药时,在生理期外会出现突破性出血或少量出血的状况,而大多数则发现经血量变少,生理期变短。

有些女性在服用避孕药前几个月,会出现恶心,有些则觉得乳房有轻度压痛。换雌性激素含量较低的药可以缓解副作用。

## ●迷你避孕药

若不适合服用复合避孕药,医生可能会建议服用迷你避孕药。这种药只含有黄体酮这种合成雌性激素。雌激素会使糖尿病、血栓、高血压等病情加重,患有这些疾病以及吸烟的女性,服用迷你避孕药更安全。

迷你避孕药的避孕效果比复合避孕药稍差,但若严格遵医嘱,每天定时服用,也十分有效。

迷你避孕药通过防止卵巢产生卵子来避孕,但不像复合避孕药那样有效。此外,它还能增加宫颈黏液的厚度,阻止精子进入子宫。

服用迷你避孕药,有时还会产生卵子。这种情况下,我们主要依靠变稠的宫颈黏液来阻止精子进入子宫,因此坚持每天同一时间服药十分重要。

迷你避孕药中不含有雌激素,因此它能阻止子宫内膜的生长,使受精卵不易着床。迷你避孕药对子宫内膜的作用也会导致月经不调或闭经,还会出现出血或突破性出血的状况。

● 事后避孕药

若未采取任何防护措施,则需在性事后 72 小时内服用事后避孕药。最常用的事后避孕药含有雌激素和黄体酮。事后要立即(72 小时内)服用 2 片,12 小时后再服 2 片。这种避孕方法有效率为 80%,通过防止或延迟排卵,阻止精子与卵子结合,干扰受精卵着床来避免怀孕。

事后避孕药只有在性事过后 72 小时内服用第一片才有效。

● 阻隔避孕法

使用避孕膜、安全套、子宫帽等阻隔避孕法时,要与杀精膏或杀精油一起使用才有效。杀精膏和杀精油里含有一些化学物质,可以在精子到达子宫前将其杀死。

尽管叫作“阻隔避孕法”,若不与杀精剂一同使用,避孕膜和子宫帽依然不能有效阻止精子与卵子的结合。它们的

主要作用是盛放杀精剂,并套在宫颈处,让杀精剂杀死任何试图进入子宫的精子。

● 男用安全套

男用安全套是一种薄薄的乳胶或聚氨酯套子,用于性事前套在勃起的阴茎上进行避孕。安全套能装住精液(精液中含有精子),防止其射入阴道和子宫中,以阻止精子进入输卵管和卵子结

## 戴上和摘取男用安全套

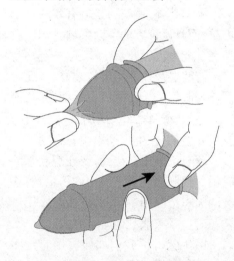

捏住安全套前段,将其中的空气轻轻挤出,留出空间收集精液。在挤压住安全套前端的同时,将之套在勃起的阴茎上,轻轻伸展包覆整个阴茎。射精后,立即按住安全套底部,防止安全套滑落,立即将阴茎抽离阴道。因为一旦阴茎瘫软,安全套便会滑落,精液就可能流入阴道。

合，避免怀孕。

乳胶或聚氨酯安全套还能预防性病。但是，像羊皮材质的安全套具有渗透性，因此不能预防性病。每次性事时，都要配合杀精剂一起使用，才能有效避孕。有些厂商在生产时就在安全套外涂了一层杀精剂。

要达到避孕效果，必须在阴茎与阴道接触前就戴上安全套。射精后，退出阴道时，要按住安全套底端，以防安全套脱落，避免精液洒入阴道。

若在性交时安全套有摩擦，可以在安全套外或阴道内涂上水溶性凝胶润滑剂。要确定润滑剂的包装上有"水溶性"的字样，凡士林等润滑油会溶解乳胶，导致其渗漏。安全套在药房就能买到，不需要处方。

● 杀精剂

杀精剂是一种在精子与卵子结合之前，杀死精子的药物。杀精剂有膏状、油状、泡沫状、栓剂、薄膜状等多种形式。用法如下：在性事前，将之涂在阴道里即可。杀精剂在药店可以直接购买。使用杀精剂最好的方法是与安全套、避孕膜或子宫帽一起使用。若单独使用，避孕效果极差。在使用前，需阅读包装上的使用说明，而且要严格按照使用说明操作，不然不能达到避孕的效果。若在几小时内，行房的次数不止一次，则要多涂些杀精剂。

● 女用安全套

女用安全套由聚氨酯材料制成，衬垫在阴道内，防止精液进入阴道和子宫，阻止精子与卵子结合，避免怀孕。

## 如何使用女用安全套

捏住封闭段，将套子送入阴道内，直至感觉它已套在宫颈上，放开内环。确保套子主体未被扭曲，而且开口端在阴道口外端。

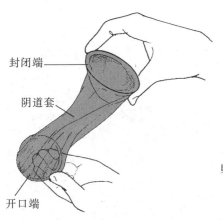

封闭端

阴道套

开口端

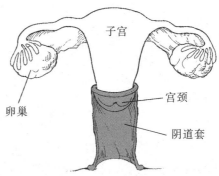

子宫

卵巢

宫颈

阴道套

使用时,女用安全套有部分露于阴道外,这样可以预防生殖器疣、生殖器疱疹等女性外阴感染的性病。厂商在生产女用安全套时会涂上润滑剂,还会在包装里额外附上润滑剂。

要起到避孕的效果,在阴茎与阴道接触之前就需使用安全套。女用安全套不需要处方,在药店就能买到。

### ●子宫帽

子宫帽是一个圆形橡胶盖,在里面灌入杀精剂后,将其推入阴道,确保其能固定在宫颈。子宫帽可以阻止精子进入子宫,防止精子与卵子结合,避免怀孕。

医生需帮我们选择合适的子宫帽。为起到避孕的效果,要保证它紧紧地扣在宫颈处,吸附在宫颈上。

戴子宫帽的最佳时间是在性交前半小时(保证子宫帽已戴好),8小时后再取出。性事后,子宫帽可在宫颈处放置48小时。取出子宫帽时,勾住子宫帽的边缘,慢慢拉出。

使用子宫帽的优点是不像避孕膜那样,容易刺激尿道,它可以在阴道中放置更长时间。缺点是不能很好地预防性病。

### ●避孕膜

避孕膜同子宫帽相似。避孕膜比子宫帽大,也是盖在宫颈口。要使用避孕膜,需在盖子里放杀精剂,再推入阴道,置于宫颈处。避孕膜需在性交前几小时推入体内,性交后需在体内留存至少6小时。

避孕膜本身不起避孕作用。它用于盛杀精膏或杀精油,以便在宫颈口杀死精子,不让其进入子宫。买避孕膜需要医生的处方,要在医生的帮助下选择型号。

## 戴上和取出子宫帽

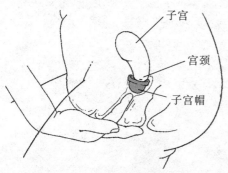
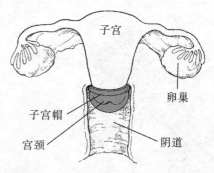

戴子宫帽前,在里面注入1/3的杀精膏或杀精油。之后,将其推入阴道,安在宫颈口,确保其紧紧吸在宫颈处。取出子宫帽时,勾住边缘,慢慢拉出。

## 戴上和取出避孕膜

戴上

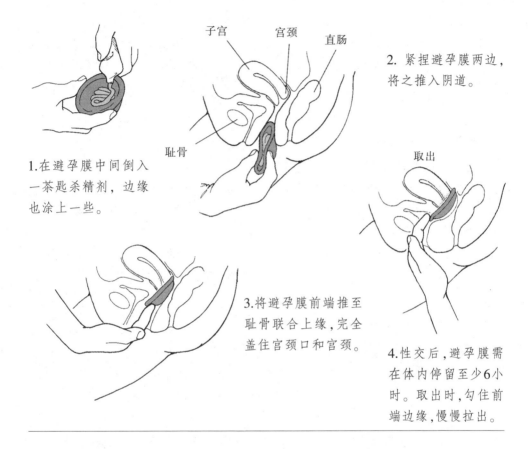

1.在避孕膜中间倒入一茶匙杀精剂,边缘也涂上一些。

子宫　宫颈　直肠　耻骨

2. 紧捏避孕膜两边,将之推入阴道。

取出

3.将避孕膜前端推至耻骨联合上缘,完全盖住宫颈口和宫颈。

4.性交后,避孕膜需在体内停留至少6小时。取出时,勾住前端边缘,慢慢拉出。

### ● 其他避孕方法

#### 宫内节育器(IUD)

宫内节育器是一种 T 型塑料材质的避孕器材,由医生将其置入我们的子宫中。

宫内节育器有两种类型。一种会向体内缓慢释放黄体酮,一种表面镀铜。

含黄体酮的宫内节育器需每年换一次。它通过增加宫颈黏液稠度,阻止精子进入子宫,起到避孕的效果。它能杀死试图进入子宫和输卵管的精子,改变子宫内膜的厚度,阻止受精卵着床。

镀铜的宫内节育器可在体内放置长达 10 年的时间。它能阻止受精卵在子宫内膜着床。

放置宫内节育器时,医生首先要撑

开宫颈。放置节育器可能会损伤子宫壁或导致子宫感染，但一般情况下不会出现该状况。

置入节育器后，每个月需检查一次，看是否可以触摸到阴道内节育器的拉绳。若摸不到，需找医生。在生理期，因为子宫轻微收缩，节育器可能会滑出子宫。因为节育器只有 2.54 厘米长，1.77 厘米宽，若滑出子宫，很容易在不知不觉中掉进厕所。

使用宫内节育器最常见的副作用是生理期过长，经血过多，生理期外出

## 宫内节育器的位置

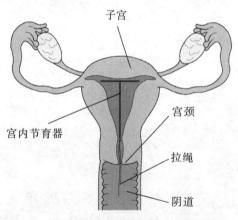

医生帮我们把宫内节育器放入我们的子宫。节育器的拉绳通过宫颈，挂在阴道中。每个月在生理期后，检查拉绳是否还在，确保节育器还在子宫中。若感觉有塑料材质的物品（节育器）掉出宫颈口，则需去医生处检查节育器是否处于正常位置。

血，痛经。此外，患盆腔炎的危险也会增加，因此会增加经后不孕的概率。

### ●结扎

结扎是采用手术方式，让女性永久避孕。避孕效果几乎为百分之百。女性是结扎输卵管。

这种结扎在偶然条件下可以恢复，但成功率很低。所以若要结扎，需将之视为永久的避孕方式。

在输卵管结扎时，可以切断或夹紧两条输卵管，防止卵巢中的卵子通过输卵管进入子宫。做这种手术一般要打麻醉。

手术时，医生要借助腹腔镜，观察腹内及骨盆内部的情况。

通常，在结扎输卵管时，医生会在肚脐下方开两个小口，一个小口插入腹腔镜，方便医生观察手术过程。另一个小口插入切断或夹住输卵管的工具。手术结束后，再缝合刀口。

输卵管结扎也可以不用腹腔镜，不过刀口要大些。一般那些在同一位置接受过手术的女性，才会采取这种方式。在接受手术后几天里，大部分人会感觉腹部不适。只要动过手术，就能立即产生避孕效果，无须其他辅助避孕措施。

### ●自然避孕方式

最有效的自然避孕方式就是每个月至少有 10 天，完全避免性事。这 10 天应该是排卵前 1 星期及排卵后的那

# 输卵管结扎：女性结扎

输卵管结扎通过切断和扎紧、烧断、捆绑、夹住输卵管等方式，阻碍卵巢中的卵子通过输卵管进入子宫。手术时，医生在肚脐下开两个小口，一个小口插入腹腔镜方便观察，另一个小口插入结扎输卵管的工具。

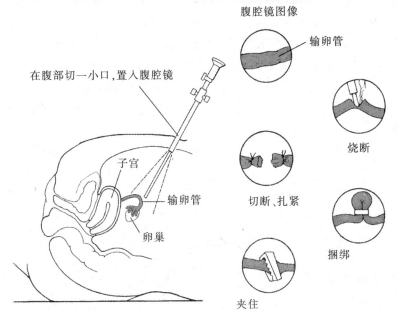

腹腔镜图像

在腹部切一小口，置入腹腔镜

子宫

输卵管

卵巢

输卵管

烧断

切断、扎紧

捆绑

夹住

几天。

采用这种避孕方式需要密切观测女性生理期外排卵的迹象，而且要求在危险期坚决禁止性事。

女性的卵巢每个月会产生1个卵子。卵子通过输卵管进入子宫，输卵管是卵子与精子结合的地方。未受精的卵子可存活12~24小时，若卵子未受精便会随着经血流出体外。而精子在输卵管中可存活1周。

我们如何知晓自己在排卵?有几种方法可以帮我们判断。在宫颈黏液法中，我们记录阴道黏液(由宫颈分泌)的稠度。通过阴道黏液的稠度变化来确定排卵期。

在最易受孕的时候，阴道黏液光滑、透明、富有弹性，看起来跟蛋清很像。在排卵期后的安全期，黏液会变浑浊、稠度变厚。有些女性因为分泌的黏液不够多，所以不适合采取这种方法。

在体温监测法中，女性需天天用特殊的高灵敏度体温计测量体温（起床前），在表上记录自己每天的体温。在排卵时，体温会稍稍上升。为避免怀孕，在排卵期前后不要有性行为。

若生理期非常准，可以根据之前的排卵时间确定下次的时间。然后在计算所得日期的前几天（最好是前一周）以及体温上升(意味着自己排卵)后72小时内，避免无防护措施的性行为。

自然避孕方法避孕效果最差，因为这需要伴侣双方严格遵守危险期不进行性交的规定，且女方的生理期要十分规律。若对此方法感兴趣，可以向医生咨询相关信息。

● 安全性行为

采取以下安全性行为建议，感染包括艾滋病病毒在内的性病概率会大大降低。

■男女双方都保证对方是自己唯一的性伴侣。

■每次发生性行为时，都使用乳胶或聚氨酯安全套。此外，配合使用含有壬苯醇醚 9 的杀精剂，壬苯醇醚 9 也有助于杀死病毒。

■口交时，也要使用乳胶或聚氨酯男用安全套或女用安全套。

■肛交时，使用乳胶或聚氨酯男用安全套。

精液、血液、阴道/宫颈分泌物都会传染艾滋病病毒。唾液也会传染艾滋病病毒，但传染率非常低。汗液、眼泪、尿液不传染艾滋病病毒。

## 体检和筛查

如今，医生不再建议我们一年接受一次全面的身体检查，而建议接受常规预防性检查，即根据我们的年龄、身体状况、生活方式而设定的健康鉴定检查。

我们的行为和习惯与我们的患病风险有极大关系。让医生了解这些信息，有助于我们选择合适的预防疾病的对策。

预防性体检和筛查为的是尽早诊断出疾病，但方法可能不太理想。没有哪种体检或筛查是百分之百准确的，都可能出现"假阴性"或"假阳性"结果。"假阴性"让人有种虚假的安全感，而"假阳性"会让人产生不必要的恐惧，因而接受额外的检查。

权威组织对于是否要开展某些特殊预防性体检或某些筛查意见不一。但

对于某些检查（如宫颈涂片检查），大部分权威组织认为值得做，不过他们对其他一些检查的价值，则有不同的评价。通常，对"假阳性"或"假阴性"检测结果会导致的问题，不同权威组织也有不同的判断，所以他们对同一检查会有不同意见。

若我们患某些疾病的风险较高，下文所述的信息可以帮我们了解自己需要接受哪些常规检查，多久检查一次。这些建议主要是基于美国预防服务特别工作组的研究而提出的。这个权威小组由多名医学领域顶尖专家组成。我们的医生也会向我们推荐合适的体检计划。

● 自我检查

我们约见医生的次数有限，但我们

每天都会看到自己。所以我们可以定期给自己做检查。

有些医生和医疗组织建议,女性都可以定期给自己做检查。他们最常推荐的两种检查是乳房和皮肤检查。

自我检查的价值虽未经证实,但它十分简单,而且能发现早期肿瘤。有些医生不建议进行自我检查,原因除了价值未经证实外,还可能会引发不必要的恐慌。因为有些肿块不是肿瘤,不过需要几周的时间才能弄明白。

很多在哈佛执业的医生认为自我检查是一种预防疾病的方法。因此读者在本书其他章节也会发现我们所推荐的自我检查的方法。和医生讨论,咨询与自己的医疗需求和病史有关的自我检查方法。

只有我们自己能决定是否要进行自我检测。最常见的自我检测有以下三种。

乳房检查　美国癌症协会向 20 岁以上的女性推荐进行乳房检查。他们建

## 如何检查自己的乳房

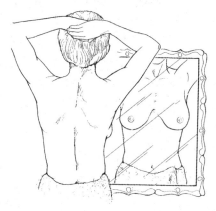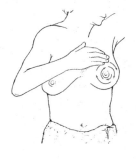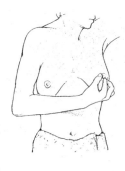

每月在生理期过后,检查自己的乳房。站在镜子前面,两手放于身体两侧,观察乳房,看是否有肿块、肿胀、乳房或乳头皱起、静脉突出、乳头颜色异常等。然后将双臂举起,置于脑后(**左图**),再观察是否有以上异常状况。接下来,举起一只手臂(**中图**),手置于脑后。 另一只手中间三指伸直,轻轻按压乳房。在乳房上打小圈,维持2分钟,仔细感受

有无硬块,再按同样步骤检查其他部分,包括腋下。无论硬块有多小,即使没有触痛感,都需让医生知晓。最后,轻轻捏住乳头(**右图**),检查是否有液体流出。 有些人觉得在洗澡时,皮肤处于润滑状态,比较容易感觉肿块。而乳房较大的人,则可能会觉得平躺着做打圈动作比较容易感觉到肿块。这一点因人而异。

议我们每个月检查一次乳房,最好是在生理期后,因为这时乳房没有触痛感,乳房内一般也没有块状物。

每个月做这样的检查,让我们了解自己乳房的状况,也能让自己尽早发觉异常的肿块或肿胀。我们可以按照本书给出的指示图来检查自己的乳房。若出现任何异状,需向医生说明。

皮肤检查　最好让与自己关系亲密的人来进行(因为有些部位的皮肤我们自己不容易看到)。检查步骤列于本书与预防皮肤癌有关的章节。

大部分医生认为那些患黑素瘤风险较高的人,需定期去医院接受皮肤检查,此外还要注意自我检查。

# 家庭医学检查

如今几乎每家药房都能买到成熟精确的家庭检测器械。美国食品及药物管理局已批准约 300 种家庭检测产品的生产。获得食品及药物管理局的批准,说明某种家庭测试器械可以直接为消费者服务。包装中的说明书,可以指导消费者如何使用该器械。

家庭测试使我们能更积极地参与到自己的医疗保健中,但它不能代替定期问诊。因为我们的身体时刻在变化,在家中进行的自查,可以补充在医生处检查获得的信息。

以下介绍的器械,大部分都十分精确且容易使用。不过使用任何器械时,都需严格依照说明书来操作,包括要严格遵守检查的时间间隔等。

## ●血液胆固醇检测

在家进行简单的血液检测,就能知晓自己的总体胆固醇水平,准确率高达97%。但在医生处接受胆固醇检查,得到的结果不仅有总体胆固醇的水平,还包含不同种类胆固醇的水平。

低密度脂蛋白及高密度脂蛋白读数对有些人来说也很重要。目前做这种检测需要我们的血液样本,因此要用刀在指尖上划个小口,而一些人觉得在家做不方便,也不安全。此外,也没有证据表明在家做这种检测可以降低患病的风险。

## ●大便隐血检测

大便隐血检验能测出大便中少量肉眼看不见的血液。在医生处和药房都可接受这种检测。若严格遵守说明,在家做这种测试,结果可跟在医生处做的一样准确,但在家不方便操作。

事实上,在家中可以选择不同时间,对大便进行检测,因此在家多次检验的结果要比在医生处接受一次检验的结果更准确。

不过,这种检测也可能出错,会出现"假阳性"或"假阴性"结果。依照以下步骤,可确保检测的准确性。

■不要在生理期或痔疮出血时做这个检测。

■在搜集检测用的大便前两天内，不吃红肉、山葵、哈密瓜、生西蓝花、卷心菜、红萝卜、水萝卜、花椰菜等食物，以防出现异常结果或阳性结果。

■在搜集检测用的大便前两天内，不服用阿司匹林、非固醇类抗炎药、铁补充剂等药物，以免出现异常结果或阳性结果。

■在搜集检测用的大便前两天内，不服用维生素C片，不吃富含维生素C的柑橘类水果，以免检测不出出血的状况，结果显示异常或为阴性。

医生会给我们三张卡片(每张卡片分别有两个区域，即A区和B区)、一些木质棉签、一个特殊的铝箔衬回邮信封。从大便中(或从用过的卫生纸上)取一份样本，涂在一张卡片的A区。用同根棉签，在另一部分取第二份样本涂在B区。再封上卡片。

采用同样的步骤，在大便后搜集样本，涂在剩下的卡片上。然后把三张卡片放入回邮信封中，尽快寄给医生。

医生接到样本后，会在样本上滴几滴特殊显影液。若样本中有血，卡片中样本的区域会变成蓝色。

剂等药物，以免出现异常结果或阳性结果。

■在搜集检测用的大便前两天内，不服用维生素C片，不吃富含维生素C的柑橘类水果，以免检测不出出血的状况，结果显示异常或为阴性。

医生会给我们三张卡片(每张卡片分别有两个区域，即A区和B区)、一些木质棉签、一个特殊的铝箔衬回邮信封。从大便中(或从用过的卫生纸上)取一份样本，涂在一张卡片的A区。用同根棉签，在另一部分取第二份样本涂在B区。再封上卡片。

采用同样的步骤，在大便后搜集样本，涂在剩下的卡片上。然后把三张卡片放入回邮信封中，尽快寄给医生。

医生接到样本后，会在样本上滴几滴特殊显影液。若样本中有血，卡片中样本的区域会变成蓝色。

## ●测试马桶中的水是否有血

大便后测试马桶中的水，也可以检测大便中是否有隐血。这种测试没有直接检查大便精确。在药房就可以买到检测马桶水的试纸。大便后，直接将试纸丢进水中。若试纸变蓝，则说明有隐血。

## ●妊娠测试

家中的妊娠测试十分准确。该测试通过检测尿液中的人绒毛膜促性腺激素来确定是否怀孕。若怀孕了，在生理期推后的第一天，尿液中就会含有人绒毛膜促性腺激素。

用清晨第一次排出的尿液验孕，结果最准确，因为经过一晚的储存，尿液中积累的人绒毛膜促性腺激素水平较高。

## 成人该接受哪些筛查?

下表总结了医生常向大家推荐的检查。

| 检查项目 | 接受检查的频率 |
| --- | --- |
| 身高和体重 | 身高:儿童需经常测量,年轻人每年1次,50岁以上10年1次<br>体重:儿童需经常测量,成年后1~3年1次 |
| 视力 | |
| 视敏度 | 65岁以上每年1次 |
| 青光眼 | 非洲裔美国人或父母、兄弟姐妹中患有青光眼的人群,50岁后每隔几年要检查1次;65岁后所有人每隔几年要检查1次 |
| 听力 | 若长期处于嘈杂环境中,21岁后每几年检查1次;65岁后,每几年检查1次 |
| 血压 | 18岁以后,每看1次医生,量1次血压或每两年量1次 |
| 心脏病风险 | |
| 胆固醇 | 有吸烟的习惯、患糖尿病、有家族心脏病史、高胆固醇、高血压等会引发动脉硬化风险的人群,20岁以后每5年查1次<br>男性35岁以上,女性45岁以上,每1~3年查1次,直至65岁<br>若有患冠状动脉疾病的风险,或打算开始某项剧烈运动计划,40岁后每1~3年查1次 |
| 心电图(EKG) | |
| 糖尿病 | |
| 空腹血糖浓度测试 | 若患过孕期糖尿病、肥胖或父母、兄弟姐妹患有糖尿病,每几年查1次 |
| 官颈癌 | |
| 官颈涂片检查及人乳头瘤病毒检测 | 开始性生活或21~24岁期间开始检查 |
| 乳腺癌 | |
| 乳房自查 | 其筛查价值虽未经证实,但很多医生建议这么做,因为过程简单且不用花钱 |
| 到医院进行乳房检查 | 若母亲或姐妹在更年期前患有乳腺癌,35岁后每年查1次;40岁后所有女性每年查1次<br>若母亲或姐妹在更年期前患有乳腺癌,35岁后每年查1次;50岁后所有女性每年查1次 |
| 乳房X线检查 | 40岁以上女性每1~2年查1次。若母亲或姐妹患有乳腺癌,35~40岁的女性,每年查1次 |

| 检查项目 | 接受检查的频率 |
|---|---|
| **结肠癌** | |
| 大便隐血检查 | 若父母、兄弟姐妹患有结肠或直肠癌或炎性肠道疾病,40岁后每1~3年查1次;50岁以上人群每1~3年查1次 |
| 乙状结肠镜检查(做过结肠镜检查一般无须做乙状结肠镜检查) | 若父母、兄弟姐妹患有结肠或直肠癌或炎性肠道疾病,40岁后每1~3年查1次;50岁以上人群每1~3年查1次 |
| 结肠镜检查 | 若嫡系亲属中,有不止一人患有结肠或直肠癌,有近亲患有家庭性息肉痛或肠息肉,自己患有溃疡性结肠炎超过10年或有肠息肉,40岁后1年至少查1次;50岁后,所有人每10年查1次 |
| **前列腺癌** | |
| 直肠检查 | 其筛查价值未经证实 |
| 前列腺特异性抗原检查 | 其筛查价值未经证实 |
| **肺癌** | |
| 胸透 | 其筛查价值未经证实 |
| 低剂量电脑断层扫描 | 其筛查价值未经证实 |
| 痰细胞检查 | 其筛查价值未经证实 |
| **骨质疏松症** | |
| 骨密度测试 | 若女性骨质变松或骨质本来就松,母亲患有骨质疏松症,属于亚洲人、高加索人,更年期较早,卵巢被切除,饮食中钙质和维生素D含量低,每天喝酒超过两杯,这些都易导致骨质疏松症。有这种状况的女性,在60岁后每两年查1次;所有女性在65岁后每2~3年测1次 |
| **艾滋病病毒** | 若有过高危性行为,每几年查1次 |
| **梅毒** | 在性交时常不采取防护措施或在孕期不采取防护措施,每几年查1次 |
| **甲状腺疾病** | |
| 促甲状腺激素血液检测 | 60岁以上的女性每几年查1次 |

## 从什么时候开始接受检查？

下表根据年龄段，分别列出所要接受的检查。

有关20岁之前的检查，见本书与幼儿和儿童健康及青少年健康有关的章节。

### 21~39岁

| 检查项目 | 检查频率 |
|---|---|
| 身高和体重 | 身高每年测1次，体重每1~3年测1次 |
| 血压 | 每次就诊时测1次（或每两年测1次） |
| 胆固醇 | 有吸烟的习惯、患糖尿病、有家族心脏病病史、高胆固醇、高血压等会引发动脉硬化风险的人群，20岁以后每5年查1次<br>35岁以上男性每1~3年查1次 |
| 糖尿病(空腹血糖浓度测试) | 若患过孕期糖尿病、肥胖或父母、兄弟姐妹患有糖尿病，每几年查1次 |
| 官颈涂片检查及人乳头瘤病毒检测 | 开始性生活或21~24岁期间开始检查 |
| 艾滋病病毒 | 若有过高危性行为，每几年查1次 |
| 乳房X线检查 | 若母亲或姐妹患有乳腺癌，35~40岁女性，每年查1次 |
| 梅毒 | 在性交时常不采取防护措施或在孕期不采取防护措施，每几年查1次 |

### 40~49岁

除下列检查外，其他与21~39岁年龄段一样：

| 检查项目 | 检查频率 |
|---|---|
| 心电图(EKG) | 若有患冠状动脉疾病的风险或打算开始某项剧烈运动计划，40岁后每1~3年查1次 |
| 乳房X线检查 | 40岁以上女性每1~2年查1次。若母亲或姐妹患有乳腺癌，35~40岁女性，每年查1次 |
| 大便隐血检查 | 若父母兄弟姐妹患有结肠、直肠癌或炎性肠道疾病，40岁后每1~3年查1次 |
| 乙状结肠镜检查(做过结肠镜检查一般无须做乙状结肠镜检查) | 若父母兄弟姐妹患有结肠、直肠癌或炎性肠道疾病，40岁后每1~3年查1次 |
| 结肠镜检查 | 若嫡系亲属中，有不止一人患有结肠或直肠癌，有近亲患有家庭性息肉痛或肠息肉，自己患有溃疡性结肠炎超过10年或有肠息肉，40岁后1年至少查1次 |

**续表**

50岁以上
除下列检查外,其他检查同21~39岁及40~49岁年龄段一样:

| 检查项目 | 检查频率 | 检查项目 | 检查频率 |
|---|---|---|---|
| 身高和体重 | 每10年测1次身高<br>每1~3年测1次体重 | 听力 | 若长期处于嘈杂环境中,每几年检查1次;65岁后,每几年查1次 |
| 视敏度 | 65岁以后每年查1次 | 乳房X线检查 | 每年检查1次,直至75岁 |
| 青光眼 | 非洲裔美国人或父母、兄弟姐妹患有青光眼的人群,50岁后每隔几年检查1次;65岁后所有人每隔几年检查1次 | 甲状腺疾病(促甲状腺激素血液检测) | 60岁以上女性,每年查1次 |

## 内镜检查对防治结肠癌的益处

结肠息肉和结肠或直肠癌的发生有紧密联系。可用结肠镜或软式乙状结肠镜检查结肠和直肠中是否有息肉。将这些息肉移除,可降低患结肠癌的风险。

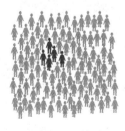

一般有5%的人会患结肠或直肠癌。

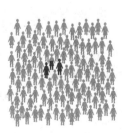

接受常规内镜筛查的人,患结肠或直肠癌的概率为2.5%。

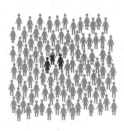

一般2.6%的人死于结肠或直肠癌。

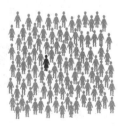

接受常规内镜筛查的人,死于结肠或直肠癌的概率为1%。

在检测时，将少量尿液滴在验孕卡加样孔处。然后在检测区观察有无红色线条出现。大部分测试都会用+表示怀孕，用−表示未怀孕。若验孕卡上同时有对照区，通过改变颜色来表示试纸有效，这样更好。

若测试结果为阳性，说明可能怀孕。这时可以联系医生，做检查确认。若测试结果为阴性，但生理期已推迟一周，这时应向医生咨询。若对照区颜色无变化，联系验孕卡服务热线，验孕卡可能失效。

● 排卵测试

排卵测试可检测卵巢是否排出卵子，排卵期最容易受孕。准备怀孕的夫妇可以利用这种测试，以便在排卵时行房，提高受孕率。该测试检测尿液中黄体生成素的含量，以确定是否排卵。黄体生成素突然增高说明卵巢会在 36 小时内排卵。

检测时，将尿液滴在检测卡加样孔处。一段时间后，看对照区和检测区颜色的变化。使用说明会教我们如何辨认检测结果。若结果为阴性，以后每天检测一次，直至黄体生成素突然升高为止。

还有一种排卵测试是通过测定唾液中雌激素和黄体酮的水平来确定最佳受孕时间。

● 血糖测试

在家监测自己的血糖水平，有助于防治糖尿病。只要依照正确的指示，血糖监测实施起来十分容易。在试纸条上滴一滴血就能看出我们的血糖水平是否正常。若不正常，我们需根据医生的建议调整自己的饮食、多做运动或服用药物。

在买血糖仪前，要向医生或糖尿病教育专家咨询。他们还会向视觉或听觉障碍者，手颤、手不灵活者推荐适合他们的特殊血糖仪。

因为医生会根据我们在家中测试的结果，采取相应的治疗手段，所以要保证血糖仪的准确性。我们要定期将自己在医生处接受的血糖检测结果和家中血糖仪检测的结果做对比。若我们不知道如何使用血糖仪、试纸过期、血糖仪很脏、在极端温度下存放，这些都会导致血糖仪读数不准。

和医生商量，制订适合自己的血糖检测计划。若血糖水平发生变化、调整服药的剂量或感觉不适，血糖测量的次数要多于正常情况下的次数。

我们要记录每次测量的血糖浓度，供医生参考。没有糖尿病的人无须在家测量血糖水平。

● 血压测量

通过家用血压计我们可以自己给自己测血压，或让家人给我们测试。在大部分药店都能买到电子或手动血压计。两种仪器都有特制的袖带，无须他人帮助就能绑在手臂上。

# 症 状 图

## 如何使用症状图

本章中所列的症状图可帮我们积极参与病情的诊断过程,与医生配合维护健康。

这些症状图当然不能取代医生,但能帮我们确定什么时候该找医生。这只是一些指导方针,不能代替医嘱,因为医嘱是医生在了解具体状况后给出的恰当的建议,对治疗更有帮助。

有些症状图建议我们不用急着看医生,先看看症状是否会自行消失,再做决定。在出现任何状况时,我们都要运用自己的判断力来做决定。若症状加重或让自己不安,那就要立即找医生。

每张症状图都列有一系列问题,这些问题都与某些疾病有关,便于读者了解更多相关信息。

### ●分类

症状图分成两大类:

■常见症状(这些图所有人都适用)

■婴儿及儿童症状

### ●找到正确的图

首先要确定症状。看该症状是普通症状,还是某个年龄段或某种性别人群特有的症状。比如,婴儿呕吐,查看针对婴儿呕吐的症状图比看针对所有人呕吐的症状图更容易找到问题所在。

### ●如何使用

每张症状图都有症状的名称,旁边附该症状的简单描述或其他介绍性内容。利用症状名称及其描述来确定自己是否找到与症状相对应的症状图。

从第一个问题开始看症状图。一定要注意看图的顺序,要从左上方往右下方看。按顺序看问题,回答问题,这有助于我们做出正确的判断。

每一张症状图都分成下列几部分。

症状

这部分包含的问题只需用"是"或"否"来回答。如果答案是"是",则跟随箭头向右看下面的问题或看"采取行动"部分。若答案是"否",跟随箭头往下看下一个问题。跟着箭头一个个回答问题，直至"采取行动"部分。

采取行动

该部分有如下建议。

■紧急！ 打120或立即去挂急诊。

■马上打电话给医生 给医生打电话，准备好描述的症状：什么时候开始，在什么情况下察觉到这种症状，采用了什么治疗方法等。

■打电话给医生或去就诊 方便的时候打电话给医生，或跟医生约时间尽快就诊。准备好描述的症状：什么时候

开始，在什么情况下出现的，采用了什么治疗方法等。

有时在打电话给医生前，我们可以等几天或几周，看症状是否自行消失。这也要运用自己的判断力，若孩子的症状开始让自己感到不安，就要立即打电话给医生。

更多信息

根据症状图指示采取行动后，再浏览"更多信息"下所列的内容。根据提示，我们可以了解更多详细信息。

## 复发性腹部疼痛

复发性腹部疼痛是指几个月或几年的时间里反复发作的腹部持续性疼痛（胸部以下，腹股沟以上）。复发性腹痛由很多种情况引起，有的症状轻，不严重，而有的则是致命的。

如果你患上了以前从来没有过的腹部疼痛或严重腹痛，请参考与严重或突发性腹部疼痛相关的内容。

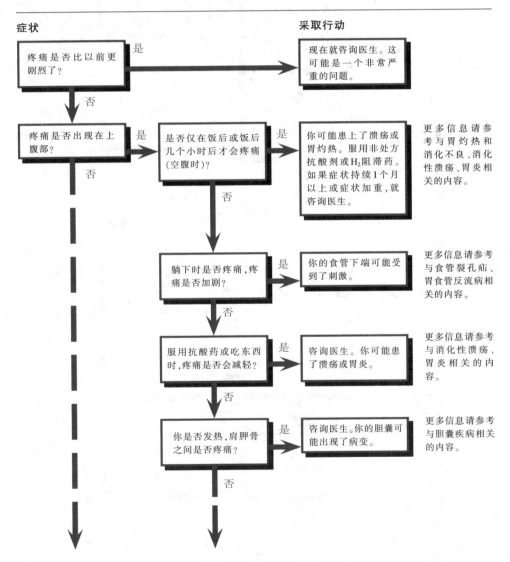

症状

**疼痛是否比以前更剧烈了？** ——是→ 现在就咨询医生。这可能是一个非常严重的问题。

否↓

**疼痛是否出现在上腹部？** ——是→ **是否仅在饭后或饭后几个小时后才会疼痛（空腹时）？** ——是→ 你可能患上了溃疡或胃灼热。服用非处方抗酸剂或H₂阻滞药。如果症状持续1个月以上或症状加重，就咨询医生。

更多信息请参考与胃灼热和消化不良、消化性溃疡、胃炎相关的内容。

否↓

**躺下时是否疼痛，疼痛是否加剧？** ——是→ 你的食管下端可能受到了刺激。

更多信息请参考与食管裂孔疝、胃食管反流病相关的内容。

否↓

**服用抗酸药或吃东西时，疼痛是否会减轻？** ——是→ 咨询医生。你可能患了溃疡或胃炎。

更多信息请参考与消化性溃疡、胃炎相关的内容。

否↓

**你是否发热，肩胛骨之间是否疼痛？** ——是→ 咨询医生。你的胆囊可能出现了病变。

更多信息请参考与胆囊疾病相关的内容。

否↓

采取行动

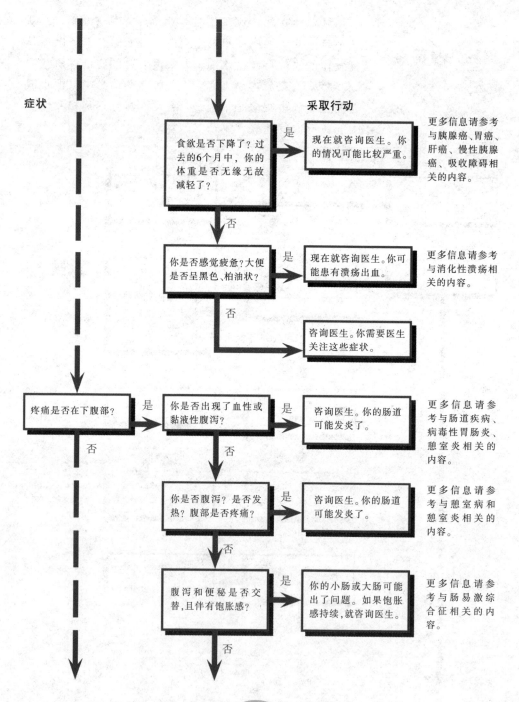

症状

采取行动

食欲是否下降了？过去的6个月中，你的体重是否无缘无故减轻了？

是 → 现在就咨询医生。你的情况可能比较严重。

更多信息请参考与胰腺癌、胃癌、肝癌、慢性胰腺癌、吸收障碍相关的内容。

否 ↓

你是否感觉疲惫？大便是否呈黑色、柏油状？

是 → 现在就咨询医生。你可能患有溃疡出血。

更多信息请参考与消化性溃疡相关的内容。

否 ↓

咨询医生。你需要医生关注这些症状。

疼痛是否在下腹部？

是 → 你是否出现了血性或黏液性腹泻？

是 → 咨询医生。你的肠道可能发炎了。

更多信息请参考与肠道疾病、病毒性胃肠炎、憩室炎相关的内容。

否 ↓

你是否腹泻？是否发热？腹部是否疼痛？

是 → 咨询医生。你的肠道可能发炎了。

更多信息请参考与憩室病和憩室炎相关的内容。

否 ↓

腹泻和便秘是否交替，且伴有饱胀感？

是 → 你的小肠或大肠可能出了问题。如果饱胀感持续，就咨询医生。

更多信息请参考与肠易激综合征相关的内容。

否 ↓

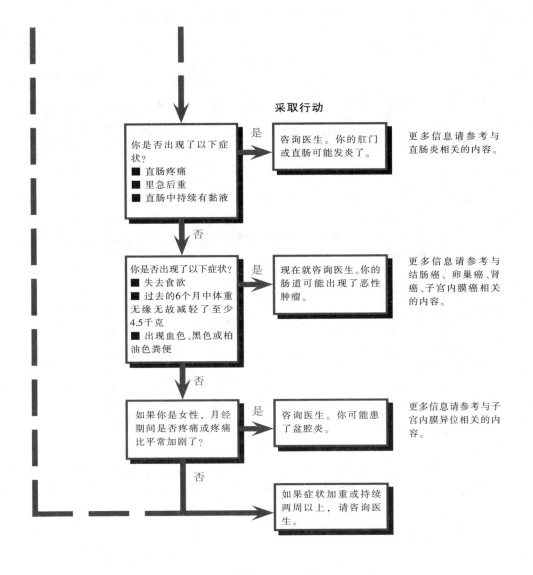

**采取行动**

你是否出现了以下症状?
■ 直肠疼痛
■ 里急后重
■ 直肠中持续有黏液

是 → 咨询医生。你的肛门或直肠可能发炎了。

更多信息请参考与直肠炎相关的内容。

否 ↓

你是否出现了以下症状?
■ 失去食欲
■ 过去的6个月中体重无缘无故减轻了至少4.5千克
■ 出现血色、黑色或柏油色粪便

是 → 现在就咨询医生。你的肠道可能出现了恶性肿瘤。

更多信息请参考与结肠癌、卵巢癌、肾癌、子宫内膜癌相关的内容。

否 ↓

如果你是女性,月经期间是否疼痛或疼痛比平常加剧了?

是 → 咨询医生。你可能患了盆腔炎。

更多信息请参考与子宫内膜异位相关的内容。

否 ↓

如果症状加重或持续两周以上,请咨询医生。

# 严重或突发性腹部疼痛

突发性腹部疼痛（胸部以下，腹股沟以上）通常不严重。

然而，如果疼痛剧烈，则预示着致命的情况。

**症状**　　　　　　　　　　　　　　　　　　　　　　　**采取行动**

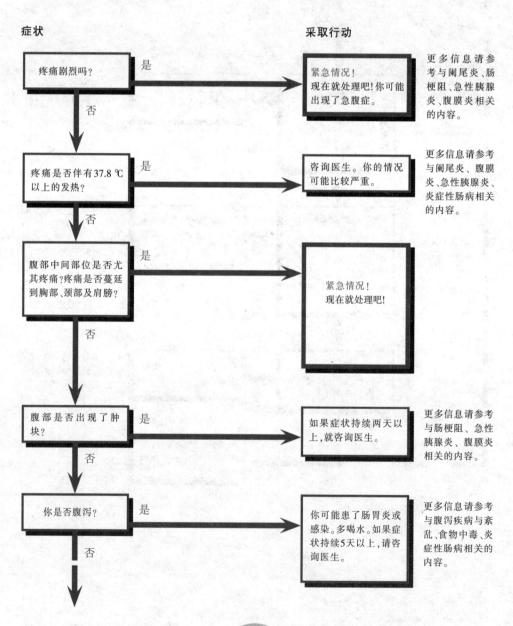

疼痛剧烈吗？ —— 是 → 紧急情况！现在就处理吧！你可能出现了急腹症。

更多信息请参考与阑尾炎、肠梗阻、急性胰腺炎、腹膜炎相关的内容。

否 ↓

疼痛是否伴有37.8℃以上的发热？ —— 是 → 咨询医生。你的情况可能比较严重。

更多信息请参考与阑尾炎、腹膜炎、急性胰腺炎、炎症性肠病相关的内容。

否 ↓

腹部中间部位是否尤其疼痛？疼痛是否蔓延到胸部、颈部及肩膀？ —— 是 → 紧急情况！现在就处理吧！

否 ↓

腹部是否出现了肿块？ —— 是 → 如果症状持续两天以上，就咨询医生。

更多信息请参考与肠梗阻、急性胰腺炎、腹膜炎相关的内容。

否 ↓

你是否腹泻？ —— 是 → 你可能患了肠胃炎或感染。多喝水。如果症状持续5天以上，请咨询医生。

更多信息请参考与腹泻疾病与紊乱、食物中毒、炎症性肠病相关的内容。

否 ↓

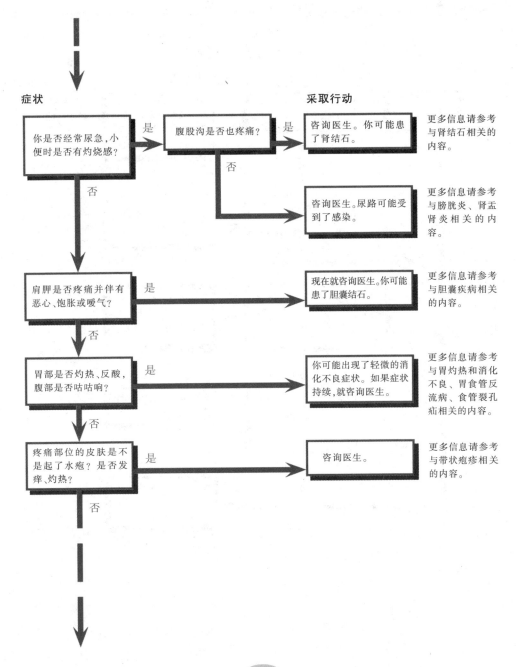

症状

采取行动

你是否经常尿急,小便时是否有灼烧感? —是→ 腹股沟是否也疼痛? —是→ 咨询医生。你可能患了肾结石。　　更多信息请参考与肾结石相关的内容。

否

咨询医生。尿路可能受到了感染。　　更多信息请参考与膀胱炎、肾盂肾炎相关的内容。

肩胛是否疼痛并伴有恶心、饱胀或嗳气? —是→ 现在就咨询医生。你可能患了胆囊结石。　　更多信息请参考与胆囊疾病相关的内容。

否

胃部是否灼热、反酸,腹部是否咕咕响? —是→ 你可能出现了轻微的消化不良症状。如果症状持续,就咨询医生。　　更多信息请参考与胃灼热和消化不良、胃食管反流病、食管裂孔疝相关的内容。

否

疼痛部位的皮肤是不是起了水疱? 是否发痒、灼热? —是→ 咨询医生。　　更多信息请参考与带状疱疹相关的内容。

否

**症状**　　　　　　　　　　　　　　　　　**采取行动**

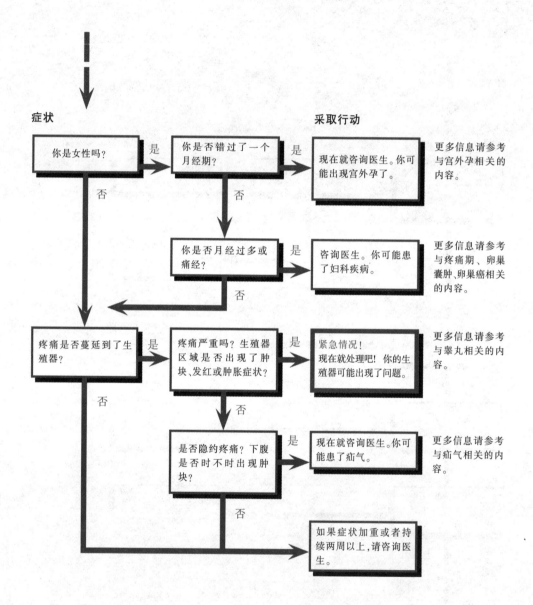

你是女性吗？ —是→ 你是否错过了一个月经期？ —是→ 现在就咨询医生。你可能出现宫外孕了。　更多信息请参考与宫外孕相关的内容。

否↓　　　　　否↓

你是否月经过多或痛经？ —是→ 咨询医生。你可能患了妇科疾病。　更多信息请参考与疼痛期、卵巢囊肿、卵巢癌相关的内容。

否↓

疼痛是否蔓延到了生殖器？ —是→ 疼痛严重吗？生殖器区域是否出现了肿块、发红或肿胀症状？ —是→ 紧急情况！现在就处理吧！你的生殖器可能出现了问题。　更多信息请参考与睾丸相关的内容。

否↓　　　　　否↓

是否隐约疼痛？下腹是否时不时出现肿块？ —是→ 现在就咨询医生。你可能患了疝气。　更多信息请参考与疝气相关的内容。

否↓

如果症状加重或者持续两周以上，请咨询医生。

## 恶心或呕吐

恶心或呕吐是许多疾病的伴随症状。若恶心或呕吐是由于受伤引起的或者伴有严重腹部疼痛或头痛，这就表明你可能患了严重疾病，需要引起医生的关注。

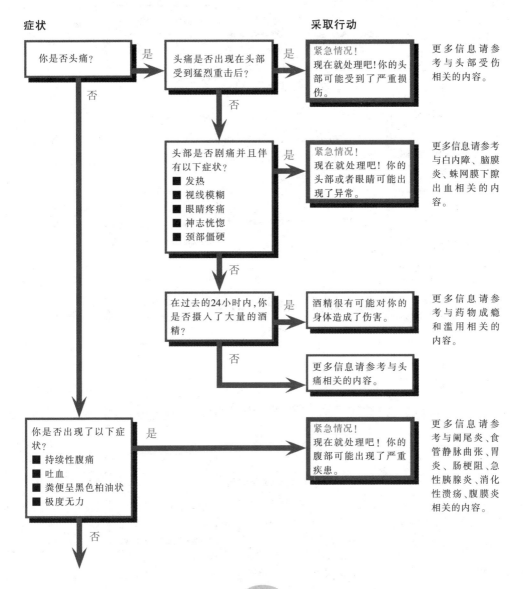

症状

你是否头痛？ → **是** → 头痛是否出现在头部受到猛烈重击后？ → **是** → 紧急情况！现在就处理吧！你的头部可能受到了严重损伤。

**否**

**否**

头部是否剧痛并且伴有以下症状？
■ 发热
■ 视线模糊
■ 眼睛疼痛
■ 神志恍惚
■ 颈部僵硬
→ **是** → 紧急情况！现在就处理吧！你的头部或者眼睛可能出现了异常。

**否**

在过去的24小时内，你是否摄入了大量的酒精？ → **是** → 酒精很有可能对你的身体造成了伤害。

**否** → 更多信息请参考与头痛相关的内容。

你是否出现了以下症状？
■ 持续性腹痛
■ 吐血
■ 粪便呈黑色柏油状
■ 极度无力
→ **是** → 紧急情况！现在就处理吧！你的腹部可能出现了严重疾患。

**否**

采取行动

更多信息请参考与头部受伤相关的内容。

更多信息请参考与白内障、脑膜炎、蛛网膜下腔出血相关的内容。

更多信息请参考与药物成瘾和滥用相关的内容。

更多信息请参考与阑尾炎、食管静脉曲张、胃炎、肠梗阻、急性胰腺炎、消化性溃疡、腹膜炎相关的内容。

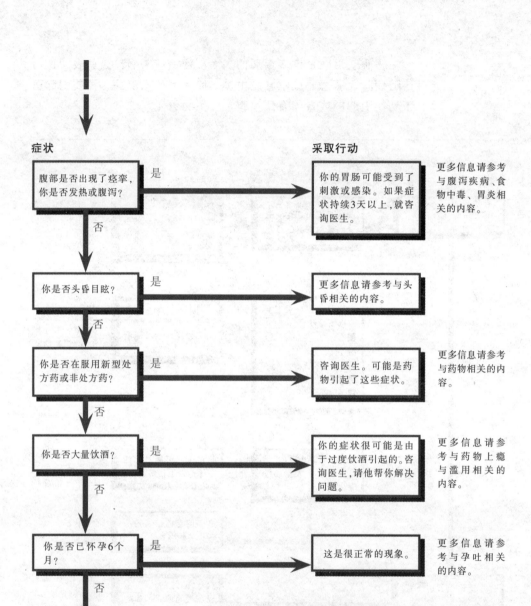

症状

采取行动

腹部是否出现了痉挛，你是否发热或腹泻？

是 → 你的胃肠可能受到了刺激或感染。如果症状持续3天以上，就咨询医生。

更多信息请参考与腹泻疾病、食物中毒、胃炎相关的内容。

否

你是否头昏目眩？

是 → 更多信息请参考与头昏相关的内容。

否

你是否在服用新型处方药或非处方药？

是 → 咨询医生。可能是药物引起了这些症状。

更多信息请参考与药物相关的内容。

否

你是否大量饮酒？

是 → 你的症状很可能是由于过度饮酒引起的。咨询医生，请他帮你解决问题。

更多信息请参考与药物上瘾与滥用相关的内容。

否

你是否已怀孕6个月？

是 → 这是很正常的现象。

更多信息请参考与孕吐相关的内容。

否

如果呕吐超过3次或恶心持续5天以上，就咨询医生。因为你的身体可能出了大问题。

更多信息请参考与脑肿瘤相关的内容。

**直肠出血**　　直肠出血包括肛门流血或粪便带血,在大便后会发现。直肠出血若伴有大便习惯发生变化,则需要医生关注。

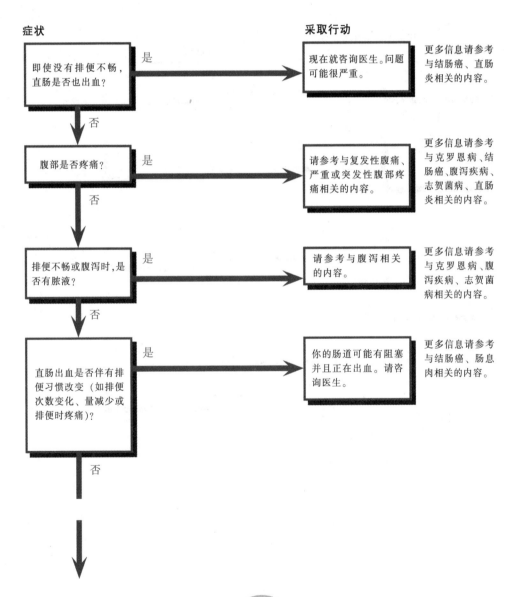

症状

| 即使没有排便不畅,直肠是否也出血? | 是 → | 现在就咨询医生。问题可能很严重。 | 更多信息请参考与结肠癌、直肠炎相关的内容。 |

否

| 腹部是否疼痛? | 是 → | 请参考与复发性腹痛、严重或突发性腹部疼痛相关的内容。 | 更多信息请参考与克罗恩病、结肠癌、腹泻疾病、志贺菌病、直肠炎相关的内容。 |

否

| 排便不畅或腹泻时,是否有脓液? | 是 → | 请参考与腹泻相关的内容。 | 更多信息请参考与克罗恩病、腹泻疾病、志贺菌病相关的内容。 |

否

| 直肠出血是否伴有排便习惯改变(如排便次数变化、量减少或排便时疼痛)? | 是 → | 你的肠道可能有阻塞并且正在出血。请咨询医生。 | 更多信息请参考与结肠癌、肠息肉相关的内容。 |

否

采取行动

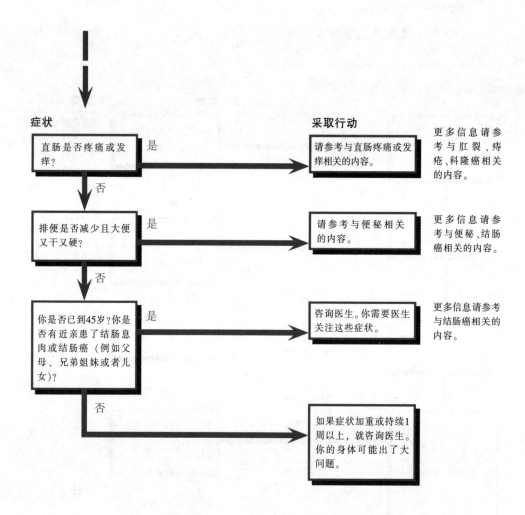

**症状**

**采取行动**

直肠是否疼痛或发痒?
→ 是 →
请参考与直肠疼痛或发痒相关的内容。
更多信息请参考与肛裂、痔疮、科隆癌相关的内容。

↓ 否

排便是否减少且大便又干又硬?
→ 是 →
请参考与便秘相关的内容。
更多信息请参考与便秘、结肠癌相关的内容。

↓ 否

你是否已到45岁?你是否有近亲患了结肠息肉或结肠癌（例如父母、兄弟姐妹或者儿女）?
→ 是 →
咨询医生。你需要医生关注这些症状。
更多信息请参考与结肠癌相关的内容。

↓ 否 →
如果症状加重或持续1周以上，就咨询医生。你的身体可能出了大问题。

## 无缘由体重增加

对于很多人来说，增肥很简单——摄入的能量比运动所消耗的能量多即可。

然而，当体重增加并且伴有身体肿胀或呼吸困难时就表明医生应该关注这些症状了。

**症状**　　　　　　　　　　　　　　　**采取行动**

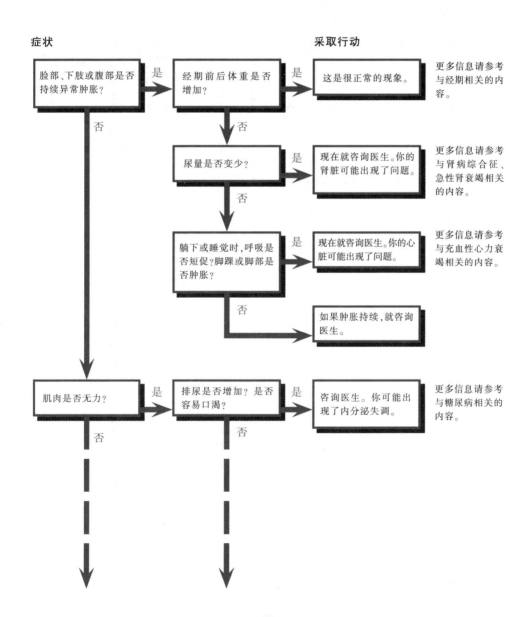

脸部、下肢或腹部是否持续异常肿胀？ —是→ 经期前后体重是否增加？ —是→ 这是很正常的现象。 更多信息请参考与经期相关的内容。

↓否

尿量是否变少？ —是→ 现在就咨询医生。你的肾脏可能出现了问题。 更多信息请参考与肾病综合征、急性肾衰竭相关的内容。

↓否

躺下或睡觉时，呼吸是否短促？脚踝或脚部是否肿胀？ —是→ 现在就咨询医生。你的心脏可能出现了问题。 更多信息请参考与充血性心力衰竭相关的内容。

↓否

如果肿胀持续，就咨询医生。

肌肉是否无力？ —是→ 排尿是否增加？是否容易口渴？ —是→ 咨询医生。你可能出现了内分泌失调。 更多信息请参考与糖尿病相关的内容。

否　　　　　　否

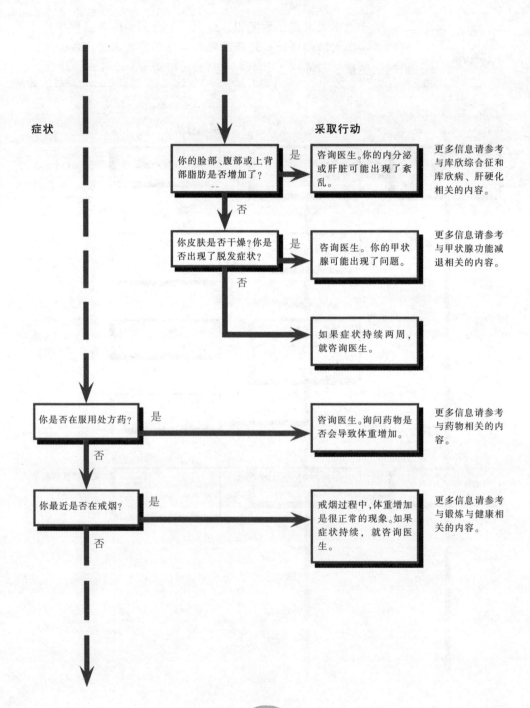

症状

采取行动

你的脸部、腹部或上背部脂肪是否增加了？ 是 → 咨询医生。你的内分泌或肝脏可能出现了紊乱。 更多信息请参考与库欣综合征和库欣病、肝硬化相关的内容。

否

你皮肤是否干燥？你是否出现了脱发症状？ 是 → 咨询医生。你的甲状腺可能出现了问题。 更多信息请参考与甲状腺功能减退相关的内容。

否

→ 如果症状持续两周，就咨询医生。

你是否在服用处方药？ 是 → 咨询医生。询问药物是否会导致体重增加。 更多信息请参考与药物相关的内容。

否

你最近是否在戒烟？ 是 → 戒烟过程中，体重增加是很正常的现象。如果症状持续，就咨询医生。 更多信息请参考与锻炼与健康相关的内容。

否

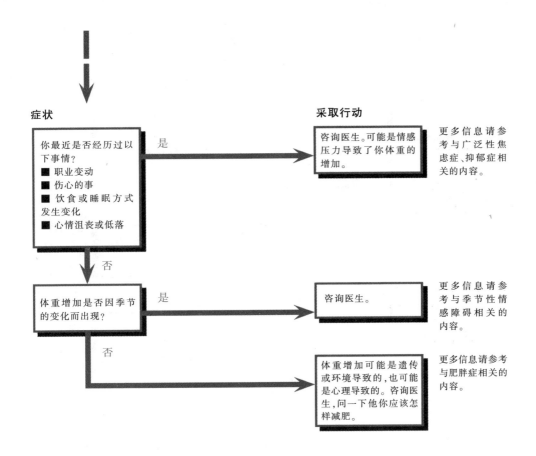

**症状**

你最近是否经历过以下事情？
■ 职业变动
■ 伤心的事
■ 饮食或睡眠方式发生变化
■ 心情沮丧或低落

是 →

否 ↓

体重增加是否因季节的变化而出现？

是 →

否 →

**采取行动**

咨询医生。可能是情感压力导致了你体重的增加。

更多信息请参考与广泛性焦虑症、抑郁症相关的内容。

咨询医生。

更多信息请参考与季节性情感障碍相关的内容。

体重增加可能是遗传或环境导致的，也可能是心理导致的。咨询医生，问一下他你应该怎样减肥。

更多信息请参考与肥胖症相关的内容。

## 无缘由体重减轻

当运动所消耗的能量大于从食物中摄入的能量时，体重减轻就是很正常的现象。

当体重减少了 5%或超过4.5千克时，而你又没有刻意在减肥，那就要咨询医生。如果你无缘由地出现了体重减轻症状，并且伴有持续疼痛、呼吸困难或出血症状，这就表明应该引起医生的关注了。

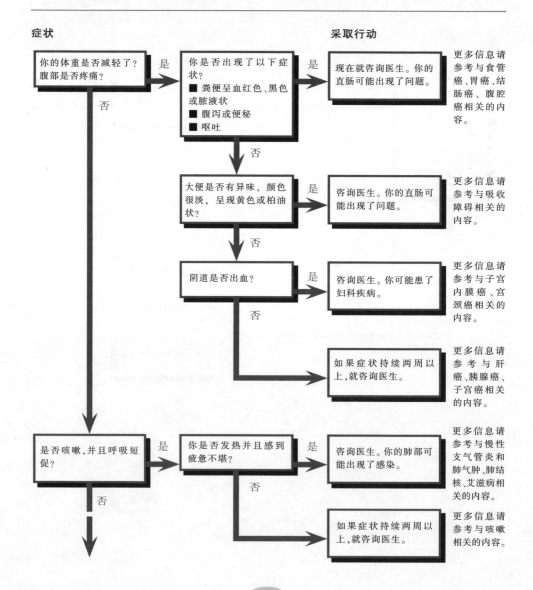

**症状**

你的体重是否减轻了？腹部是否疼痛？

是 → 你是否出现了以下症状？
■ 粪便呈血红色、黑色或脓液状
■ 腹泻或便秘
■ 呕吐

否↓

大便是否有异味，颜色很淡，呈现黄色或柏油状？

否↓

阴道是否出血？

否↓

否↓

是否咳嗽，并且呼吸短促？

是 → 你是否发热并且感到疲惫不堪？

否↓

**采取行动**

是 → 现在就咨询医生。你的直肠可能出现了问题。 | 更多信息请参考与食管癌、胃癌、结肠癌、腹腔癌相关的内容。

是 → 咨询医生。你的直肠可能出现了问题。 | 更多信息请参考与吸收障碍相关的内容。

是 → 咨询医生。你可能患了妇科疾病。 | 更多信息请参考与子宫内膜癌、宫颈癌相关的内容。

如果症状持续两周以上，就咨询医生。 | 更多信息请参考与肝癌、胰腺癌、子宫癌相关的内容。

是 → 咨询医生。你的肺部可能出现了感染。 | 更多信息请参考与慢性支气管炎和肺气肿、肺结核、艾滋病相关的内容。

如果症状持续两周以上，就咨询医生。 | 更多信息请参考与咳嗽相关的内容。

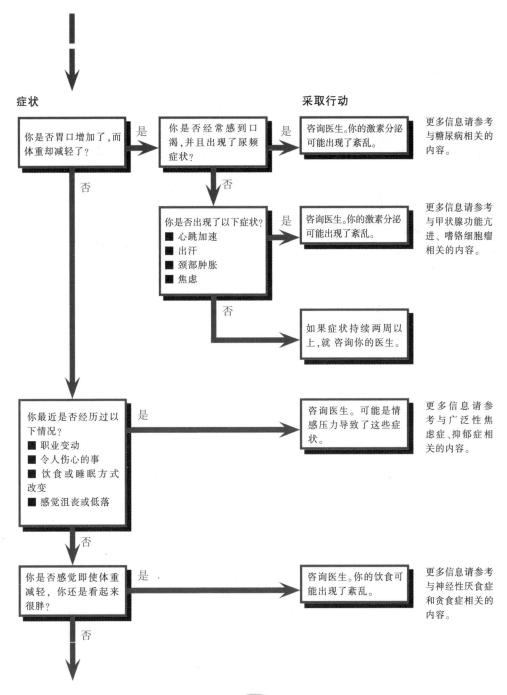

症状

**采取行动**

你是否胃口增加了,而体重却减轻了?　是→　你是否经常感到口渴,并且出现了尿频症状?　是→　咨询医生。你的激素分泌可能出现了紊乱。　更多信息请参考与糖尿病相关的内容。

否↓

否↓

你是否出现了以下症状?
■ 心跳加速
■ 出汗
■ 颈部肿胀
■ 焦虑
是→　咨询医生。你的激素分泌可能出现了紊乱。　更多信息请参考与甲状腺功能亢进、嗜铬细胞瘤相关的内容。

否→　如果症状持续两周以上,就咨询你的医生。

你最近是否经历过以下情况?
■ 职业变动
■ 令人伤心的事
■ 饮食或睡眠方式改变
■ 感觉沮丧或低落
是→　咨询医生。可能是情感压力导致了这些症状。　更多信息请参考与广泛性焦虑症、抑郁症相关的内容。

否↓

你是否感觉即使体重减轻,你还是看起来很胖?　是→　咨询医生。你的饮食可能出现了紊乱。　更多信息请参考与神经性厌食症和贪食症相关的内容。

否↓

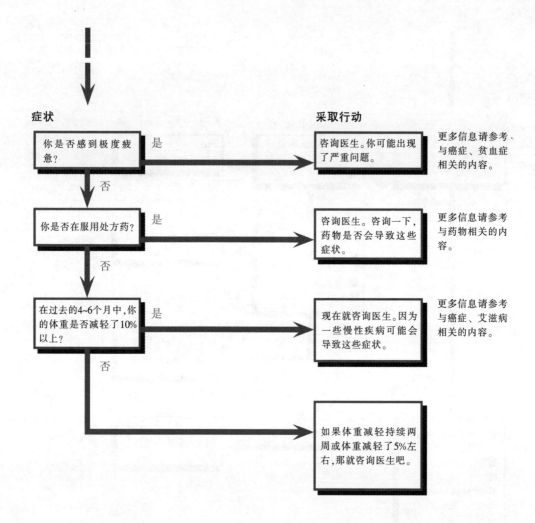

**症状**

你是否感到极度疲惫？ —是→ 咨询医生。你可能出现了严重问题。 更多信息请参考与癌症、贫血症相关的内容。

否↓

你是否在服用处方药？ —是→ 咨询医生。咨询一下，药物是否会导致这些症状。 更多信息请参考与药物相关的内容。

否↓

在过去的4~6个月中，你的体重是否减轻了10%以上？ —是→ 现在就咨询医生。因为一些慢性疾病可能会导致这些症状。 更多信息请参考与癌症、艾滋病相关的内容。

否↓

如果体重减轻持续两周或体重减轻了5%左右，那就咨询医生吧。

**采取行动**

# 痛　经

大多女性在月经期都会出现疼痛,特别是下腹疼痛。除了下腹部会出现疼痛,臀部、下背部或大腿也可能出现疼痛。痛经很常见，所以人们一般不太重视。

**症状**　　　　　　　　　　　　　　　　**采取行动**

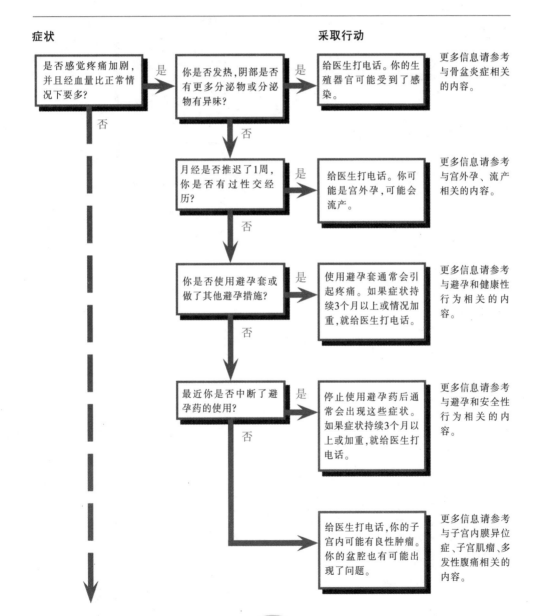

是否感觉疼痛加剧,并且经血量比正常情况下要多?
— 是 → 你是否发热,阴部是否有更多分泌物或分泌物有异味?
— 是 → 给医生打电话。你的生殖器官可能受到了感染。
更多信息请参考与骨盆炎症相关的内容。

否 ↓

月经是否推迟了1周,你是否有过性交经历?
— 是 → 给医生打电话。你可能是宫外孕,可能会流产。
更多信息请参考与宫外孕、流产相关的内容。

否 ↓

你是否使用避孕套或做了其他避孕措施?
— 是 → 使用避孕套通常会引起疼痛。如果症状持续3个月以上或情况加重,就给医生打电话。
更多信息请参考与避孕和健康性行为相关的内容。

否 ↓

最近你是否中断了避孕药的使用?
— 是 → 停止使用避孕药后通常会出现这些症状。如果症状持续3个月以上或加重,就给医生打电话。
更多信息请参考与避孕和安全性行为相关的内容。

否 ↓

给医生打电话,你的子宫内可能有良性肿瘤。你的盆腔也有可能出现了问题。
更多信息请参考与子宫内膜异位症、子宫肌瘤、多发性腹痛相关的内容。

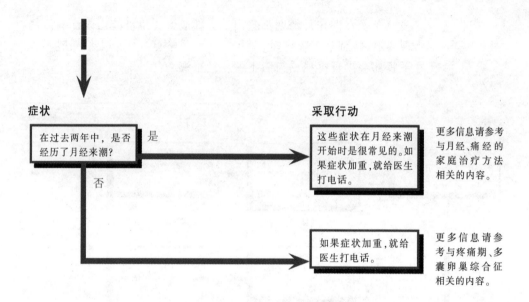

**症状**

在过去两年中，是否
经历了月经来潮？

是

**采取行动**

这些症状在月经来潮
开始时是很常见的。如
果症状加重，就给医生
打电话。

更多信息请参考
与月经、痛经的
家庭治疗方法
相关的内容。

否

如果症状加重，就给
医生打电话。

更多信息请参
考与疼痛期、多
囊卵巢综合征
相关的内容。

**经量过多**

经量过多是指经期血量过多或经期时间过长。一般是指连续6小时内，每1小时就要更换卫生巾或卫生棉一次以上，经期持续7天以上，或有其他征象表明经量过多或者经期过长。

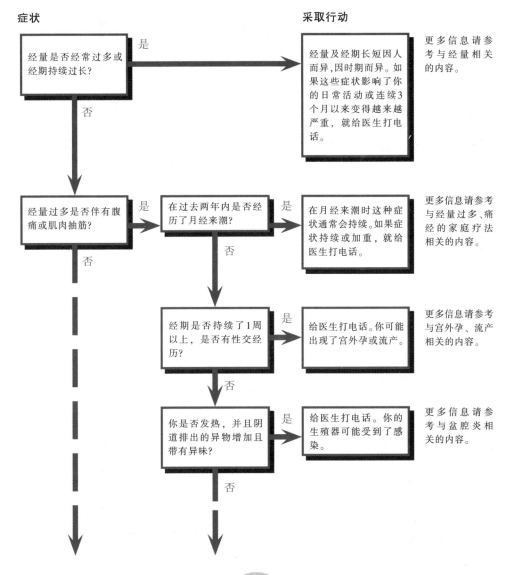

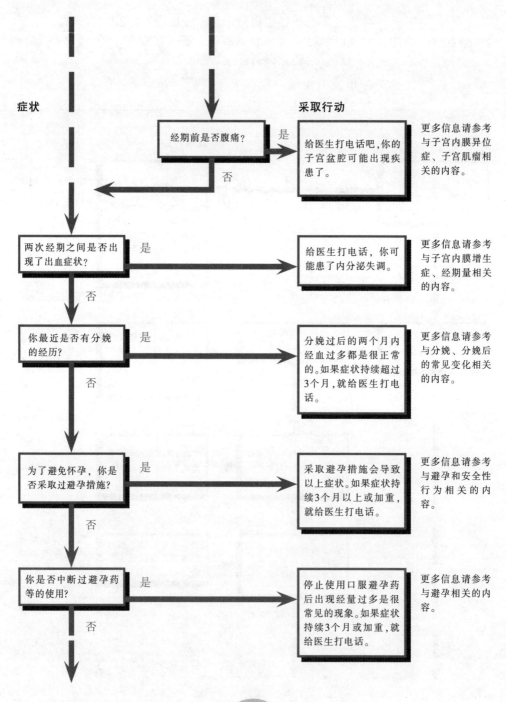

症状

采取行动

经期前是否腹痛？ —是→ 给医生打电话吧，你的子宫盆腔可能出现疾患了。

更多信息请参考与子宫内膜异位症、子宫肌瘤相关的内容。

否

两次经期之间是否出现了出血症状？ —是→ 给医生打电话，你可能患了内分泌失调。

更多信息请参考与子宫内膜增生症、经期量相关的内容。

否

你最近是否有分娩的经历？ —是→ 分娩过后的两个月内经血过多都是很正常的。如果症状持续超过3个月，就给医生打电话。

更多信息请参考与分娩、分娩后的常见变化相关的内容。

否

为了避免怀孕，你是否采取过避孕措施？ —是→ 采取避孕措施会导致以上症状。如果症状持续3个月以上或加重，就给医生打电话。

更多信息请参考与避孕和安全性行为相关的内容。

否

你是否中断过避孕药等的使用？ —是→ 停止使用口服避孕药后出现经量过多是很常见的现象。如果症状持续3个月或加重，就给医生打电话。

更多信息请参考与避孕相关的内容。

否

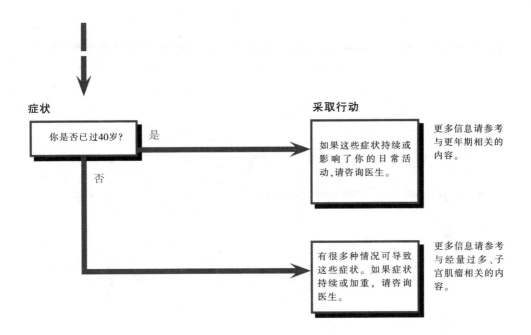

**症状**

你是否已过40岁？

是

否

**采取行动**

如果这些症状持续或影响了你的日常活动,请咨询医生。

更多信息请参考与更年期相关的内容。

有很多种情况可导致这些症状。如果症状持续或加重,请咨询医生。

更多信息请参考与经量过多、子宫肌瘤相关的内容。

**月经不调**

大多数女性都可能经历经期缺失、短缩或不规律。导致这种情况的原因有很多,包括:怀孕、压力、体重减轻、生活方式改变、性激素分泌失调、感染、肿瘤、更年期的到来等。

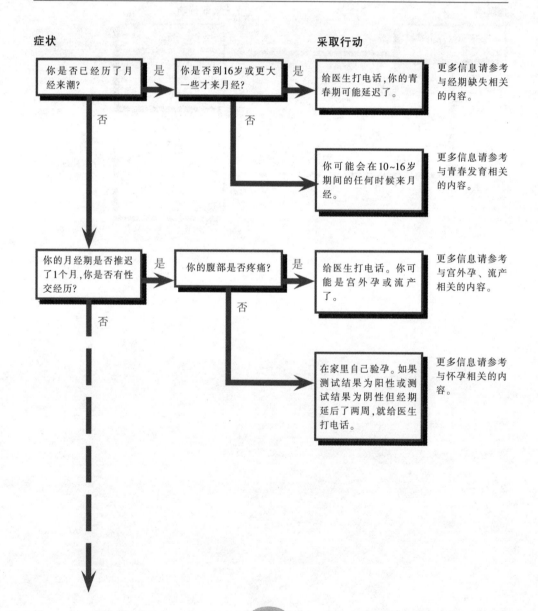

**症状**

**采取行动**

你是否已经历了月经来潮？ — 是 → 你是否到16岁或更大一些才来月经？ — 是 → 给医生打电话,你的青春期可能延迟了。 — 更多信息请参考与经期缺失相关的内容。

否

否 → 你可能会在10~16岁期间的任何时候来月经。 — 更多信息请参考与青春发育相关的内容。

你的月经期是否推迟了1个月,你是否有性交经历？ — 是 → 你的腹部是否疼痛？ — 是 → 给医生打电话。你可能是宫外孕或流产了。 — 更多信息请参考与宫外孕、流产相关的内容。

否

否 → 在家里自己验孕。如果测试结果为阳性或测试结果为阴性但经期延后了两周,就给医生打电话。 — 更多信息请参考与怀孕相关的内容。

**症状**　　　　　　　　　　　　　　　　**采取行动**

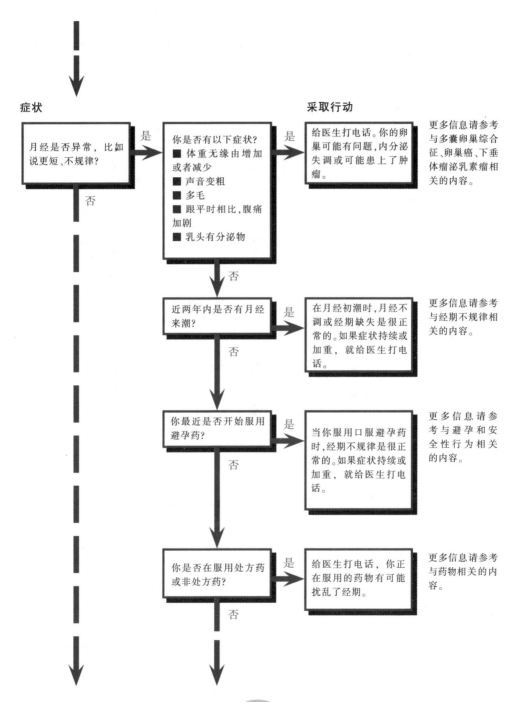

月经是否异常，比如说更短、不规律？ — 是 →

你是否有以下症状？
■ 体重无缘由增加或者减少
■ 声音变粗
■ 多毛
■ 跟平时相比，腹痛加剧
■ 乳头有分泌物
— 是 →

给医生打电话。你的卵巢可能有问题，内分泌失调或可能患上了肿瘤。

更多信息请参考与多囊卵巢综合征、卵巢癌、下垂体瘤泌乳素瘤相关的内容。

否

近两年内是否有月经来潮？ — 是 →

在月经初潮时，月经不调或经期缺失是很正常的。如果症状持续或加重，就给医生打电话。

更多信息请参考与经期不规律相关的内容。

否

你最近是否开始服用避孕药？ — 是 →

当你服用口服避孕药时，经期不规律是很正常的。如果症状持续或加重，就给医生打电话。

更多信息请参考与避孕和安全性行为相关的内容。

否

你是否在服用处方药或非处方药？ — 是 →

给医生打电话，你正在服用的药物有可能扰乱了经期。

更多信息请参考与药物相关的内容。

否

**采取行动**

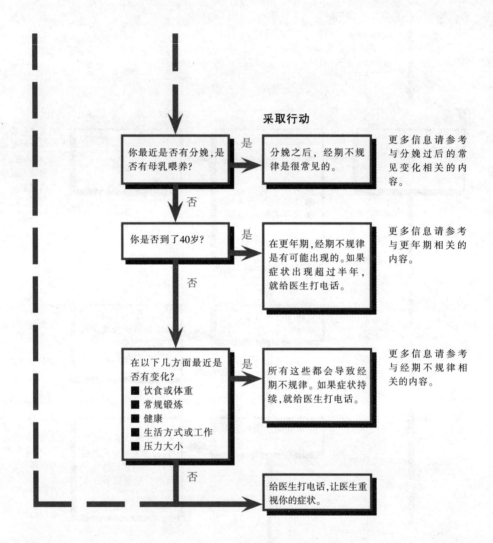

你最近是否有分娩,是否有母乳喂养? — 是 → 分娩之后,经期不规律是很常见的。　　更多信息请参考与分娩过后的常见变化相关的内容。

否

你是否到了40岁? — 是 → 在更年期,经期不规律是有可能出现的。如果症状出现超过半年,就给医生打电话。　　更多信息请参考与更年期相关的内容。

否

在以下几方面最近是否有变化?
■ 饮食或体重
■ 常规锻炼
■ 健康
■ 生活方式或工作
■ 压力大小
— 是 → 所有这些都会导致经期不规律。如果症状持续,就给医生打电话。　　更多信息请参考与经期不规律相关的内容。

否

给医生打电话,让医生重视你的症状。

# 经期之间出血

两个经期之间阴道出血或有血渍都是不正常的。经期或怀孕期间出血的原因可能是体内化学物质的波动，也可能是对生命造成威胁的其他情况。

**症状**　　　　　　　　　　　　　　　　**采取行动**

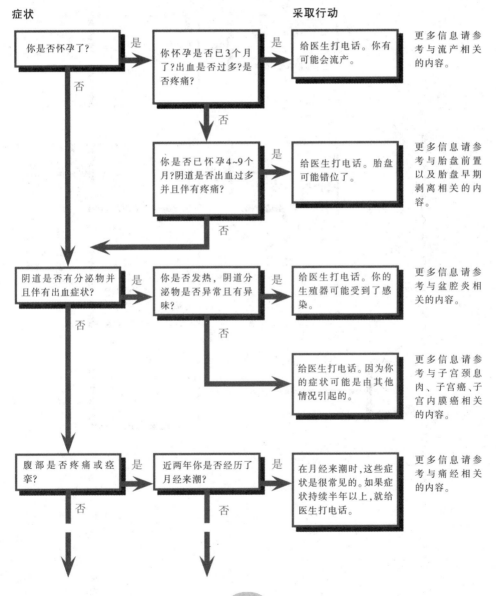

你是否怀孕了？ → **是** → 你怀孕是否已3个月了？出血是否过多？是否疼痛？ → **是** → 给医生打电话。你有可能会流产。　　更多信息请参考与流产相关的内容。

→ **否** → 你是否已怀孕4~9个月？阴道是否出血过多并且伴有疼痛？ → **是** → 给医生打电话。胎盘可能错位了。　　更多信息请参考与胎盘前置以及胎盘早期剥离相关的内容。

（你是否怀孕了？）→ **否**

阴道是否有分泌物并且伴有出血症状？ → **是** → 你是否发热，阴道分泌物是否异常且有异味？ → **是** → 给医生打电话。你的生殖器可能受到了感染。　　更多信息请参考与盆腔炎相关的内容。

→ **否** → 给医生打电话。因为你的症状可能是由其他情况引起的。　　更多信息请参考与子宫颈息肉、子宫癌、子宫内膜癌相关的内容。

（阴道是否有分泌物并且伴有出血症状？）→ **否**

腹部是否疼痛或痉挛？ → **是** → 近两年你是否经历了月经来潮？ → **是** → 在月经来潮时，这些症状是很常见的。如果症状持续半年以上，就给医生打电话。　　更多信息请参考与痛经相关的内容。

→ **否**

（近两年你是否经历了月经来潮？）→ **否**

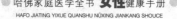

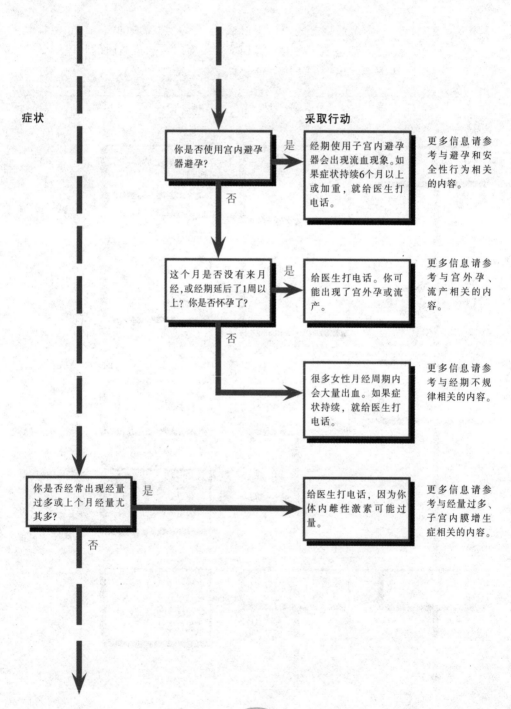

症状

采取行动

你是否使用宫内避孕器避孕？

是 → 经期使用子宫内避孕器会出现流血现象。如果症状持续6个月以上或加重，就给医生打电话。

更多信息请参考与避孕和安全性行为相关的内容。

否 ↓

这个月是否没有来月经，或经期延后了1周以上？你是否怀孕了？

是 → 给医生打电话。你可能出现了宫外孕或流产。

更多信息请参考与宫外孕、流产相关的内容。

否 ↓

很多女性月经周期内会大量出血。如果症状持续，就给医生打电话。

更多信息请参考与经期不规律相关的内容。

你是否经常出现经量过多或上个月经量尤其多？

是 → 给医生打电话，因为你体内雌性激素可能过量。

更多信息请参考与经量过多、子宫内膜增生症相关的内容。

否 ↓

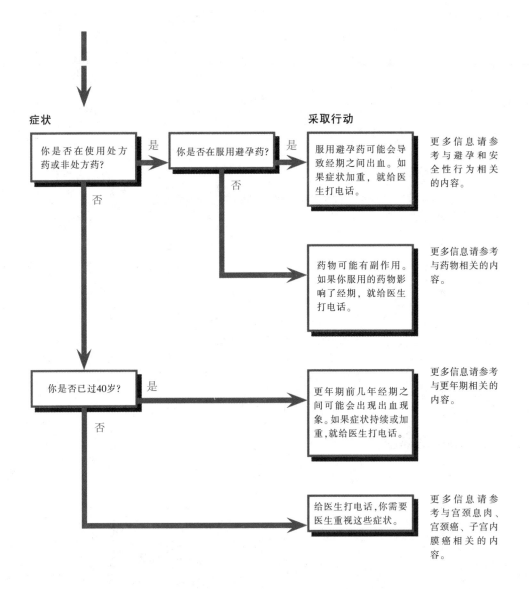

**症状**　　　　　　　　　　　　　　　　　**采取行动**

你是否在使用处方药或非处方药?　是→　你是否在服用避孕药?　是→　服用避孕药可能会导致经期之间出血。如果症状加重，就给医生打电话。　更多信息请参考与避孕和安全性行为相关的内容。

否↓　　　否↓

药物可能有副作用。如果你服用的药物影响了经期，就给医生打电话。　更多信息请参考与药物相关的内容。

你是否已过40岁?　是→　更年期前几年经期之间可能会出现出血现象。如果症状持续或加重,就给医生打电话。　更多信息请参考与更年期相关的内容。

否↓

给医生打电话,你需要医生重视这些症状。　更多信息请参考与宫颈息肉、宫颈癌、子宫内膜癌相关的内容。

# 更年期后出血

更年期后阴道出血可能很轻,也可能很严重。这种症状通常是更年期体内激素变化的正常表现。

然而,严重的身体功能紊乱也可能引起更年期出血。

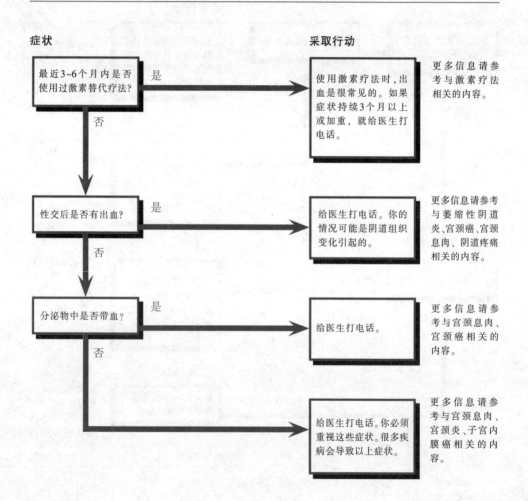

症状　　　　　　　　　　　　　　　采取行动

最近3~6个月内是否使用过激素替代疗法? —— 是 —→ 使用激素疗法时,出血是很常见的。如果症状持续3个月以上或加重,就给医生打电话。　　更多信息请参考与激素疗法相关的内容。

否 ↓

性交后是否有出血? —— 是 —→ 给医生打电话。你的情况可能是阴道组织变化引起的。　　更多信息请参考与萎缩性阴道炎、宫颈癌、宫颈息肉、阴道疼痛相关的内容。

否 ↓

分泌物中是否带血? —— 是 —→ 给医生打电话。　　更多信息请参考与宫颈息肉、宫颈癌相关的内容。

否 ↓

给医生打电话。你必须重视这些症状。很多疾病会导致以上症状。　　更多信息请参考与宫颈息肉、宫颈炎、子宫内膜癌相关的内容。

**乳房肿瘤**

仅仅用手触摸是分辨不出恶性肿瘤（癌）和良性肿瘤（不是癌）的。乳房大多都是有一些凹凸不平的。

不过，如果尽早注意，乳房肿瘤也是有迹可循的。乳房若出现了异常需要引起医生的关注。

**症状**　　　　　　　　　　　　　　　　　**采取行动**

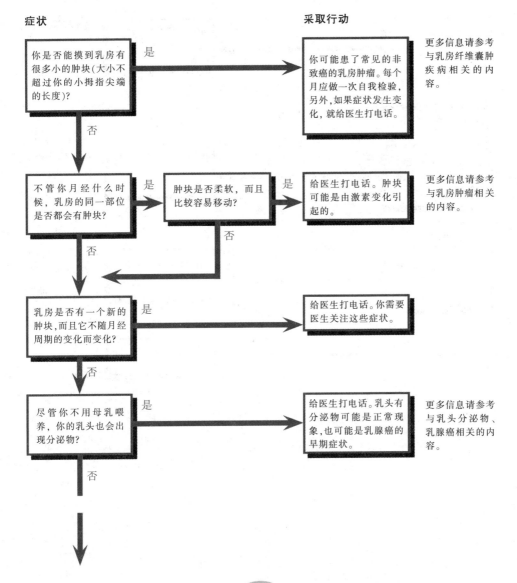

你是否能摸到乳房有很多小的肿块（大小不超过你的小拇指尖端的长度）？

　是 →

你可能患了常见的非致癌的乳房肿瘤。每个月应做一次自我检验，另外，如果症状发生变化，就给医生打电话。

更多信息请参考与乳房纤维囊肿疾病相关的内容。

否 ↓

不管你月经什么时候，乳房的同一部位是否都会有肿块？

　是 →

肿块是否柔软，而且比较容易移动？

　是 →

给医生打电话。肿块可能是由激素变化引起的。

更多信息请参考与乳房肿瘤相关的内容。

否 →

否 ↓

乳房是否有一个新的肿块，而且它不随月经周期的变化而变化？

　是 →

给医生打电话。你需要医生关注这些症状。

否 ↓

尽管你不用母乳喂养，你的乳头也会出现分泌物？

　是 →

给医生打电话。乳头有分泌物可能是正常现象，也可能是乳腺癌的早期症状。

更多信息请参考与乳头分泌物、乳腺癌相关的内容。

否 ↓

**症状**　　　　　　　　　　　　　　　　　　　　　**采取行动**

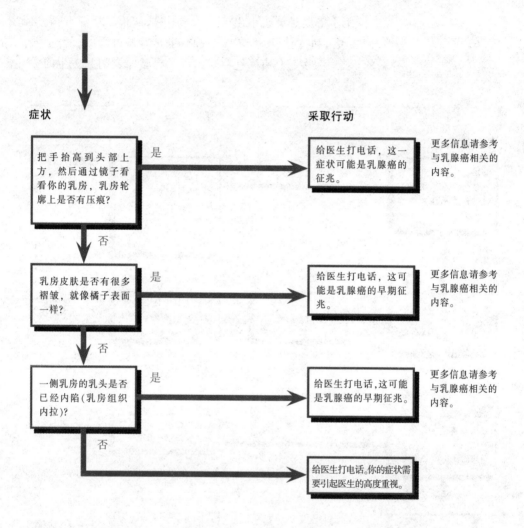

把手抬高到头部上方，然后通过镜子看看你的乳房，乳房轮廓上是否有压痕？

**是** → 给医生打电话，这一症状可能是乳腺癌的征兆。　更多信息请参考与乳腺癌相关的内容。

**否** ↓

乳房皮肤是否有很多褶皱，就像橘子表面一样？

**是** → 给医生打电话，这可能是乳腺癌的早期征兆。　更多信息请参考与乳腺癌相关的内容。

**否** ↓

一侧乳房的乳头是否已经内陷(乳房组织内拉)？

**是** → 给医生打电话，这可能是乳腺癌的早期征兆。　更多信息请参考与乳腺癌相关的内容。

**否** → 给医生打电话。你的症状需要引起医生的高度重视。

**乳房疼痛**

一侧或两侧乳房疼痛，或胀痛有可能出现在月经前期或经期期间，但是也有可能出现在怀孕期间、哺乳期以及更年期。

如果你出现了乳房疼痛并且乳房有肿块或乳头有分泌物的症状，请咨询医生。

症状　　　　　　　　　　　　　　采取行动

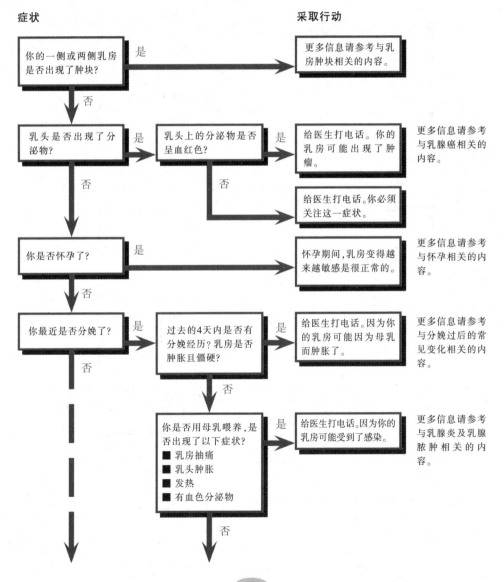

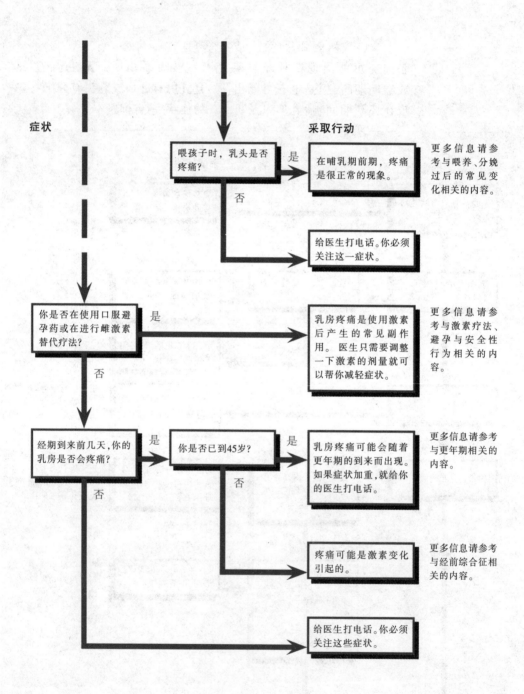

**症状**

**采取行动**

喂孩子时，乳头是否疼痛？　是→　在哺乳期前期，疼痛是很正常的现象。　更多信息请参考与喂养、分娩过后的常见变化相关的内容。

否↓

给医生打电话。你必须关注这一症状。

你是否在使用口服避孕药或在进行雌激素替代疗法？　是→　乳房疼痛是使用激素后产生的常见副作用。医生只需要调整一下激素的剂量就可以帮你减轻症状。　更多信息请参考与激素疗法、避孕与安全性行为相关的内容。

否↓

经期到来前几天，你的乳房是否会疼痛？　是→　你是否已到45岁？　是→　乳房疼痛可能会随着更年期的到来而出现。如果症状加重，就给你的医生打电话。　更多信息请参考与更年期相关的内容。

否↓

疼痛可能是激素变化引起的。　更多信息请参考与经前综合征相关的内容。

否↓

给医生打电话。你必须关注这些症状。

## 尿中带血（女性）

血尿的颜色可能是混浊的淡红色，也可能是深红色。一些食物着色剂（天然的和人工色素）及药物皆有可能使尿液的颜色发生变化。

症状 采取行动

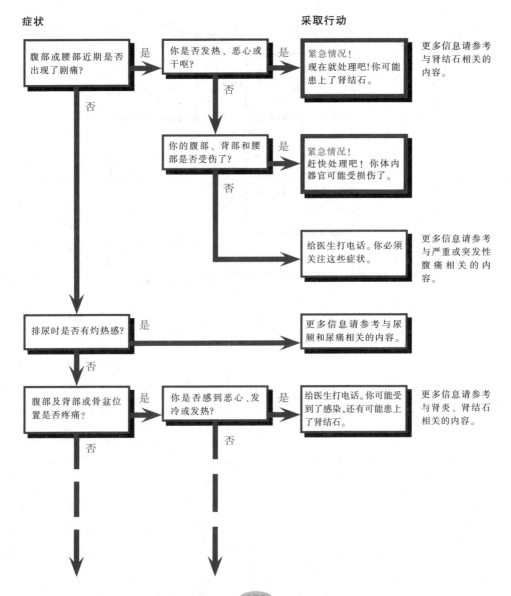

腹部或腰部近期是否出现了剧痛？ —是→ 你是否发热、恶心或干呕？ —是→ 紧急情况！现在就处理吧！你可能患上了肾结石。 | 更多信息请参考与肾结石相关的内容。

否 / 否

你的腹部、背部和腰部是否受伤了？ —是→ 紧急情况！赶快处理吧！你体内器官可能受损伤了。

否

给医生打电话。你必须关注这些症状。 | 更多信息请参考与严重或突发性腹痛相关的内容。

排尿时是否有灼热感？ —是→ 更多信息请参考与尿频和尿痛相关的内容。

否

腹部及背部或骨盆位置是否疼痛？ —是→ 你是否感到恶心、发冷或发热？ —是→ 给医生打电话。你可能受到了感染，还有可能患上了肾结石。 | 更多信息请参考与肾炎、肾结石相关的内容。

否 / 否

075

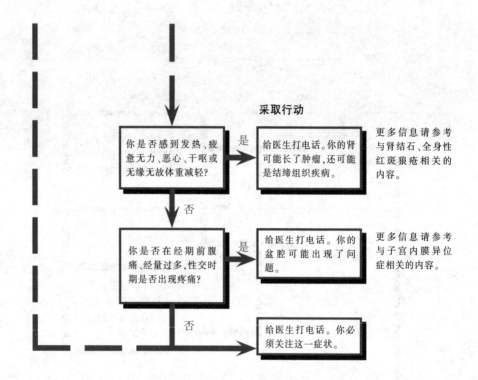

**采取行动**

你是否感到发热、疲惫无力、恶心、干呕或无缘无故体重减轻？

是 → 给医生打电话。你的肾可能长了肿瘤，还可能是结缔组织疾病。

更多信息请参考与肾结石、全身性红斑狼疮相关的内容。

否 ↓

你是否在经期前腹痛、经量过多，性交时期是否出现疼痛？

是 → 给医生打电话。你的盆腔可能出现了问题。

更多信息请参考与子宫内膜异位症相关的内容。

否 →

给医生打电话。你必须关注这一症状。

# 尿失禁(女性)

小便失控被称作尿失禁。
尿失禁可能是年龄、药物的使
用或严重的疾病所致。

**症状**　　　　　　　　　　　　　　　　　　　　**采取行动**

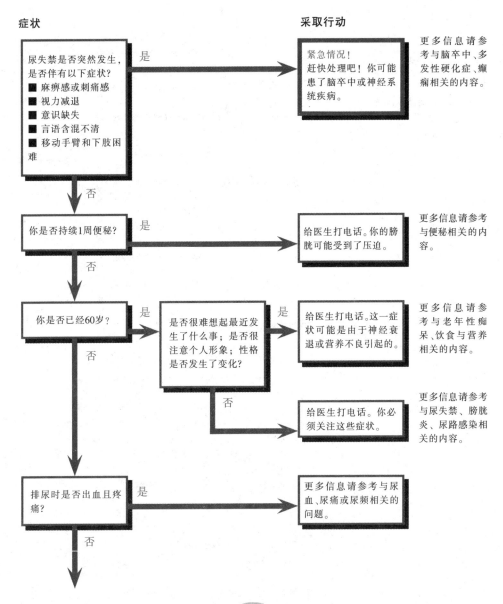

尿失禁是否突然发生,是否伴有以下症状?
- 麻痹感或刺痛感
- 视力减退
- 意识缺失
- 言语含混不清
- 移动手臂和下肢困难

是 → 紧急情况!
赶快处理吧!你可能患了脑卒中或神经系统疾病。

更多信息请参考与脑卒中、多发性硬化症、癫痫相关的内容。

否 ↓

你是否持续1周便秘?

是 → 给医生打电话。你的膀胱可能受到了压迫。

更多信息请参考与便秘相关的内容。

否 ↓

你是否已经60岁?

是 → 是否很难想起最近发生了什么事;是否很注意个人形象;性格是否发生了变化?

是 → 给医生打电话。这一症状可能是由于神经衰退或营养不良引起的。

更多信息请参考与老年性痴呆、饮食与营养相关的内容。

否 → 给医生打电话。你必须关注这些症状。

更多信息请参考与尿失禁、膀胱炎、尿路感染相关的内容。

否 ↓

排尿时是否出血且疼痛?

是 → 更多信息请参考与尿血、尿痛或尿频相关的问题。

否 ↓

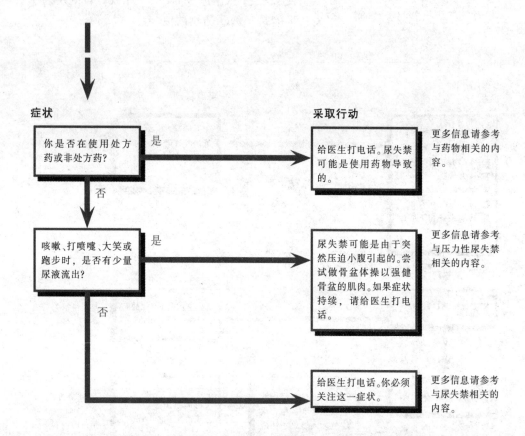

**症状**　　　　　　　　　　　　　　　**采取行动**

你是否在使用处方药或非处方药？　是　→　给医生打电话。尿失禁可能是使用药物导致的。　更多信息请参考与药物相关的内容。

否

咳嗽、打喷嚏、大笑或跑步时，是否有少量尿液流出？　是　→　尿失禁可能是由于突然压迫小腹引起的。尝试做骨盆体操以强健骨盆的肌肉。如果症状持续，请给医生打电话。　更多信息请参考与压力性尿失禁相关的内容。

否

给医生打电话。你必须关注这一症状。　更多信息请参考与尿失禁相关的内容。

## 尿痛或尿频（女性）

排尿时或排尿后疼痛,排尿困难或尿频及尿量的变化可能是由感染、体内激素的变化、新陈代谢紊乱或仅仅是摄入过量的水引起的。

症状                                    采取行动

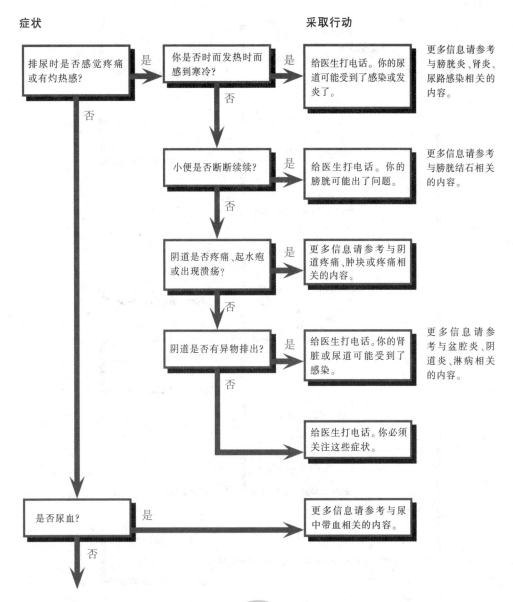

**症状**

**采取行动**

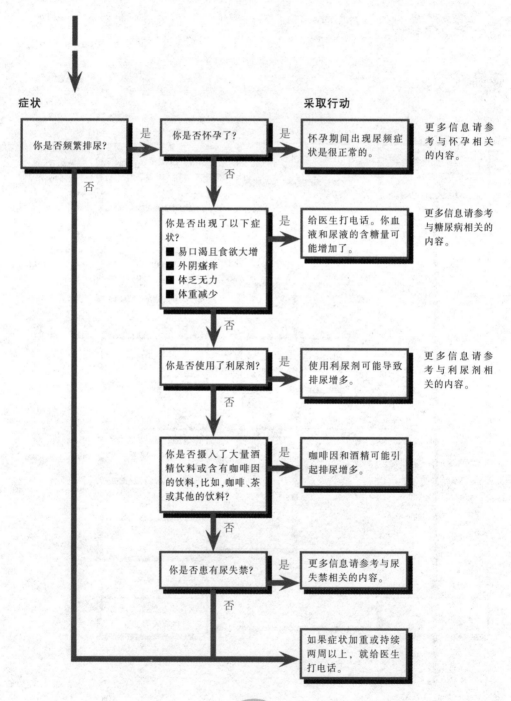

你是否频繁排尿？ → **是** → 你是否怀孕了？ → **是** → 怀孕期间出现尿频症状是很正常的。

更多信息请参考与怀孕相关的内容。

**否**

你是否出现了以下症状？
■ 易口渴且食欲大增
■ 外阴瘙痒
■ 体乏无力
■ 体重减少

→ **是** → 给医生打电话。你血液和尿液的含糖量可能增加了。

更多信息请参考与糖尿病相关的内容。

**否**

你是否使用了利尿剂？ → **是** → 使用利尿剂可能导致排尿增多。

更多信息请参考与利尿剂相关的内容。

**否**

你是否摄入了大量酒精饮料或含有咖啡因的饮料,比如,咖啡、茶或其他的饮料？ → **是** → 咖啡因和酒精可能引起排尿增多。

**否**

你是否患有尿失禁？ → **是** → 更多信息请参考与尿失禁相关的内容。

**否**

如果症状加重或持续两周以上,就给医生打电话。

## 外阴溃疡、肿块或疼痛

外阴溃疡或出现肿块可能是性传染疾病引起的。现在就去看医生，让医生诊断具体是哪种疾病。如果有必要的话，你和配偶都应该前去治疗。

阴道疼痛并且伴有分泌物、流血或排尿疼痛或者性交引起的疼痛可能表明阴道或生殖系统的其他部位出现了紊乱，也可能是盆腔受到了感染。

这些症状都必须引起医生的关注。

**症状**　　　　　　　　　　　　　　　　　　　　　**采取行动**

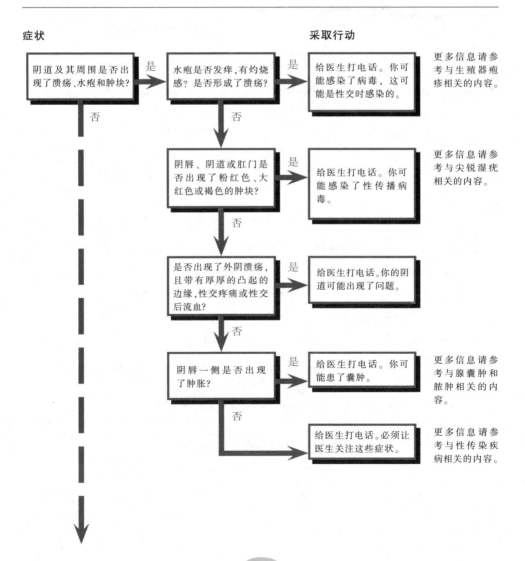

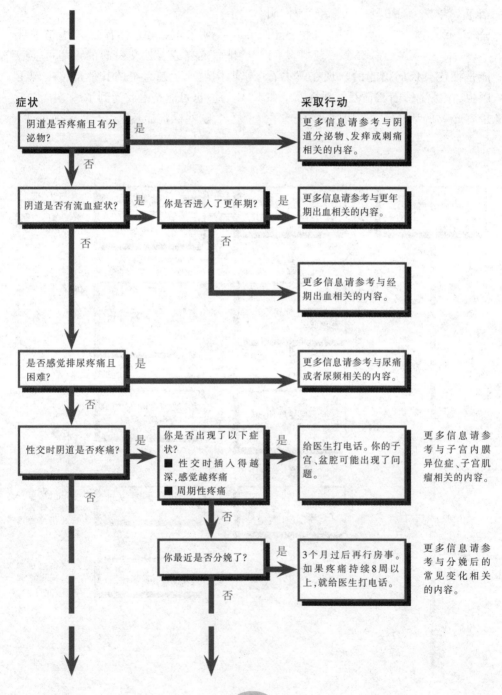

**症状**

**采取行动**

阴道是否疼痛且有分泌物？ —是→ 更多信息请参考与阴道分泌物、发痒或刺痛相关的内容。

否↓

阴道是否有流血症状？ —是→ 你是否进入了更年期？ —是→ 更多信息请参考与更年期出血相关的内容。

否↓

更多信息请参考与经期出血相关的内容。

否↓

是否感觉排尿疼痛且困难？ —是→ 更多信息请参考与尿痛或者尿频相关的内容。

否↓

性交时阴道是否疼痛？ —是→ 你是否出现了以下症状？
■ 性交时插入得越深，感觉越疼痛
■ 周期性疼痛 —是→ 给医生打电话。你的子宫、盆腔可能出现了问题。

更多信息请参考与子宫内膜异位症、子宫肌瘤相关的内容。

否↓

你最近是否分娩了？ —是→ 3个月过后再行房事。如果疼痛持续8周以上，就给医生打电话。

更多信息请参考与分娩后的常见变化相关的内容。

否↓

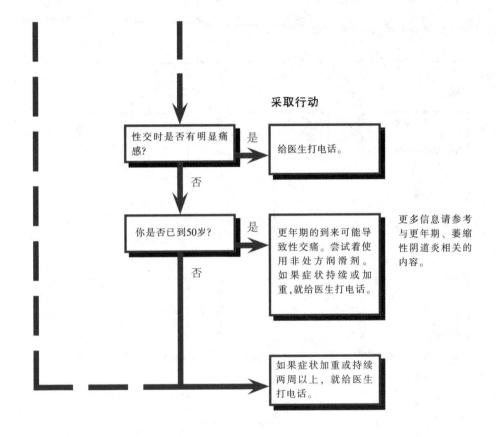

**采取行动**

性交时是否有明显痛感? —— 是 → 给医生打电话。

否 ↓

你是否已到50岁? —— 是 → 更年期的到来可能导致性交痛。尝试着使用非处方润滑剂。如果症状持续或加重,就给医生打电话。

更多信息请参考与更年期、萎缩性阴道炎相关的内容。

否 ↓

如果症状加重或持续两周以上,就给医生打电话。

# 阴道分泌物、阴道发痒或刺痛

经期时，阴道分泌物的量及黏稠度会发生变化。

如果分泌物在量、颜色或气味上明显变化，你最好去就诊。

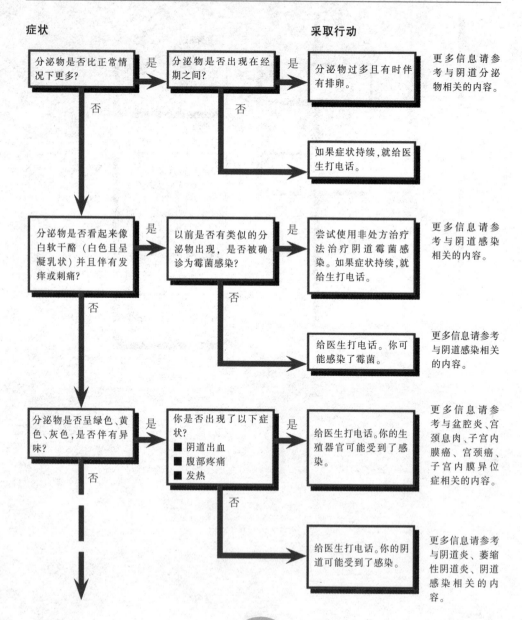

症状

**采取行动**

分泌物是否比正常情况下更多？ —是→ 分泌物是否出现在经期之间？ —是→ 分泌物过多且有时伴有排卵。　更多信息请参考与阴道分泌物相关的内容。

否↓　　否↓ 如果症状持续，就给医生打电话。

分泌物是否看起来像白软干酪（白色且呈凝乳状）并且伴有发痒或刺痛？ —是→ 以前是否有类似的分泌物出现，是否被确诊为霉菌感染？ —是→ 尝试使用非处方治疗法治疗阴道霉菌感染。如果症状持续，就给生打电话。　更多信息请参考与阴道感染相关的内容。

否↓　　否↓ 给医生打电话。你可能感染了霉菌。　更多信息请参考与阴道感染相关的内容。

分泌物是否呈绿色、黄色、灰色，是否伴有异味？ —是→ 你是否出现了以下症状？
■ 阴道出血
■ 腹部疼痛
■ 发热 —是→ 给医生打电话。你的生殖器官可能受到了感染。　更多信息请参考与盆腔炎、宫颈息肉、子宫内膜癌、宫颈癌、子宫内膜异位症相关的内容。

否↓　　否↓ 给医生打电话。你的阴道可能受到了感染。　更多信息请参考与阴道炎、萎缩性阴道炎、阴道感染相关的内容。

**症状**                                          **采取行动**

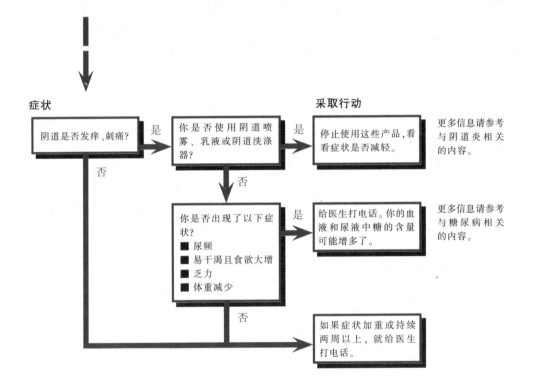

阴道是否发痒、刺痛？ —是→ 你是否使用阴道喷雾、乳液或阴道洗涤器？ —是→ 停止使用这些产品，看看症状是否减轻。　　更多信息请参考与阴道炎相关的内容。

否↓　　　　　　否↓

你是否出现了以下症状？
■ 尿频
■ 易干渴且食欲大增
■ 乏力
■ 体重减少
—是→ 给医生打电话。你的血液和尿液中糖的含量可能增多了。　　更多信息请参考与糖尿病相关的内容。

否→ 如果症状加重或持续两周以上，就给医生打电话。

# 药物使用指南

## 药物基本常识

药物可以改变疾病的发展进程,改善器官的功能,缓解症状或者疼痛。医生可能会向你推荐阿司匹林之类的药物来帮助控制症状,如肌肉拉伤之后产生的疼痛和肿胀。如果你出现细菌感染,如尿路感染,医生会开抗生素(它可以有效摧毁入侵的有机体)给你进行治疗。此外,还有很多人长期服用药物,将它作为控制慢性病(如高血压)的一种方法。药物以一种复杂的方式影响你的身体,其中多数药物通过改变你的器官、组织或细胞的运作方式来对你的身体造成影响。

药物制作的来源很广,包括植物、动物以及微生物。许多现代药物都是自然物质的人造合成替代品。例如,青霉素就是出现在面包真菌上的物质的人造合成替代品。

有时候,药物并不是自然物质的替代品,而是一种全新的化学物质。例如,科学家结合一些化学物质来制作西咪替丁——一种非处方药,它可以通过减少胃酸的分泌而缓解胃灼热。基因工程使得科学家能够制作出某些药物,如胰岛素,这种物质曾经源自动物组织,所需求的数量十分庞大。

无论通过何种方式制作药物,这些药物对人体的影响却远非那么简单。各种药物在人体内停留的时间,进入体内不同器官的难易程度以及身体吸收和排泄药物的方式等方面都有差异。

药物摄入的方式多种多样:可以口服的液体制剂和片剂、舌下含服的片剂、吸入剂、洗剂、滴眼剂、栓剂以及注射剂。

有些药物会随着时间慢慢地释放,如尼古丁贴片,这种药给试图戒烟的人慢慢释放尼古丁;或者雌激素贴片,它向需要接受雌激素替代疗法的女性慢慢地提供雌激素。内科医生会根据你的身体状况来决定给药方式。

多数药物最终都被血管吸收并输送到肝脏——人体的化学处理厂。在那里,很多药物都被酶所分解。然后这些药物行至需要发挥作用的地点,在那里发挥自己的主要作用。

这些药物最终通过尿液或者通过肝脏分解排出你的身体。不过,许多因素会对药物作用构成影响,其中包括你摄入的食物、你是否听从医生的意见服用药物、你的年龄、性别以及新陈代谢情况。

## ● 为什么人们对药物产生的反应会不同

对于同一种药物, 年龄、性别、体重、健康状况不同的人会产生不同的反应。这些情况会改变身体代谢和处理药物的方式。

对于儿童来说,所开具的药物要考虑到儿童的年龄和体重。但是儿童并不仅仅是成人的缩小版。他们的肝肾功能与成人相比,处理药物的方式会有所不同。此外,由于伦理以及实际原因,许多新药不会在儿童身上进行试验,所以这些药对儿童的影响程度就很难被预测。

绝对不要给儿童使用开给成人的处方药,即使使用的剂量较小也不被允许。此外,只有当非处方药的标签上包含适合儿童年龄的剂量时,才可以给他们使用非处方药。

老年人对药物产生的反应也不相同,因为他们的肾脏排泄药物以及肝脏代谢药物的效能都已降低。此外,靶器官,如大脑或心脏,对于某些药物会变得更加敏感。这些因素都会导致老年人服用药物时出现放大效应和/或受到药物的长期影响。

同样,女性和男性对药物产生的反应也不同。女性一般脂肪较厚,而男性的肌肉组织更多;女性一般比男性个子小些。脂肪中所含的水分比肌肉中的水分少,而且药物循环的流体总量对身材矮小的人需求也较少。这些可以改变某些药物在女性身体内的浓度,导致药物反应过大或过小,或者出现不良反应。

疾病也可以影响药物作用。如果你患有肝脏或肾脏疾病,身体代谢或消除药物的方式就会改变。患有胃病的人可能会出现药物吸收受损的情况。

最后,人们代谢药物的方式也不尽相同。这可能是由种族或基因差异,或其他未知原因造成的。例如,许多亚裔由于拥有较少的肝药酶(代谢酒精时所需要的物质),因此很容易喝醉。所以,应当监测自己对任何所服用药物(甚至是非处方药)的反应,并及时向医生反映任何副作用或异常反应。

## ● 药物与食品之间的相互作用

食品会与药物发生相互作用,造成药效变慢、变快,甚至抑制药物生效。你所吃的食物以及服用的药物都经由你的上消化道加工并吸收进体内。

有些药物和食物, 如果一同摄入,会造成不良结果, 甚至是致命的结果。例如, 一组名为单胺氧化酶抑制剂(MAOIs)的抗抑郁药,如果和含有酪胺

## 药物相互作用以及柑橘产品

在20世纪90年代,科学家们发现葡萄柚及葡萄柚汁会增加血液中某些药物的含量。这可能是由于葡萄柚抑制小肠中酶的数量,造成许多药物无法被分解。由于这是一项相对较新的研究,医生们还不确定受到葡萄柚及葡萄柚汁影响的所有药物类别。但是,有一点可以确定,那就是许多钙通道阻滞剂以及三唑仑(一种安眠药)会与其发生相互作用。

柑橘类水果及其制作成的果汁(如橘子汁和葡萄柚汁)包含抗维生素C缺乏症,它会加速铁补充剂中铁的吸收。含酸性物质太高的蔬菜汁和水果汁会导致某些药物在胃部(在这个部位药物更易被吸收)而不是肠道溶解。不管怎样,有一条通用原则,那就是在服药1小时内避免食用柑橘类水果或者饮用柑橘类果汁。

 ## 预防用药问题

想要预防服用任何药物而带来的问题,最好的方法就是严格遵循医生或药剂师的指导,并在遇到疑问或者注意到任何副作用的时候向他们致电。在服用任何药物之前,你需要仔细阅读药物说明书,此外还要做到以下几点。

■ 留意一下是否需要空腹服用药物(饭前1小时服药还是饭后两三个小时服药),还是饭后立刻服药。

■ 服用药丸或胶囊时需要饮入一满杯水。这样可以减少对食管的刺激以及帮助药物在身体内的吸收。

■ 服用完开给你的所有药物,哪怕你感觉身体状况改善不少。除非医生特别告诉你可以停药。

■ 不要用热饮服药,热量会破坏某些药物的有效性。

■ 服用建议的剂量。服药过多会造成不良反应,服药量不足会导致药物无效。

■ 除非医生给你开出处方药,否则绝对不要服用处方药。

■ 如果每日都要服用药物,那么保持每日服药时间上的统一性。

■ 如果有说明表示不要用酒服药,那么请不要这样做。酒精对处方药以及非处方药都有可能产生严重的相互作用,并且使你处于极其昏昏沉沉的状态。

## 药品的储藏与处理

与习惯性做法不同，温暖、潮湿的浴室药柜并不是存放药品的最佳场所。药品最好放在橱柜或卧室衣橱的高处，避免潮湿环境和极度高温，并且放在孩子接触不到的地方。

不要把药放在床边；在昏沉的状态下，你可能会在服药后再次误服药物。

每年定期检查一下药物，扔掉过期药，或者开瓶一年后未服用完的药物；有些药在失去效力后可能会变成有害物质。将过期的药倒入卫生间，用水冲走。

最好将药放在原本的瓶子里。不要把药丸随意装入瓶子里放在钱包或手提包中；孩子可能会把它当作糖果而误食。在保存药品的时候，将瓶盖拧紧，防止造成儿童意外中毒。

有的药瓶带有防儿童开启的安全盖，这种设计防止很多中毒事件的发生，但是如果使用者无法打开药瓶，反而会事与愿违。有时候，使用者干脆将瓶盖全部打开，如果家中留有儿童，则增加了孩子中毒的概率。如果你发现药瓶很难打开，向药剂师索要防止儿童开启的安全盖，要把药品放在孩子无法接触到的地方。

在处理陈旧的药品时，请遵循下列方针。

■ 扔掉所有破裂、破碎或黏在一起的药片或胶囊。

■ 处理掉褪色、变硬、断裂或容器上有裂痕的药膏、乳膏或洗液。

■ 扔掉所有过期的药品或变色、变味、浓稠度改变的药品。

■ 如果液体药品，如止咳糖浆，放置一年以上未曾使用，那么不要再接着服用，它们特别容易变质。

■ 不要大量购买非处方药。购买6个月或1年内可以服用完的药量最为安全。

■ 不要使用已经打开但超过6个月未曾使用的处方或非处方滴眼液。药水瓶中可能会滋生细菌，导致你的眼睛受到感染。

物质的食物一起食用，会造成血压升高，出现潜在致命危险。

成熟干酪、浓缩酵母提取物、意大利蒜味腊肠和香肠之类的熟成肉、蚕豆以及酒精饮料中都含有酪胺。在服用单胺氧化酶抑制剂之前，应该咨询一下医生避免和哪些食品及药物同食。

有时，在和某些食物一起同食的时候，药物的效力会受到影响。如果和乳制品或铁补充剂同食的话，四环素（一种抗生素）的药效就会降低或者完全无效。如果吃上两份肝以及带叶蔬菜，就会影响血液稀释剂的有效性，因为这些食物中都含有维生素K，会促进血液凝结。

长期服用酒精可以导致肝脏出现变化,会加速代谢某些药物,如血液稀释剂或者治疗糖尿病的药物。药效降低的原因在于药物在人体内停留的时间不足。酗酒也同样会损害肝脏,造成肝脏处理某些药物的能力降低,导致药物在人体内停留的时间过长。

## 药物安全性问题

### ●非处方药的不良反应

许多药效强烈的药一度只能作为处方药而被获取,但是现在无需处方,人们就可以在各大药店购买到这些药。这种类型的药被称为非处方药。

要牢记,非处方药可能会有严重的不良反应。有些会造成过敏反应,有的会和处方药或其他非处方药产生相互作用,还有的会掩盖原本需要医生治疗的严重症状。

要想降低药物相互作用的危险,就一定要确保向医生报告你正在服用的所有药物,包括处方药以及非处方药。

每一种药物,包括非处方药,都存在造成不良反应的潜在威胁。通常来说,这些反应比较轻微,如出现头痛、呕吐或睡意。但是,一旦出现任何意外或严重反应(如发疹、流血、无力、持续性呕吐、视力或听力受损)时,请立即联系医生。确保你在服用任何非处方药之前都阅读过使用说明。如果有任何疑问,可以联系医生。

经常监测自己或家人服用非处方药后出现的反应。多数非处方药都会附有标准警示标签,告诉大家在短期内限制使用,但是大多数人却忽视这则警示信息。比如,失眠症患者会养成习惯,每晚在睡前服用非处方安眠药;但是长期服药会对人体构成很大的威胁。

要特别留意那些含有混合成分的非处方药。混合的成分越多,出现副作用或者药物相互作用的概率越大。

有些非处方感冒药含有 4~5 种不同的成分。如果出现了反应,你可能都不知道是哪种成分引起了反应。总体而言,解决这种问题的最好方法就是使用单一有效成分,或者说,如果有必要的话,只服用几种含有单一成分的药品。

同时服用两种及以上药物会造成药物间出现反应或者影响其中某种药物在人体内的功效;这种原则既适用于处方药也适用于非处方药。比如,抗酸剂会造成处方血液稀释剂在人体内的吸收缓慢,而阿司匹林会极大地增加这种药剂的血液稀释效用。用来治疗感冒或过敏的抗组胺药可以增加麻醉药、镇静剂以及某些止痛药的镇定作用。

对乙酰氨基酚不能和酒精一起混合服用,尤其是当一天喝酒次数超过两次的时候。如果除了这种药,你还正在服用另一种中枢神经系统抑郁剂,如会引起昏睡的感冒药,那么你千万不能沾酒。酒精本身就是一种中枢神经系统抑郁剂。如果你饮酒,同时又服用抑制中枢神经的药物,你的身体功能、判断能力以及警觉性都会受到影响。

### ●处方药的不良反应

许多处方药不仅可以给你带来想象中的益处,还会给身体其他部位带来意想不到的不良反应。这种情况的发生是由于药物对整个身体,而不仅仅是接受治疗的那个部位产生了影响。比如,有些治疗过敏的抗组胺药会让你昏昏欲睡,而有些抗抑郁药会导致口干舌燥。

有些不良反应,如肠胃不适、呕吐、眩晕以及嗜睡,在你的身体适应了药物之后就渐渐消失了;但是有些不良反应却依然持续下去,并不是所有的不良反应都会在服用一种新药之后的前几天内显现出来。有些在服药后的几个月或者几年内才会显现,而有些甚至在你停药之后才会出现。

医生和药剂师对多数药物的副作用都有所了解。在医生开出新的药方之前,他(或她)会询问你是否正在服用其他处方药,以防开出的药物和你服用的药物之间相互影响。如果医生没有询问这些信息,你需要主动向他(或她)报告你目前正在服用的所有药物。

在你服用某种特殊药物的时候,医生以及药剂师会告诉你该药的最常见副作用。但是,要记住,每个人对同样的药物会产生不同的反应,而药物的副作用表现类型多种多样,所以无法将所有可能出现的不良反应一一列举出来。

药剂师通常会对每种处方药提供一份印刷材料,你需要仔细阅读这些材料,这点非常重要。如果没有提供材料,向药剂师咨询潜在副作用,然后对此作出记录。

还有一点同样重要,那就是要了解不良反应和药物治疗的病症不会有任何相同之处。比如,服用降压药后你可能会感到抑郁,或者在服用抗生素治疗尿路感染后,可能会发疹。在服药后不久突然出现的新的医学问题很可能就是药物所带来的不良反应。而混沌、疲倦、失稳或头晕目眩之类的症状一般可能会被错误地归咎于年龄问题。将任何新出现的症状考虑为可能出现的药物不良反应,并将这些症状报告给内科医生。

如果药物的不良反应引起你的身体不适或者干扰了你的日常活动,不要停止服药,而是将这种情况向医生反映。但是通常人们会选择等待,直到下一次不良反应如期而至,然后经历这些不必要的痛苦。而事实上可能只需要改变服用的剂量或者换一种新药,情况就会有所好转。

但是,在开始尝试一种新药之后,如果出现呼吸问题或者开始出现荨麻疹,那么你需要立刻停止服用该药,然后联系医生。这可能是一种过敏反应。

在没有咨询医生的情况下,不要服用多于处方上标示的剂量。这不仅不会加快症状的缓解,反而可能增加出现严重不良反应的可能性。

## ●药物相互作用

如果你服用两种或以上的药物,可能会出现药物相互作用引起的并发症。不论你服用处方药还是非处方药都可能会出现这些情况。药物间的相互作用可能会有数千种类型。很多的种类并不严重,但是有些并发症具有很高的危险性,甚至具有致命性。多数药物作用是通过增加一种药物的血药浓度或降低人体处理另一种药物的速度而出现的。

想要确定你正在服用的药物之间是否会出现严重的相互作用,请参阅"药物相互作用表"。

## ●药物过敏

有些药物的不良反应是由过敏反应引起的。服药后人体会对药物产生抗体;抗体束缚住药物,将它从身体内驱逐,这时就出现了过敏反应。

在这个过程中,抗体和药物的结合体顺着血管游走,会伤害身体组织或者干扰正常的身体功能运作。

尽管过敏反应一般只表现为皮肤出疹,但是它们还同样可能攻击肾脏、肝脏、关节和血液中的细胞。虽然过敏反应相对少见,但是它们可以非常严重。

如果你认为自己出现了过敏反应,应联系医生。最严重的过敏反应就是过敏性休克。这是一种引起生命危险的反应,这时血压急速降低、呼吸道变窄,导致无法呼吸,需要进行急救治疗。

## ●药物治疗与日照

有些药物可能造成你的皮肤对阳光更加敏感,这种状况被称为光敏感性。在服用这些药物的时候,你必须谨慎保护皮肤,避免接触阳光。你可以戴上墨镜,穿上防护性衣服。如果没有保护措施,你的皮肤会严重灼伤。会引起光敏感反应的药物有抗生素(如四环素、磺胺类抗生素)、某些避孕药、止吐药物以及非甾体抗炎药(NSAIDs)。

## ●替代疗法

许多健康食品商店和药店会在柜台直接出售草药或顺势疗法药物。尽管这些物质通常会被统称为"自然疗法",草药疗法和顺势疗法却有着很大的差异。

草药来源于植物,可能含有活性成分。而顺势疗法是高度稀释疗法,通常不含有任何活性成分。这些产品广受欢迎,并在某些情况下可能具有价值,但是它们并没有经过食品及药物管理局的认证。

这两种类型的疗法都受到美国联邦政府的调控,但是它们只被看作膳食补充剂(非药物),所以在健康申明的标注上限制较少,无需在其标签或说明书上进行详细标注。由于在精准度和公正性上缺少合理的标准,你不能轻信广告宣传,要对其多加注意,尤其是那些宣称可以增强精力、延缓衰老、提高注意力、预防癌症或治疗疾病的草药或者营养补充剂。

如何从可靠来源中搜取产品的使用信息非常重要。同时，告诉医生你正在服用这类产品也十分重要，因为它们可能会对医生给你开的药造成影响。

多数替代药物没有危害性。但是，如果它们被用来替代传统疗法治疗严重的疾病，那么会造成你失去原本通过采用科学有效的疗法及药物可以更好地和疾病作战的宝贵时间。同样，将许多营养补充品当作全能药来提高生命力也不会产生良好的效果。有效草药如果服用剂量过高，甚至会变成毒药，对生命构成威胁。如果你对此有疑问，应和医生探讨一下，同时谨慎对待在服药期间使用的替代疗法。

● 药物成瘾

许多人都将药物滥用和可卡因、海洛因之类的非法药物联系在一起，但是实际上依赖于安眠药、镇静剂之类的处方药的情况却更为常见。药物依赖（可以是心理依赖以及/或者生理依赖）是一种无法抑制的欲望，想要体验药物带来的欣悦感或者防止愉悦感的消失。

身体会对药物渐渐产生依赖，这样药物的剂量要不断增加，才能达到和之前同样的欣悦感。这种效应被称为药物耐受性，是最容易滥用药物所具有的特色。这些药物包括酒精、尼古丁、咖啡因以及一些处方药和非处方药。

当一个人在生理上依赖于一种处方药时，他的身体会极度适应于这种药物，以至于停止服用这种药物会导致戒断症状的出现。想要戒掉一种药物，需要在医生的指导监督下，慢慢地减少服用的剂量，这样才能预防严重的脱瘾症状出现。

对于少数人来说（尤其是那些已经对其他物质产生依赖），在使用麻醉剂或镇静剂治疗疾病时更容易产生依赖性。针对这种类型的人，一方面需要对其进行支持性辅导；另一方面还要密切监控其处方药的使用剂量，这样才能防止他们产生依赖。

对于容易让人产生依赖的处方药，

## 药物与怀孕

如果你处于妊娠期、哺乳期或者计划怀孕，向医生咨询所服药物的安全性——无论是非处方药还是处方药的安全性。此外，在怀孕期间饮酒、吸烟或者服用任何禁药都有危险性。事实上，孕妇所服用的任何药物都会通过胎盘以不同的程度传送到胎儿体内。母乳也会将药物传递给婴儿。总而言之，你在妊娠期或哺乳期，不应该服用任何药物，除非你和内科医生已经探讨过服药的危害和益处。不过，最显著的例外情况就是服用维生素，因为它可以有效地预防先天性缺陷。

# 药物–草药(草本植物)的潜在相互作用

　　草药有干扰处方药和非处方药的潜能。下列表格向大家展示了一些可能出现的相互作用。饮用过多的花草茶(每天超过5杯)会和使用草药补充剂产生同样的危险。在服用一种新药或者草药补充剂之前,和内科医生探讨一下药物和草药之间出现的消极相互作用。

| 草药 | 相互作用的药物 | 药物–草药相互作用 | 该如何处理 |
|---|---|---|---|
| 甘菊 | 抗凝剂、铁 | 甘菊可能会干扰抗凝剂,并抑制铁的吸收。 | 如果你正在服用抗凝剂,医生可能会密切监控你的凝血素。如果你在补铁,不要摄入甘菊。 |
| 紫锥菊 | 会损伤肝脏的药物(如合成类固醇、胺碘酮、甲氨蝶呤和酮康唑)以及免疫抑制剂(如皮质激素和环孢素) | 如果你连服紫锥菊8周以上,它会对肝脏造成损伤。它还会刺激免疫系统,使免疫抑制剂失效。 | 不要将紫锥菊和其他会对肝脏造成损害的药物同时服用。如果你正在服用皮质激素或环孢素,那么在服用药草产品前先咨询下医生。 |
| 小白菊 | 非甾体抗炎药、抗凝剂、铁 | 非甾体抗炎药会使小白菊在治疗偏头痛方面的药效无效。小白菊也会稀释你的血液;如果和抗凝剂一起服用,会造成出血现象。野甘菊还会降低铁的吸收。 | 如果你正在服用这些药物中的任何一种,那么不要同时使用小白菊。 |

　　医生在开药时通常比较小心谨慎。这些药物包括治疗焦虑或失眠的安非他命、巴比妥盐酸或抗焦虑药物、麻醉止痛药以及神经系统刺激剂和镇静剂。

　　想要避免药物依赖,你需要按照说明服药,注意依赖的迹象,并且只将药

## 药物-草药(草本植物)的潜在相互作用 　　　　　　　　续　表

| 草药 | 相互作用的药物 | 药物-药草相互作用 | 该如何处理 |
|---|---|---|---|
| 蒜和姜补充剂 | 抗凝剂 | 如果在服用抗凝剂的同时食用蒜和姜,会加速血液的稀释;可能会出现严重的流血情况。 | 如果你在服用抗凝剂,那么不要服用蒜或姜补充剂。 |
| 银杏 | 抗凝剂、阿司匹林、肝素、非甾体抗炎药、抗惊厥药 | 与抗凝剂、阿司匹林、肝素或非甾体抗炎药一同服用的话,银杏会稀释血液,增加出血的危险。如果和抗惊厥药一同服用,会增加癫痫发作的危险。 | 如果在服用上述任何一种药物,那么不要服用银杏。如果你有癫痫病,那么也不建议服用银杏。 |
| 人参 | 抗凝剂、阿司匹林、肝素、非甾体抗炎药、皮质激素、雌激素、地高辛、单胺氧化酶抑制剂、降血糖药 | 人参会干扰血液凝结,尤其是与抗凝剂、阿司匹林、肝素或非甾体抗炎药一起使用。它会增加皮质激素和雌激素的药效。它还会错误地提高地高辛的含量。如果与单胺氧化酶抑制剂同时使用,人参会造成头痛、颤抖和狂躁症状,还会影响血糖浓度。 | 如果你在服用上述任何一种药物,那么不要服用人参。如果你患有糖尿病或有躁郁症史或精神病史,那么不建议服用人参。 |
| 金丝桃 | 铁、单胺氧化酶抑制剂(MAIO)、选择性5-羟色胺再摄取抑制剂(SSRI) | 金丝桃会降低肠道内铁的吸收,还可能和MAIO与SSRI相互作用。 | 如果你正在服用任何上述药物,不要食用金丝桃。 |
| 缬草 | 巴比妥类药物 | 如果缬草与巴比妥类药物一同服用,可能会出现过度镇静状况。 | 如果你在服用巴比妥类药物,那么不要服用缬草。 |

物作为短期治疗之用。和医生探讨一下治疗潜在问题的其他方法。如果你认为自己开始对某种处方药产生依赖,你可以寻求心理指导。

# 女性健康

近年来，医学研究越来越多地关注女性健康问题。一直有研究关注主要出现于女性或者女性特有的一些健康问题，如乳房和女性生殖器官的疾病。然而，这些针对女性健康的研究比起其他重要疾病(如心脏病)的研究来说，数量仍然相对较少。

女性在自身的医疗保健中扮演了更为重要的角色。在大多数家庭中，女性同样还肩负着看护孩子健康的职责。总的来讲，女性需要了解更多和更好的健康知识。

有一些疾病更加容易影响到女性，如骨质疏松症、甲状腺功能紊乱、系统性红斑狼疮、风湿性关节炎和多发性硬化症等。研究表明，这是由于女性和男性的激素不同所造成的。一些关于动物的研究也可以支持这个理论，在患类风湿关节炎和多发性硬化症的动物中，雌性动物占据了绝大部分的比例，且病情表现更为严重。

其他的疾病在女性与男性身上也会有不同的表现。例如，在女性绝经期前，她们心脏病发作的概率比男性更小。研究表明，这可能是因为女性产生的雌激素保护她们远离患心脏病。

然而，这些不同表现在绝经期即雌激素停止产生后就会消失。到了65岁左右，心脏病发作就会成为引起女性死亡的最常见的原因。

## 女性生殖系统

女性的生殖系统分为外生殖系统和内生殖系统。

女性外生殖系统包括：

**阴阜** 覆盖耻骨的皮肤和组织，进入青春期后，阴阜被阴毛覆盖。

**大阴唇和小阴唇** 大阴唇是在小阴唇和阴道周围两侧对折的皮肤褶皱。在童年时期是光滑的。在青春期发育后，它们由阴毛所覆盖，阴唇内侧出现油脂腺。小阴唇是阴道旁边对折的更小的皮肤褶皱。性交过程中的充血会引起它们肿胀。

**阴蒂** 一个小而圆的部位，它在性兴奋时会变得更大和更坚实。刺激阴蒂

## 女性外阴图

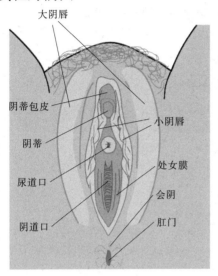

大阴唇

阴蒂包皮

小阴唇

阴蒂

尿道口

处女膜

阴道口

会阴

肛门

女性的外生殖系统称为外阴。会阴位于外阴和肛门之间。

会造成性高潮。

**尿道口** 尿液排出管道的开口。它的位置低于阴蒂。

**处女膜** 环绕阴道口的一层薄膜。它能帮助保护阴道,但即使缺失也不会对健康造成影响。处女膜常会在女性的第一次性交时撕裂或破损,但是有些女性在运动或插入棉条或隔膜的过程中也会出现处女膜破损的情况。在以后的生活中通常不再愈合。

**阴道口** 是进入女性内生殖系统的入口,这也是月经血、阴道分泌物的排出和生产中婴儿出生的通道。

**会阴** 是在阴道和肛门之间的皮肤组织。

女性内生殖系统包括:

**阴道** 肌性通道,有7.6~12.7厘米长,从阴道口一直通向子宫颈,即子宫的入口处。在生产过程中,阴道壁可随意伸展,帮助分娩。阴道有一些分泌物是很正常的,分泌物使阴道壁变得润滑。

在月经周期的不同阶段,激素分泌的浓度和量也会有所不同。这也就解释了为什么更年期出现时激素会发生变化。尤其是雌激素浓度较低可引起阴道润滑程度的下降。阴道口周围被强韧有弹性的肌肉所包围着。凯格尔训练法能够增强这些肌肉。

**子宫颈** 是阴道末端子宫的开口处。子宫颈本身就很小(直径大约有2.5厘米)。子宫颈的开口处称为宫颈外口,是一个在子宫颈中间小而圆的洞(在妊娠后,它可以开大6~7毫米宫颈外口),可使液体通过,如从子宫流出的经血。在分娩的过程中,子宫口会开到10.2~12.7厘米,便于胎儿通过。

**子宫** 是一个梨子大小的肌性器官,随着胎儿的生长伸张到很大程度。子宫内膜是由海绵状的组织所构成,并且富含血液。它在女性每个月的月经期中脱落。在怀孕期间,子宫会供给胎儿成长所需的营养和生长环境。

**输卵管** 为两条柔软的管道,粗细如意大利面一般,它们连接子宫和两侧的卵巢。当卵巢释放卵子时,在输卵管末端有一个像手指样的组织将卵子吸

# 女性内生殖系统图

## 正面图

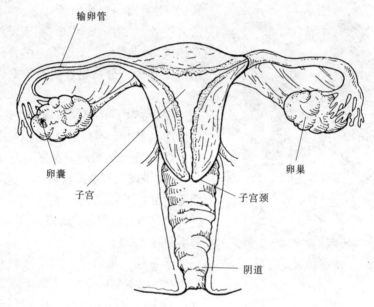

输卵管

卵囊

子宫

子宫颈

卵巢

阴道

## 侧面图

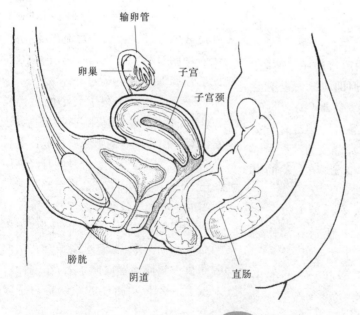

输卵管

卵巢

子宫

子宫颈

膀胱

阴道

直肠

女性的生殖系统包括两个卵巢（储存卵子的地方）、两条输卵管、子宫、子宫颈、阴道和外阴部。在每个月经周期中，卵巢释放卵子。当卵子与精子结合后，便开始了进入子宫内膜的过程。

进输卵管。输卵管对生殖有决定性的作用。它们为卵子提供了一个从卵巢到子宫的通道,它是为卵子和精子提供结合的地方,并且通过不断的收缩使受精卵下移到子宫。

**卵巢** 是一个直径大约为2.5厘米的椭圆形器官,能分泌激素和产生卵子。

## 女性需要做的检查

### ●宫颈活检

有很多的方法可以从宫颈中取出一小片组织并放入显微镜下分析。最简单的形式是医生用刮匙(有锐边的匙子形状的器械)从子宫颈刮一些组织出来。

切取活组织检查需要用医疗器械切下一小片组织,这种器械看上去就像是一个纸带穿孔机。这种检查不用麻醉剂便可在门诊完成。检查之后可能会出现阴道少量出血和轻微腹痛。

锥形活组织检查不仅用于诊断,而且用于治疗某些疾病。在这种检查中,需要从子宫口处将组织锥形切除,然后缝合伤口并对其进行热处理(一种称作电烙术的过程)。

这一过程必须在医院或医疗机构中完成。由于子宫颈是一个对疼痛非常敏感的部位,因此需要局部或全身麻醉。其最常见的副作用是阴道出血。

### ●阴道镜检查

阴道镜是一个很小的双筒放大镜,能帮助医生观察细胞变化情况,这些变化可能暗示出癌变倾向。阴道镜同样有助于医生识别进行子宫颈活组织切片检查的最佳部位。

医生用阴道镜来检查阴道壁、子宫颈的表面和通向子宫的子宫颈管。

阴道镜检查不需要麻醉。一些女性在检查结束后会有轻微的腹痛。在阴道插入窥器后,医生将用特殊清洗液清洗被检查的区域,来帮助他们辨识出异常的细胞。这时,阴道镜便被用来检查细胞。

### ●子宫内膜活检

子宫内膜活检需要从子宫内膜上提取样本。在确定你没有怀孕之后,医生从宫颈口插入一段中空的导管,直至接触到子宫内膜。轻轻拉回导管上的活塞,这样子宫内膜组织的细小碎片可以吸附在活塞上。子宫内膜活检可以在医生的诊室里进行,而且只需要几分钟即可完成。整个过程会出现短暂的不适感,但是无需使用麻醉。检查后的一到两天内你就可以得到检查结果。

### ●卵泡刺激素和黄体生成素血液测试

测量血液中的两种激素浓度,即卵

泡刺激素和黄体生成素的浓度,可以帮助医生查明月经周期异常、不排卵、不孕的原因并确定绝经期出现的时间。

## ●宫腔镜检查

宫腔镜是用于子宫腔内检查和治疗的一种纤维光源内镜,它包含一个可照亮子宫的光源,一个传输图像的透镜或者摄影机,以及一个注入二氧化碳或者生理盐水使子宫膨胀的装备,这样当宫腔镜插入子宫时不会碰触到子宫壁。

一些小的仪器,如手术刀、激光和剪刀也同样可以被插入宫腔镜内,用来完成手术。作为诊断的一个过程,宫腔镜手术通常在门诊实施。采用局部或全身麻醉以及服用止痛药可以减轻患者的疼痛或不适。

## ●乳房 X 射线片检查

乳房 X 射线片检查是一种用 X 线在乳房上照射的检查,其过程大约需要15 分钟。你需要将衣服脱至腰部,穿上一个宽松的长袍,并且站在一个摄影机前面,这个机器的位置需高于乳房的位置。技术人员将你其中一侧乳房放置在较低的那个加压固位板上,然后缓慢降下另一个顶板,压平你的乳房。

技术人员先从侧面和正面对一侧乳房进行检查,接下来对另一侧乳房重复刚才的检查。乳房内植入假体的女性需要进行额外的观察。

## ●宫颈刮片检查和人类乳头状瘤病毒检查

巴氏检查——Papanico-laou 检查(发明了这个试验的医生)的缩写——检查子宫颈的细胞是否有癌变的迹象或者早期癌症出现的情况。先在盆腔检查中提取细胞:用一个木制的小器械和一个刷子从宫颈口内取样,然后由专业培训过的技术人员或用电脑仪器进行检测。

宫颈癌由人类乳头状瘤病毒(HPV)的某些特定菌株所引起的。当宫颈刮片出现特殊异常情况时,即出现非典型鳞状上皮细胞时,增加人类乳头状瘤病毒的检查对诊断很有帮助。如果呈现阳性,你一定要进行阴道镜的检查和后续的活检,但是如果它呈现阴性,就没有必要进行这种检查了。人类乳头状瘤病毒检查和其他的宫颈刮片检查异常(称作低度鳞状上皮内病变和高度鳞状上皮内病变)的价值还没有被确立。

当你在月经期时,不应当进行宫颈刮片检查,因为这会使得检查结果不准确。同样,在检查前 24 小时内,不要冲洗阴道,不要阴道用药,不要插入卫生棉条或者发生性行为。对一些女性来讲,进行盆腔的检查会很不舒服。细胞组织被采集时,你会感觉到短暂的不适,但是整个过程几乎无痛。

## ●盆腔、阴道及胸部的超声波

超声波是一个无痛的成像过程,可

以用来观察内部生殖器官和乳腺组织。在做盆腔和乳腺的超声波检测时,技术人员将冰凉、透明的凝胶涂在皮肤上,然后在受测部位上用滑动传感器进行检测。

传感器发出声波,并且接收声波的反射,使声波机器中的计算机绘制出体内的图像。

进行阴道超声波检查时,将一个魔杖形状的传感器(直径稍微比吸收性棉球大点)插入阴道,以获得更为详细的子宫和卵巢图像。

## ● 真菌和毛滴虫试验

通过在显微镜下观测分泌物可以确认阴道是否受到假丝酵母菌(真菌)或者滴虫(寄生虫感染)的感染。

# 月 经

月经期或行经期是子宫内膜脱落的一个过程。子宫内膜通过子宫颈和阴道而流出体外,被称作经血。月经受一种介于大脑和生殖器官之间的精密激素信号系统控制。

月经的来临标志着女性生殖器官的成熟,并且表明女性开始具备了生育能力。对于大多数女性来讲,月经大致一个月发生一次。除了处在妊娠期和者感染一些疾病以外,它会一直持续到更年期才会停止。

你的月经期的第一天标志着一个新的循环的开始,这个新的循环为一个周期的第一天到下个周期的第一天之间的时间。月经周期的时长大约为28天,但是正常的循环可从21天到35天不等。

月经期或行经期是子宫内膜脱落的一个过程。子宫内膜通过子宫颈和阴道而流出体外,被称作经血。月经受一种介于大脑和生殖器官之间的精密激素信号系统控制。

月经的来临标志着女性生殖器官的成熟,并且表明女性开始具备了生育能力。对于大多数女性来讲,月经大致一个月发生一次。除了处在妊娠期和者感染一些疾病以外,它会一直持续到更年期才会停止。

你的月经期的第一天标志着一个新的循环的开始,这个新的循环为一个周期的第一天到下个周期的第一天之间的时间。月经周期的时长大约为28天,但是正常的循环可从21天到35天不等。通常情况下,每个女性的月经周期是固定的,但是很多事情会破坏这个周期。女性之间表现出的正常月经期从3~7天不等。

## ● 经期卫生

在阴道和空气中的细菌接触之前,经血是干净的、无味的。在温暖潮湿的经血中,细菌繁殖迅速并引起难闻的气味。每日沐浴和勤换卫生棉条可以防止细菌的繁殖和气味的扩散。

使用卫生棉条是安全的,但需要特别注意一些潜在的问题。如果你感觉到你的阴道口干燥而不舒服,那么把润滑油涂在卫生棉条的顶端。这确保你可以很好地把卫生棉条插入阴道,不会摩擦与刺激到阴道口和尿道。

## 月经周期

月经周期开始的时候,下丘脑(大脑的一部分)会释放出促性腺激素。这会刺激脑垂体腺底部的腺体分泌卵泡刺激素(FSH)。它刺激早期卵泡在卵巢内的生长,并且促使卵巢内雌激素的产生。雌激素通过血液进入子宫,使得子宫内膜增厚。在血液中,当雌激素浓度升高时,脑垂体会减少卵泡刺激素的分泌。数天后,它降低卵巢雌激素的产生,这叫作"负反馈":雌激素浓度上升导致后来的雌激素浓度的下降。雌激素浓度的上升也会引起脑垂体产生黄体生成素(LH)。高水平的黄体生成素会引起卵泡释放一个成熟的卵子。排空后的卵泡会产生更多的雌激素和孕激素,这两者帮助子宫内膜做好接收受精卵的准备。卵子游向(见图中箭头)输卵管,如果它受精,卵子就会游走到子宫。在那里,卵子被输入到最里层。如果受精没有发生,空卵泡将停止制造雌性激素和孕激素。当这些激素的浓度太低不足以维持子宫内膜时,月经会出现。如果受精发生,空卵泡将继续制造雌激素和孕激素,而月经在妊娠期间就会停止。

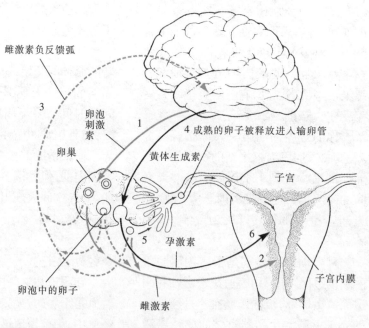

中毒性休克综合征是一种罕见的细菌感染,这与过度使用高吸收性卫生棉条有关。这样的卫生棉条会在阴道内层形成细小的损伤,引起细菌和毒素入侵到血流中。其症状包括突发高热(高于38.8℃)、脱皮、红疹和肌肉酸痛。为了减少疾病发生的概率,应当尽可能使用吸收率低的卫生棉条,而且一个卫生棉条的使用时间不要超过4个小时,应勤换卫生棉条。

用水灌洗阴道是一种清洁阴道的方法,通常是用清水或者其他的一些制剂来冲洗。但是这种做法既不必要同时又有危害性。阴道分泌物本身是干净的,并且能够控制细菌的滋生。用清水灌洗破坏了细菌在阴道内的自然平衡,导致酵母菌和其他类型的细菌滋长。用有香料的水冲洗会刺激阴道并且会使细菌进入子宫,增加感染的风险。清洗外阴和经常更换卫生棉条能够起到控制异味的作用。

● 经期暂停

月经暂停或闭经可能是由各种情况引起的。最常见的原因是出现妊娠情况,这时会停经。大多数女性的月经初潮是在她们13~14岁时出现,可早至11岁。到16岁时,若女孩月经没有来潮就应该去看医生。

由于过度的节食和减肥也可能使月经周期临时中断。患精神性厌食症的女性会出现月经完全停止的情况。剧烈

## 月经记录表

如果你有经前期综合征,或你的月经不规律,你需要对你的周期以及症状做一个记录表。从来潮第一天开始记录,并持续4~6个月。

每天记录下你的身体症状(如肿胀、头痛)、月经量(包括存在的血凝块)、疼痛程度(从低到高进行打分,分值范围为1~10分)和所使用的卫生棉条和卫生巾的数量。此外还要记录下你的情绪状态以及食欲改变。

记录表可以识别你行为模式的改变,并且帮助你发现改变(如在月经期前减少咖啡因的食用)带来的任何好处。带着记录表去看医生,这样你和医生能够制定出治疗策略。

的运动或训练,以及使用某些药物,如皮质激素,也可破坏控制月经来潮的激素的平衡,导致月经暂停,这可能会影响生育。

接近更年期的女性进入停经期,激素失调如甲状腺功能减退症、垂体肿瘤、多囊卵巢综合征也可导致停经。

如果你有性行为并且已停经,就在家做一个妊娠试验或者去看医生做血液妊娠测试,后者结果会更准确。如果你有2个月都没有来月经,并且确定没有怀孕,就要去看医生了。他(她)会给你做身体检查,也可能让你验血,以此

来估测你身体内的激素水平。通过进一步的检查和药物测试,医生可以诊断出停经是由于其他激素紊乱还是生殖激素浓度出现问题而引起的。

病因决定治疗方案。改变服用的药物,治疗激素的紊乱,或用激素替代疗法可以使你的月经周期恢复正常。寻找停经的原因并恢复正常的月经周期十分重要。这不仅使你能够怀孕,而且也会减少患子宫癌的风险,也能够增强体质,特别是你的骨骼和心脏。

## ●月经过多

月经过多是指经量超过平时或者经期持续 7 天以上。月经量过多通常出现在初潮及绝经期前的女性身上。

月经过多时还会感到疼痛,这可能是由盆腔炎症性的疾病、子宫肌瘤、宫内节育器或子宫内膜异位症所引起。如果你经期延迟并出现较大量流血,这可能预示着流产。

在一些女性中,不排卵可引起月经量过多。孕激素的浓度很低,以至于不能控制子宫内膜的脱落,造成月经期时间更长和月经期不规律。

如果你认为自己已经流产,就要去看医生。他(她)会可能会做扩宫和刮宫术来清除无法排出的组织。如果你出现几次月经量多的情况,那么去看医生是一个好主意。医生将会给你做妇科检查,以及盆腔超声波、子宫内膜活组织切片检查或子宫镜检查,以此来查找子宫过度出血的原因。

病因决定治疗。去除子宫内节育器可以帮助缓解疼痛,减少流血。流血过多的女性常常被推荐补充铁元素来预防缺铁性贫血症。

## ●经期不规律

月经周期短于 21 天或者超过 35 天都被视为月经不规律。月经不规律常发生在青春期和更年期前,也就是当调节月经的激素发生变化时。一些女性在成年后的大部分时间处于月经周期不规律状态。还有些情况是由压力、饮食、旅行、生病或者运动导致正常的月经周期发生改变。对于大多数女性来讲,月经周期不规律并不都是疾病的信号,但是这些可以引起焦虑和紧张。

意外出血是月经不规律的常见类型。月经中期少量阴道流血是由于排卵引起激素的变化所造成的。如果有脑垂体肿瘤,则会出现不规律的出血,乳头也会有分泌物。

如果你的月经周期不规律应该去看医生。他(她)会给你进行妇科检查和血液检测,以此来评估调节月经的激素以及来自脑垂体、甲状腺和下丘脑的激素水平。

雄激素高于正常水平也会影响到你的正常经期,并且导致毛发增长过快和痤疮。医生会治疗任何潜在的疾病和激素问题。避孕药也可以帮助调节月经周期。

## 经前综合征和痛经的家庭治疗方法

非处方止痛药如阿司匹林和布洛芬可以减轻月经来潮的疼痛。下面这些方法可以帮助缓解经前综合征和痛经所带来的不适。

在月经期前一周缓解经前综合征的方法：

■ 限制咸味和甜味食物的摄入。

■ 避免饮用含咖啡因的饮料和巧克力。

■ 避免酒精,它会使水分在体内存留。

■ 通过体育锻炼来促进血液循环,保持机体的良好状态。

缓解痛经的方法：

■ 注意保暖。在腹部放上热水袋,多喝热水和洗热水澡。

■ 躺下时稍微抬高你的腿(超过枕头高度)。

■ 身体侧卧并且使膝盖弯曲。

■ 进行按摩。

■ 饮食上少食多餐。

■ 采用冥想的方法使自己放松,或者缓慢地进行深呼吸。

---

## ● 痛　经

80%的女性在她们月经期会感到不适。对于大多数女性来讲,痛经期间疼痛是很正常的。痛经是由前列腺素的释放而造成的,而这种前列腺素会引起子宫收缩。

还有些女性的痛经是由潜在的原因引起的,如子宫肌瘤、盆腔炎症性疾病、子宫内膜异位症或宫内节育器。一些女性在排卵期——月经周期中间时感到疼痛,这是由卵巢排卵所引起的。

### 症状

下腹部绞痛,可放射至背部或腿部,可能伴有呕吐、腹泻、便秘、头痛、头晕、晕厥的现象。疼痛通常始于月经期的第一天,第二天或第三天末便停止。

女性在30多岁时或者处于妊娠期内,痛经通常会消失。如果疼痛是由潜在疾病引起的,这种疼痛会与痛经的感觉有所区别,并且在多年没有痛经后开始出现。

### 治疗方法

大多数女性服用非甾体抗炎药,如服用阿司匹林或布洛芬来舒缓疼痛。这些药物可以缓解子宫的收缩。当你一感到不舒服时可以在医生指导下服用这

## 治疗经前综合征:瑞格蒂博士的建议

我建议那些正在经历经前综合征的女性们注意生活方式。女人花费了很多的精力去照顾别人,需要被提醒的是额外地照顾自己是多么的重要,尤其是在每个月感觉到最脆弱的时候。

这意味着你需要做些简单的事情,如定期做些有氧运动,避免含有咖啡因、酒精、咸味以及女性钟爱的甜味食品。在饮食上不要一餐多食而是少食多餐,练习减压的方法,如放松运动。此外,在饮食中多补充一些维生素$B_6$也会对某些女性有所帮助。

如果采纳了这些建议几个月还不足以控制症状,那么我推荐女性服用一些单胺氧化酶抑制剂,作为下一阶段使用的抗抑郁治疗。有明确的证据表明这些药还是有效果的,尤其是对那些情绪波动和经常受到心理问题困扰的女性更是如此。

南希·瑞格蒂(医学博士)
马塞诸塞州综合医院
哈佛医学院

些药物,并且遵循对经前紧张症状和痛经的家庭疗法的指导。有些女性发现在预期的月经期前 1~2 天内服用非甾体抗炎药非常有效。

服用避孕药也能够防止疼痛,它能阻止排卵,并因此降低子宫内膜中的血液量。这样就会减缓经期间的疼痛。痛经十分严重或者遇到从未经历过的痛经时,你需要去看医生。他(她)会给你做一个盆腔检查。治疗任何潜在的病因往往可以缓解症状。

## ● 经前综合征

经前综合征是一种包括腹胀、头痛、情绪波动和抑郁在内的综合性症状,出现在排卵期和经期之间——这时卵巢正在生成孕激素。

至少有 75% 的女性经历过一个或者多个经前综合征症状。大约只有 5% 的女性的症状严重,会影响到她们的生活和人际关系,而这构成了经前综合征的医学定义。

经前综合征的确切病因尚不清楚。研究表明,有经前综合征的女性大脑中有一定的化学物质(特别是一种叫作"γ-氨丁酸"的物质),会对性激素水平的波动有异常的反应。在过去,有人表示经前综合征是对正常症状的情感过度反应,它主要是心理问题。但是现在看来似乎不是这样。

### 症状

疲劳是最常见的经前综合征的身体症状,其他常见的症状还包括嗜食甜味或者咸味食物、腹胀、手和脚的水肿、头痛、乳房胀痛、恶心或者其他胃肠道症状。

抑郁和易怒都是常见的精神症状。有些女性会出现情绪波动、易哭泣、注意力不集中和记忆力下降。

此外,还会出现牙齿和口腔的问题,如牙龈炎、唇疱疹、口腔溃疡、腮腺肿大以及牙科手术时失血过多。

### 治疗方案

记录月经期情况以及任何伴随症状可以帮助医生确定治疗的计划。饮食调整和加强身体锻炼是治疗经前综合征的首选。

补充钙(每天补充钙 1 200 毫克可以缓解症状)、镁、维生素 $B_6$,同时限制摄入咖啡因、尼古丁、酒精和盐。

一些女性发现一天吃 5 顿或 6 顿少量的饮食可帮助缓解症状。规律的体育运动会提高内啡肽(存在于大脑的一种有欣快感的物质)的水平,减少肿胀,从而消除情绪波动。

处方药物治疗一般选用单胺氧化酶抑制剂,这是一种抗抑郁药和前列腺素(疼痛感受器)抑制剂,将有助于缓解一些经前综合征的身体不适。

针对严重的经前综合征,一种抑制雌激素生成药物(即促性腺激素释放激素激动剂)已被证明能够缓解症状。它们可以完全抑制你的月经周期,但是会引起绝经的症状并且增加患上骨质疏松症的危险。

## 绝经期

和初潮不一样,绝经并不是一个突然的过程。经期停止之前,经期不规律之后的这段时间叫作绝经前期。它是一个循序渐进的过程,月经在这个时期呈现不规律状态,然后完全停止。

绝经期通常被定义为 12 个月内持续没有出现月经的时期。在这个时期雌激素水平较低。

对于大多数女性来讲,这个过程开始于 45 岁左右,在 50 岁左右结束。然而,绝经期可能会提前或者延后。生活方式这个因素在绝经期扮演了一个重要的角色,如吸烟可以导致更早地绝经,女性外科手术中切除两侧的卵巢会迅速造成绝经。

绝经的变化与卵巢功能的改变有关。出生的时候,两个卵巢中包含的卵子可以满足一生的供给——每个卵巢含有 35 万多个卵子。在青春期的时候,雌激素便在滤泡(储备每个卵子的独立场所)细胞中生成。脂肪组织也会产生少量的雌激素。

简而言之,绝经标志着生育时期的结束。卵巢每月不再为受孕准备周期性地制造成熟的卵子。这就引起人体内卵巢分泌的雌激素的减少。对于一个女性,雌激素表现出对血管内皮细胞、骨骼、皮肤、子宫、乳腺组织、阴道黏膜和泌尿道以及大脑的影响。在一些女性中,当雌激素浓度下降时,上述的组织和器官都会受到影响,导致潮热、阴道干燥和尿道刺激的出现。

绝经期间"生活的改变"真实地记

## 女性绝经前后脂肪的分布图

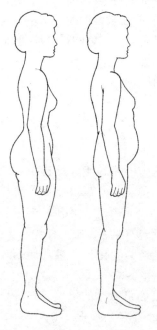

在绝经前,脂肪更多的是集中在臀部和大腿上;绝经后,脂肪往往更加集中在腹部和腰部以上。

述了雌激素水平的改变对身体的影响。随着时间推移,雌激素对骨骼和心脏血管有益的影响会逐渐消失;骨质疏松症和心脏病在绝经的女性中更加普遍。发明激素替代疗法是为了减少绝经后短期的症状以及对健康的长期影响。

绝经期后的症状有时会很微妙,因为这样,医生可能要求你做血液测试来测量卵泡刺激素(FSH)和黄体生成素(LH)的浓度。脑垂体在受到下丘脑刺激时会做出反应分泌出激素。下丘脑是大脑的一部分,参与月经周期中激素的产生与调节。

在绝经期期间,下丘脑会察觉到雌激素降低并且尝试用高浓度的卵泡刺激素和黄体生成素去刺激卵巢。这些激素的检测结果能够帮助你和医生了解你是否正在进入绝经前期。

*治疗方案*

在绝经期期间的治疗有两个截然不同的目标。首先,治疗旨在缓解由激素变化引起的症状。而直到2002年,许多医生已经把激素疗法当作正式治疗绝经期症状的另一种方法,因为有研究表明这种疗法可以给身体带来很多益处。

## ●激素疗法

减少绝经期症状 近一个世纪,女性开始接受激素疗法(HT)——单独使用雌激素或者与孕激素结合使用——以求在短期内缓解绝经期的症状(对于许多女性来说,强烈的绝经症状会一直

## 通过测试来告诉自己进入绝经期：
## 加里布博士的建议

你什么时候开始绝经，这很难断定。你一向规律的经期不会一夜之间突变为停止状态并伴有潮热现象。通常情况下，在月经停止前的两年内，周期会变得不规律，即使你仍旧有月经来潮，潮热现象也会出现。

当你完全进入了绝经期，卵泡刺激素的血液浓度将会升高（因此医生常会通过检测卵泡刺激素的浓度来判断你是否进入了绝经期）。然而，当你刚刚进入绝经期时，卵泡刺激素的水平会出现一个月升高、一个月又降低的状况（在这个阶段去检测卵泡刺激素并不是很有用）。

另一方面，我通过卵泡刺激素来评估一个30岁或40岁的女性怀孕概率的大小。如果卵泡刺激素的浓度是平时浓度的2倍，这个女性将不太可能怀孕。

索喜拉·加里布（医学博士）
布里格姆女子医院
哈佛医学院

持续几年）。毫无疑问，激素疗法有效地缓解了这种症状。不过，还有其他方法也可以达到相同的效果。

**长期使用激素疗法** 从20世纪50年代开始，一些女性开始长期使用激素疗法。这个时期，有些理论非常流行，说是继续让激素保持在"年轻"水平能给人的健康带来许多好处。而到了20世纪70年代中期，有些事实却开始明确显现出来：如果仅仅使用雌激素治疗，未摘除子宫的女性患子宫癌的概率会更大。因此，大多数女性开始采用雌激素和孕激素相结合的激素疗法。

直到20世纪90年代中期，通过许多认真实施的大型研究后得出一个结论：长期进行激素疗法的确对健康有十分重要的影响，其中有一些不良影响，但绝大多数是好的。这些研究大部分都是同期大样本研究。总的来说，他们发现长期使用激素疗法似乎能够降低患心脏病、骨质疏松症和结肠癌的风险，但是显然增加了患乳腺癌、血栓和胆囊疾病的风险。激素疗法在降低脑卒中和老年性痴呆的发病率方面的证据不足。考虑到发病女性的人数，似乎对大多女性来讲，激素疗法看起来利大于弊。

在群组研究中，研究人员把使用过激素与那些没有使用过激素的女性的体格检查记录做了比较。这样的研究并不是结论性研究。如患心脏病概率的明

## 绝经的症状

每个女性都会以不同的方式度过自己的绝经期。因为你的身体受整体健康状况、营养、压力程度、日常锻炼和遗传这些因素的影响各不相同。下表列出了女性绝经最常见的症状。大部分女性没有经历过以下所有症状，许多女性只经历过其中的一小部分。

| 时期 | 症状 | 描述 |
| --- | --- | --- |
| 绝经前 | 月经不规律 | 月经周期变得更短并且无规律，仍旧有生育能力 |
| 绝经期 | 潮热现象 | 在真正绝经的前几年，你可能会开始感到体温出现很大变化 |
| | 失眠、盗汗 | 失眠可能是由夜间潮热现象引起的 |
| 绝经期后 | 阴道干燥、尿路刺激或尿失禁 | 阴道壁和膀胱变薄以及分泌物的减少，可导致阴道干燥、性交疼痛、阴道或尿路感染和尿失禁的风险增加。 |
| | 性问题 | 雄性激素（绝经期前由卵巢制造）水平下降，可引起性欲的减退，但是阴道干燥带来的阴道刺激也同样会造成性问题 |
| | 情绪的变化 | 易怒、焦虑、压力、抑郁等情绪的出现不是由雌激素水平下降造成的，而可能是由于睡眠受到了干扰 |
| 长期的变化 | 骨质疏松症 | 骨质变得稀疏，这增加了骨折的危险 |

显降低很可能并不是由于激素疗法导致的，而是选择这种疗法的女性的其他一些因素造成的——这些因素医生无法也不会想到去预测。

尽管这项群组研究被公认为不够完善，但是它仍然被公布了出来。几十年来，成百上千的女性参与了这项研究，而总体来说这些研究都得出了相似的结论。在20世纪90年代中期，这是指导医生和患者采用这种疗法的最有效的证据。而且，这证据似乎表明，对于一般的女性来讲，长期接受激素疗法带

## 雌激素替代的皮肤贴片

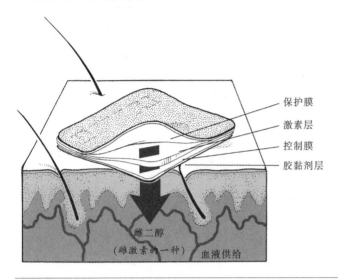

保护膜
激素层
控制膜
胶黏剂层

雌二醇
(雌激素的一种)　血液供给

这个皮肤贴片共有四层。胶黏剂层最靠近身体，紧贴着皮肤，其次是一层很薄的膜，叫作控制膜。通过它，雌激素以缓慢而稳定的速度释放。控制膜的上面是雌激素储存层。而这层上面贴的是保护膜层。这种含有雌激素与孕激素的贴片于1999年投入生产。根据贴片的类型不同每周更换一次或两次。

来的好处超过了所带来的风险。

女性健康倡议

然而医生意识到最好的证据并不一定是最合理的。专家一致认为激素疗法最可靠的决定性的证据都来自于随机的可控的试验。在这样的研究中，研究人员随机给女性分配药物(如激素疗法)或安慰剂(糖丸)。采用激素疗法与采用糖丸的女性在各方面都是相同的，只有一个方面不同：她们使用了激素还是安慰剂。因此，多年之后她们的身体状况的不同更可能通过一个显著性差异来解释：她们服用的糖丸的种类。

美国政府通过国家卫生研究院，在20世纪90年代早期便开始这样的试验。它被称为"女性健康倡议"(WHI)。女性健康倡议是为了彻底解决绝经后女性长期使用激素疗法是否可以预防心脏病和其他身体机能衰退的疑问而发起的。有子宫的女性服用一种具有特效的结合型雌激素药丸(倍美安)或安慰剂。而摘除子宫的女性服用特定的雌激素药丸(倍美力)或安慰剂。研究人员对倍美安和倍美力进行测试是因为它们是医生在激素疗法中最常用的药物。

2002年7月，女性健康倡议组织报道了孕激素实验的结果。就像之前大多数的群组研究一样，女性健康倡议组织研究发现激素疗法降低了结肠直肠癌、髋骨骨折以及脊柱骨折的发生率，但患浸润性乳腺癌的概率却有所增大，而且静脉里会出现血栓，尤其这些血栓可能会导致肺栓塞。

然而，女性健康倡议组织的孕激素

## 激素疗法的替代方法

如果你不想接受激素疗法,你也可以接受其他的疗法来达到同样的效果。有些疗法需要在阴道里使用激素制剂,其他的是非激素方法。

| 症状 | 建议 |
| --- | --- |
| 阴道干涩 | ■ 在阴道内涂抹含雌激素的药膏和乳剂<br>■ 在阴道内带上一个含雌激素的软环<br>■ 在性交时使用水基润滑剂<br>■ 保持性生活。它可以帮助维持阴道壁的弹性<br>■ 定期做凯格尔训练 |
| 性欲减弱 | ■ 在外阴使用含睾酮的药片和乳膏，或者在皮下植入睾酮,这对某些女性是有帮助的 |
| 潮热/夜间盗汗 | ■ 穿衣服要随时增减,这样在潮热时你就可以脱掉外面的衣服<br>■ 忌饮酒和含咖啡因的饮料和食物<br>■ 在饮食中添加大豆制品可以帮助部分女性,但并不是对大多女性都有用处<br>■ 服用可乐定这种降压药和治疗癫痫症的加巴喷丁以及单胺氧化酶抑制剂都可以帮助部分女性减轻这些症状 |

试验发现了和许多群组研究结果极度不同甚至是完全相反的情况:患心脏病的危险概率增加了，患脑卒中的概率也增加了。在治疗的前两年里,患上心脏病和脑卒中的危险概率越来越大,而且患乳腺癌的概率在不久之后也不断增长。

因为心脏病和脑卒中是常见的严重健康问题,女性健康倡议组织得出结论:长期使用倍美安的弊大于利。因此,研究中的 16 000 名女性被告知停止使用该药物,并且研究者劝说接受该药物治疗的 600 万女性应和医生重新商量之后再做决定。

## 凯格尔训练法——
## 训练骨盆底肌肉

骨盆底的肌肉对阴道和尿道（膀胱口）的力度、肌张力和弹力都起着很大作用。

在分娩过程中，这些肌肉会扩张和伸展，以使胎儿得以顺利产出；女性更年期后，由于雌激素的浓度降低，这些肌肉会逐渐变得衰弱。凯格尔训练法会帮助恢复这些肌肉的肌张力。

进行如下的凯格尔训练可以增强骨盆底肌肉并防止尿失禁。

（1）首先找准这些肌肉的位置，在排尿时突然停止尿流或者用手指或卫生棉条挤压阴道。

（2）快速地收缩和放松盆底肌肉，连续做10次。

（3）休息10秒钟。

（4）收缩并保持10秒钟，或者尽你自己的最大可能去保持。

（5）休息10秒钟。

（6）重复训练，渐渐做到每天150次收缩，逐渐增加每次收缩训练持续的时间。

在2003年，女性健康倡议组织发表了另一个报告，除了缓解绝经期症状外，倍美安的使用在改善女性整体健康和认知能力上没有任何作用。更糟糕的是，倍美安的使用使65岁以上的女性患老年性痴呆的概率增加了一倍。

在2004年，通过研究只使用过雌激素（倍美安）的女性，女性健康倡议组织公布了调查结果：雌激素确实降低了髋骨骨折的概率，但令人吃惊的是它并不增加心脏病、乳腺癌、结肠直肠癌或肺栓塞的危险。然而，雌激素的使用会增加患脑卒中的概率，考虑到这个原因，此项研究中的女性也被告知停止使用倍美力。

**正确地看待这些危险**

尽管女性健康倡议组织通过对志愿者的研究最后证明服用倍美安的弊大于利，但是这个危险的程度是很小的。

**女性健康倡议组织研究的女性年纪过大吗？**

女性健康倡议组织的试验制定了最有力的研究设计方案，包括大量的参与者，这些参与者很认真地参与到这项研究中。但是，这个结果只适用于接受

## 服用倍美安的危险

和那些没有服用过倍美安的女性相比，每10 000个服用过倍美安的女性中，每一年会出现下列状况：

■ 超过8例患有乳腺癌
■ 超过6例患有心脏病
■ 超过7例患脑卒中
■ 超过18例会有致命的血栓
■ 少于5例髋骨骨折
■ 少于6例患结肠癌和直肠癌

研究的女性,用雌激素、孕激素(黄体酮)这种形式的测试。如果这个结果应用于和受测者在某些重要方面有差异的女性身上,结果是不确定的,或者如果使用其他的激素进行测试,这个结果也是不确定的。

## 减少激素疗法的窍门

### 两周的计划

■ 第一周内每隔一天进行一次全剂量的治疗

■ 第二周隔日地缩减到一半剂量的治疗

■ 然后完全停止治疗

F=全剂量　1/2 =半剂量

|  | S | M | T | W | Th | F | S |
|---|---|---|---|---|---|---|---|
| 星期一 | | F | F | | F | | F |
| 星期二 | | 1/2 | 1/2 | | 1/2 | | |
| 星期三 | | | 停止使用 | | | | |

### 六周的计划

■ 第一周少用一次的全剂量

■ 接下来的每周再少用一次的全剂量

■ 在第六周的时候完全停止使用

|  | S | M | T | W | Th | F | S |
|---|---|---|---|---|---|---|---|
| 星期一 | F | F | F | F | F | F | F |
| 星期二 | F | | F | F | F | | F |
| 星期三 | F | | F | | F | | F |
| 星期四 | F | | F | | F | | |
| 星期五 | F | | | F | | | |
| 星期六 | F | | 停止使用 | | | | |

女性健康倡议组织研究的女性平均年龄是 63 岁。而在美国,女性进入更年期是 51 岁。一些评论家讨论如果此项研究中的女性一般都在 50~55 岁,患心脏病和脑卒中的结果可能会有所不同。他们引用了对动物的研究结果,结果表明激素疗法对年轻的动物是有好处的, 它们之中只有少数患上动脉硬化,然而它会对年老的动物有不利的影响,更多的会患上动脉硬化。

其他的医生提出反对意见:女性健康倡议组织的研究对象中, 有超过 5 000 名女性(33%)的年龄都在 60 岁以下,她们和年老的女性的研究结果在数据上并没有太多区别。而且,在激素疗法的影响方面,根据女性的年龄和更年期情况,先前的群组研究中并没有表明其有任何明显的差别。

确实与年龄有关系吗?就像女性健康倡议组织对招募的较年轻女性的研究表明激素疗法对较年轻女性和较年老的女性有不同的影响一样。像女性健康倡议组织所做的这种研究还需要更大样本, 而且为了提供一个确定的答案,会消耗更多财力。因为在任何情况下,较年轻女性患心脏病和脑卒中的数量是很小的。

从来没有过这样的大型研究。然而,年轻女性使用激素疗法的随机对照实验研究正在进行中。这个研究不是测算心脏病和脑卒中以及其他疾病的发生概率,而是测量动脉硬化的标志物,

# 激素疗法:科尔博士的建议

女性健康倡议组织研究的结果引起了很多患者的疑问,她们都向我咨询是否她们根本不能使用一点激素疗法,甚至是当她们开始出现更年期症状的时候也不能用此来缓解短期的症状。我告诉患者这样去考虑这个问题:

如果你的更年期症状比较严重,激素疗法是可以帮助你的一项选择,但是也有其他的选择。如果接受激素疗法,你首先需要对它带来的风险做一个判断,然后再决定你是否愿意接受这种疗法。你仅仅只能估计这个疗法能缓解多少症状,它的价值有多大,但是医生可以帮助你估测它带来的风险。

激素疗法是针对潮热和阴道干涩两种症状的最有效的治疗方法,这两种症状是最令人烦恼的更年期症状。但是激素疗法并不总能获得成功,和它所缓解的症状相比,有时候它反而会引起更多的症状(阴道分泌物异常、子宫出血和乳房不适)。其他疗法没有激素疗法有效,但是也会带来一些风险。加巴喷丁(一种治疗癫痫症的药)和一定的抗抑郁药和降血压的药都能够帮助缓解潮热和夜间盗汗。生活方式的改变也是一种值得尝试的方法。一些运动和放松的技巧也能帮助控制潮热。许多女性通过忌含咖啡因、辛辣的刺激性食物的方式来缓解这些症状。

激素疗法对你有用吗?一个标题为"衡量个体因素"的表格总结了已知的风险和益处。就一位女性而言,结合型雌激素疗法会降低患骨质疏松症和结肠直肠癌的风险,但是会增加患乳腺癌、血栓、心脏病和脑卒中的风险(脑卒中是使用雌激素造成的主要危害。)

但是几乎可以肯定的是你不是"标准平均水平的女性"。如果年龄、家族病史或者生活方式使你特别易得乳腺癌或者是心血管病,那么激素疗法会给你带来远远高于平均水准的风险。但是如果你在患病概率很小的情况时就开始着手治疗,那么激素疗法就会带来很小的风险。

不管你患病的风险是高还是低,首先尝试改变一下生活方式和非激素治疗或许是有用的。它们比激素疗法安全,而且很多女性也发现这些方法是有效的。如果这个方法不起作用,而且你想尝试激素疗法,先要看一下你所要面临的风险。这些在服用倍美安带来的风险中已有所总结。表格清楚地表明,在任何一个5年时间内,不管她们是否接受激素治疗,大部分女性患乳腺癌或者心血管病的概率并不增加。

如果你已开始接受激素疗法,那么请在最短的时间内接受最少的剂量。通常,标准剂量的一半就足够了。如果你想通过激素疗法有一个实质性的改善,那么你就按方案进行6~12个月,然后逐渐地减少剂量。如果你的症状复发,再继续坚持6~12个月的疗程。但是如果你的症状不是很严重,就尝试一下改变生活方式或者接受非激素治疗。如果阴道干涩是主要症状,一种含雌激素的乳脂或者含雌激素的环可以帮助缓解症状,而且不会影响身体其他器官。

如果在接受激素疗法2年后,你的症状仍在持续,就应当认真地重新评估这些危险。因为随着时间进展,这些危险也会随之增长。医生能够帮助你解释这些危险,但是只有你自己能够决定这个疗法是否值得。

纳拿达·科尔(医学博士)
布里格姆女子医院
哈佛医学院

## 衡量个体因素

每一位女性都是不同的,并且关于激素疗法她们都有自己的决定,需将整个家庭因素和自己的病史考虑进去。

### 乳腺癌

**增加危险的因素:**

■ 年龄的增长

■ 近亲患有乳腺癌和卵巢癌

■ 30岁之后生孩子

■ 停经晚(55岁之后)

■ 月经初潮早(12岁之前)

■ 饮酒(一天两次或者更多)

**降低危险的因素:**

■ 母乳喂养

■ 月经初潮晚(13岁之后)

### 血栓

**增加危险的因素:**

■ 以前就存在血栓

■ 血液凝固障碍的家族史

■ 肥胖

### 心血管病

**增加危险的因素:**

■ 吸烟

■ 高血压

■ 糖尿病

■ 肥胖或者不运动

■ 胆固醇过高

■ 家庭史上有较早发病的心脏病患者(男性在55岁之前,女性在64岁之前)

**降低危险的因素:**

■ 理想的体重

■ 规律的有氧运动

---

如测量输送血液到大脑的主要动脉壁的硬化厚度。如果这项范围稍小的研究表明对动脉硬化标志物可造成肯定的影响,那么就不能证明激素疗法能降低年轻女性患动脉硬化的概率。

女性健康倡议组织使用的是合适的雌激素和孕激素吗?

一部分人争论说,使用雌激素制剂和孕激素制剂出现的结果可能会不同于使用倍美安和倍美力的结果。其他人认为,事实上所有早期的群组研究表明,激素疗法在使用倍美安和倍美力的基础上可以防止心脏病,其他的制剂则不可以。

然而,有些原因促使我们考虑,如果女性健康倡议组织使用不同的雌激素和孕激素制剂,结果可能会不同。倍美安和倍美力使用多种雌性激素,这些激素是从怀孕的母马的尿液中提取的:这些激素和在女性身体中的两种最初的激素形式在化学意义上是不同的。不同形式的雌激素对组织会产生不同的

## 预防乳腺癌

　　一些女性的母亲、姐妹或者女儿曾经患过乳腺癌,或者一些女性曾经患过乳腺癌,这些女性患乳腺癌的概率会更大一些。她们可以通过服用抗雌激素的药物,如他莫昔芬来降低患乳腺癌的危险。然而,他莫昔芬会增加患子宫内膜癌和肺栓塞的危险。

　　早期研究表明,一种较新的选择性雌激素受体调节剂,如雷洛昔芬同样可以降低患乳腺癌的危险,但是比他莫昔芬的副作用小。不建议所有的女性接受乳腺癌基因检测。但是,女性如果有一个以上的近亲(如母亲、姐妹或者女儿)患有乳腺癌,就应当向医生咨询进行乳腺癌基因检测。

**乳腺肿瘤的最常见部位**　　　　**原位癌**　　　　**乳房X射线照片**

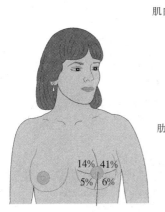

34%在乳头后方

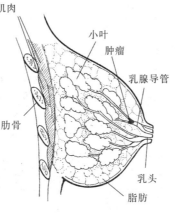

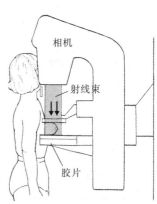

　　癌变的乳腺肿瘤多发生在乳房上部就近腋窝的那个象限区域。

　　原位癌(原位就是指在原地)是乳腺癌的早期阶段,主要集中在乳房的乳腺导管内。

　　在乳房X射线照片中,乳房是被压在两块平板之间的。一个X射线束穿过乳房形成一个乳房内部的影像。

# 评估乳房肿块的测试

乳房肿块的诊断可以用下面的检查方法：

**乳房X射线照相术** 能够帮助判断一个肿块是否是恶性肿块，(从X线片上看，恶性肿块是一个不规则块状，上面有一些毛刺状突起和散在钙化斑) 而且可以帮助医生在活组织检查时确定肿块的位置所在。双乳都需要接受检查，乳房X射线照相术还可以识别双乳中的其他区域。

**超声波** 有时候也会在活组织检查时被用来确定肿块的位置，而且超声波还有一个特别的功能，它能够判断这个肿块是实质性的还是充满液体的 (含流体的肿块通常是良性囊肿)。

乳房X射线照相术和超声波之后从肿块中获取的穿刺液和乳房组织会在显微镜下进一步检查。

所有接下来的检查都可以在门诊进行。乳房检查获得的信息、乳房X射线照片，或者超声波都会帮助医生决定将要进行哪种检查。

**细针穿刺** 使用一根细针和注射器从乳房肿块中提取液体和组织。首先，对肿块上面的皮肤进行局部麻醉。接下来，将细针插入肿块中，而且将注射器的活塞拉到最后将液体和细胞导入注射器中。

如果这个肿块充满了液体(这种液性的通常提示为良性囊肿)，这个液体会被送去实验室。在实验室，病理学家将会用显微镜来寻找任何异常细胞。把从固体肿块中提取的组织制作成切片，然后送到病理学家处。固体肿块并不一定是癌变的标志，它也可能是良性纤维瘤。

**活组织检查** 从乳房肿块中提取的组织要比通过细针穿孔所提取的多。活组织检查包含几种类型：

针吸活组织检查是对乳房肿块周围皮肤和组织进行局部麻醉。将粗的平头针插入肿块中来提取并收集乳房组织的样本。更多的组织将通过针吸活组织检查来提取而不是通过细针穿刺。

切除活组织检查是要切除整个肿块。这个不能和乳房肿瘤切除术相混淆，乳房肿瘤切除术是一个切除恶性肿瘤的手术。和针吸活组织检查相比，乳房肿瘤切除术要切除更多的组织。考虑到肿块的大小和附近的构造，切除整个肿块就会构成一个大手术，这时就要进行切开活组织检查。无论是切除活组织检查还是切开活组织检查，皮肤上的切口都会严密缝合，只会留下一个小的瘢痕。

切开活组织检查仅仅是从肿块中切开一小块组织。

线定位活检也叫作细针定位活检术，这个可以用来定位在乳房X射线照相术中被发现但是很难在体格检查中被发现的肿块和可疑乳腺癌组织。局部麻醉乳房处的皮肤。放射科医生在肿块周围发射一系列细线(如乳房X射线照片所示)来为外科医生提供一个略图。然后外科医生会使用线作为引导，从肿块的组织里摘除一些样本。最后这个线会被移除，切口也会被紧密地缝合起来，只会留下一个小的瘢痕。

实体抽样检查使用电脑对乳房X射线照片上的肿块进行定位，这些肿块在体格检查时是很难被发现的。你脸朝下趴在有个开口的桌上，这样就将乳房从桌子的开口处显露出来。然后电脑就会进行乳房X射线照相并且将乳房肿块的位置绘制出来。在注射局部麻醉之后，由电脑控制的电控针会从绘制的地方提取组织样本。

影响,如对心脏血管的内层上皮就会有不同的影响。

倍美安同样含有人工合成的孕激素,这个从化学角度来看和女性卵巢制造的孕激素又是不同的。雌激素也一样,激素的种类不同对组织也会产生不同的作用。

最后,大部分女性通过服用含激素的药片来接受激素疗法。这种治疗集中于内脏治疗。高浓度的激素会首先通过肝脏。然后较低浓度的激素再通过血液

到达身体的其他部位。这和自然发生的情况非常不同:来自卵巢的雌激素和孕激素会立刻到达身体的所有部位。高浓度的激素是不会通过肝脏的。

高浓度的雌激素通过肝脏会导致肝脏产生大量的可以加速动脉硬化的分子。鉴于这个原因以及先前女性健康倡议组织得出的研究报告,一些医生建议女性使用含雌激素的皮肤贴片来降低血栓的危险,而不是服用含雌激素的药片。

# 乳 房

## ● 乳腺炎和乳腺脓肿

哺乳期的女性乳房最容易受到感染。此外,乳房感染也会发生在做过乳房外科手术的女性身上,特别是发生在曾经切除过淋巴结,或者是发生在免疫系统缺乏抵抗力的女性身上,这些女性的免疫系统曾受过化学疗法或者像艾滋病这样病毒的影响。

健康的女性乳房也会受到感染。乳腺炎和乳腺脓肿是乳房感染的两种形式。

乳腺炎是一种乳房组织的炎症,通常是由输乳管堵塞、细菌大量繁殖而引起的炎症。细菌通常滋生在皮肤上或者乳儿的口腔中,在哺乳期间,细菌会转移到乳房处。

乳腺脓肿是一种少见的细菌感染,它会在皮下软组织里或者在乳导管内

产生脓性囊肿。这种感染会在乳腺炎没有得到充分治疗、哺乳期间乳头破裂或者发炎的时候更容易发生,此时细菌会更容易感染乳房。

*症状*

乳腺炎的症状包括乳房红肿、触痛和发热。发热和疲劳可以区分乳腺炎(一种感染性疾病)充血和哺乳期女性管道堵塞。

乳腺脓肿通常出现的症状是红肿、触痛、乳房处疼痛或者是乳晕(乳头周围较暗的皮肤)的边缘疼痛。你可能会出现发热或者腋窝下的淋巴腺肿大的症状。

*治疗方案*

如果你出现乳腺炎或者乳房脓肿的状况,就要立刻去看医生。医生会给你检查乳房,并做出诊断,而且会开抗

# 乳腺癌分期

乳腺癌的分期（是否已经扩散，如果扩散了范围又是如何）是决定治疗的重要因素。许多检查都可以用来判断乳腺癌的分期，它们包括乳房X射线照相术、大脑和腹部的计算机断层成像术、骨骼扫描和切除腋下部分淋巴结或者整个淋巴结的手术。这样会对乳腺癌的分期进行概述。除了这些分期，乳腺癌也可以有以下的方式。

**原位癌** "原位"意思就是"在原地"。这是乳腺癌的最早阶段（0期），这

个时候乳腺癌还没有扩散到身体其他部位。乳腺癌只是局限在乳导管或者小叶处，即产生乳液的腺体处。这种异常情况要通过乳房X射线照相术（而不是乳房检查）来引起医生的注意。

**炎性乳癌** 这是一种罕见的乳腺癌，扩散很快。乳房会发红发热，而且皮肤可能会隆起、凹陷或者出现水疱。

**乳腺癌复发** 这是一种在治疗之后会再次在乳房复发或者转移到身体其他部位的癌症。

| 期别 | 扩散的部位 | 诊断之后的5年生存率 |
|---|---|---|
| Ⅰ期 | 癌灶小于2厘米而且不会扩散到乳房之外 | 95% |
| Ⅱ期 | 癌灶2~5厘米或者小于2厘米但是已经扩散到腋下淋巴结，或者癌灶大于5厘米，但没有扩散到腋下淋巴结 | 80% |
| ⅢA期 | 癌灶大于5厘米并且已经扩散到腋下淋巴结或者癌灶小于5厘米，已经扩散到腋下淋巴结，并且淋巴结也一起增大或者和周围其他组织发生浸润 | 50% |
| ⅢB期 | 癌灶已经扩散到乳房周围的组织(如胸壁，包括肋骨和肌肉)或者癌灶已经沿着胸骨扩散到胸壁内的淋巴结中 | 50% |
| Ⅳ期 | 癌灶已经扩散到身体其他部位(最常出现在骨头、肺部、肝脏或者大脑中)，或者癌灶已经扩散到锁骨周围颈部内的淋巴结和皮肤中 | 10% |

生素去治疗感染。

通常没有必要停止哺乳。实际上，即使受到感染，保持乳汁继续分泌也是

很重要的。婴儿不会受到感染的威胁，并且可能通过哺乳获得一些抗体。

如果你乳房上出现了脓肿，医生会

## 根治性乳房切除术相对于乳房肿瘤切除术和放射疗法的疗效

被诊断出乳腺癌Ⅰ期或者Ⅱ期的女性在最初的治疗方案上有两种选择。她们可以完全切除整个患侧乳房(根治性乳房切除术)或者她们只要仅仅切除乳房肿块(乳房肿瘤切除术)再结合放射治疗。通过六个大型随机对照实验,我们发现这两种方法是同等有效的。下图所示的这些微小的差异没有统计学意义。

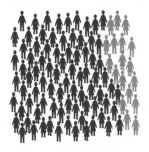

82%的乳腺癌患者接受根治性乳房切除术之后仍然能存活5年

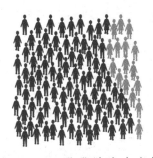

84%的乳腺癌患者接受乳房肿瘤切除术结合放射治疗之后仍然能存活5年

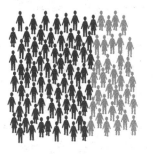

67%的乳腺癌患者接受过根治性乳房切除术之后在5年之内不会复发

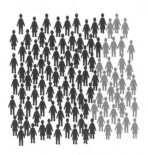

71%的乳腺癌患者接受乳房肿瘤切除术结合放射治疗之后在5年之内不会复发

帮助你挤出来,这样可以缓解大部分的疼痛和触痛。在局部麻醉之后,医生会在皮肤和囊肿上切开一个小口。如果你正在哺乳期,乳液会从切口中流出。

你可以在感染的部位做热敷或冷敷(尤其热敷,能够帮助疏通堵塞的输乳管),也可以使用非处方类镇痛剂,如对乙酰氨基酚或者布洛芬。

## ●乳房肿块

在乳房里发现肿块是常见，却又令人恐惧的事情。发现任何肿块都必须立刻向医生汇报。然而，85%以上的肿块都不是恶性的，医生会给你做一个乳房检查，并询问你在几个月经周期感觉到的肿块变化，或者可能进行一次或更多的检查。

唯一可以确定肿块是否为恶性肿瘤的方法就是进行活组织检查。良性肿瘤的两种常见形式是乳腺囊性增生病和纤维腺瘤。

### 乳腺囊性增生病

乳腺囊性增生病不是一种真正的疾病，而是乳房组织的一种良性状态（非癌症）。患有乳腺囊性增生的女性可在乳房处有肿块，并且可能在月经来潮的前几天感觉肿块增大并且有触痛感。有多发和复发性囊肿的女性一般也会包括有乳腺囊性增生。

乳腺囊性增生是一种类似囊肿或者瘤状的乳房组织。在月经期间，乳房组织受激素影响，这些瘤状体就容易被发现。在乳房 X 射线照相术或者乳腺活组织检查之后，你可能会被告知乳腺组织患有囊性增生。患有乳腺囊性增生病的女性不会增加患乳腺癌的危险。

如果你的囊肿较大，医生会给你进行针吸活组织检查，从囊肿中抽取液体使它萎缩。如果你有乳腺囊性增生病，你必须每个月进行一次乳房自我检查，然后你就可以学会将乳房内无害的肿块和任何新的增大的肿块区分开来。

### 纤维腺瘤

纤维腺瘤是一种硬的、无痛的良性肿块，按压有弹性并且会移动。

和乳腺囊性增生的肿块和结节不同，纤维腺瘤相对较大，是单个瘤体并

## 治疗淋巴水肿

在接受根治性乳房切除术之后（在这个手术中，乳房周围的淋巴结和乳房一起全部被切除），乳房被切除这侧的手臂常常会出现水肿。这是因为淋巴液——一种经淋巴管流向淋巴结的液体——在组织里日益积聚。

液体的积聚表明乳房切除术损坏了淋巴管，影响液体流入静脉。组织肿胀持续的情况会导致组织变硬、皮肤干燥。

这种情况下患者会感到非常疼痛。在美国，大约200万的女性受到这种影响。

下面介绍一些治疗淋巴水肿的方法。

**推拿疗法** 每天进行1~2次45分钟的推拿，大约进行4周，专门接受过培训的理疗专家会将手臂里的淋巴液从组织推到血液中。每次治疗后都需要将手臂用绷带缠绕起来，防止液体反流。

**充气加压袖套疗法** 在医院里进行有节奏的充气和放气，每周数次，每次数小时。

**加压袖套疗法** 加压袖套含有高弹力的纤维，可以永久使用。

# 乳腺癌的治疗

所有类型的乳腺癌都是可以被治疗的，通常先是通过外科手术将肿瘤切除、连带切除部分或者整个乳房。除了手术之外，也可以单独使用其他的治疗方案或者采用综合治疗方法。这要依据肿瘤的程度及患者的整体健康状况、是否过了更年期、癌细胞对激素的反应等来做出决定。治疗方案如下表所示。

| 治疗方案 | 描述 |
| --- | --- |
| 外科手术 | 外科手术包括切除乳房肿块(乳房肿瘤切除术)或者切除肿瘤以及部分或整个乳房组织(乳房切除术)。大多数女性在治疗乳腺癌时都接受过某种形式的外科手术。 |
| 放射治疗 | 在外科手术之后使用放射治疗去杀灭剩余的癌细胞。 |
| 化学疗法 | 化学疗法是一种应用抗癌药物的治疗方法。它可以结合外科手术或者放射治疗来根除癌细胞，并且防止扩散，如果癌症无法治愈，可以通过化疗缓解疼痛和不适。化疗药物也可以通过片剂、液体、针剂或者静脉注射的方式摄入。 |
| 激素疗法 | 乳腺癌细胞通常含有激素受体，即接触到一定数量的激素后能使癌细胞增殖和分裂的化学物质。他莫昔芬是一种类似雌激素的药物，它有抑制雌激素刺激乳腺癌细胞增长的能力。芳香化酶抑制剂是另一种新药，它可以降低血液里雌激素的浓度。在女性服用他莫昔芬5年之后再使用芳香化酶抑制剂会有明显的用处，通过其他方式使用也会有很大的益处。雷洛昔芬是一种选择性雌激素受体调节剂，一些研究表明这种药可以降低患乳腺癌的危险，尽管并未被证实。 |
| 生物疗法 | 生物疗法是一种实验疗法，它是利用身体的免疫系统来增加特殊种类的白细胞，以此来抵抗癌细胞。 |
| 骨髓移植 | 大剂量的化学疗法可以消除癌细胞，但是通常会损坏骨髓。血细胞就是在骨髓中产生的。骨髓移植是一种实验研究，可以代替大剂量化疗法造成的骨髓破坏。这种治疗方法的最初结果却令人失望。 |
| 卵巢切除 | 卵巢继续分泌雌激素和孕激素，会刺激一些癌细胞的生长。多年以来，医生通过外科手术将卵巢切除或者结合放射疗法破坏卵巢。作为乳腺癌治疗的一个部分。最近，有一种名为戈舍瑞林的药可以使卵巢停止分泌雌激素和孕激素，这种药已经被证明是有用的。 |

# 乳腺癌的外科治疗

患有乳腺癌的女性经常会面临一种选择：仅仅切除肿块（乳房肿瘤切除术），还是切除部分乳房（乳房部分切除术），或是切除整个乳房（乳房切除术）。

治疗乳腺癌时，结合使用一些其他的疗法，许多患乳腺癌的女性都可以达到和手术——不管是乳房肿瘤切除术、切除部分乳房术还是全部乳房切除术——同样的治疗效果。

你和医生应当讨论所有能够影响你决定的因素，如乳腺癌的期别和预测的进程、自身的健康状况，其中最重要的是你优先关注的东西。认真权衡你的选择，寻找补充性的意见，并且和接受过不同类型外科手术的女性谈谈。

**乳房肿瘤切除术**是要切除最少量的组织。这个外科手术只要取出癌变的肿瘤、周围组织的部分和靠近淋巴结的部分。可以询问外科医生将会留下怎样的瘢痕。因为瘢痕的类型取决于很多因素，包括肿块的位置和大小。

**谁会考虑它呢？** 部分女性做过测试，表明癌细胞局限在乳房的一个小地方，并且可能没有扩散（通常肿瘤处于Ⅰ期和Ⅱ期）。

**怎样进行？** 利用局部麻醉，外科医生通过切除癌变的组织、一小块周围组织和手臂下的一些淋巴结来判断是否癌细胞会扩散。

**在外科手术之后会发生什么呢？** 在行乳房肿瘤切除术之后，有时候患者当天就可以回家。通常在两周之内她们恢复正常生活。手术之后，还需要接受6周的放射治疗。你应当每3个月进行一次体格检查，每3~6个月接受一次乳房X射线照相术。

**乳房切除术**是指手术切除部分或整个单侧乳房或双侧乳房。这个手术需要全身麻醉。在手术中或者稍晚的时间可以接受乳房再造手术。

在部分乳房切除术中，要切除肿块及其周围楔形组织（上面的皮肤或者乳头除外）。在全部乳房切除术中，通过椭圆形切口，切除下面所有的乳房组织、皮肤和乳头（淋巴结除外）。在改良式根治性乳房切除术中，切除整个乳房、乳头、大部分的腋下淋巴结和乳房下面的肌肉。

**谁会考虑它呢？** 这些女性会对此进行考虑：乳腺癌已经扩散的，出现多个癌变肿块的，肿瘤很大的，或者乳房在接受肿瘤切除术之后发生恶变的。

**怎样进行呢？** 使用全身麻醉，通过一个切口切除组织，插入一根引流管，然后将切口缝合起来。这时有必要通过植皮手术补上摘除组织时去除的皮肤。

**在手术之后会发生什么？** 你通常需要在医院住院2~5天。引流管可能会在手术之后的2~3天后取出。在放入永久的乳房填充物之前，你可以暂时使用适当尺寸的不影响皮肤愈合的假体乳房，或者手术中就可以植入乳房填充物。在手术之后会出现淋巴水肿的症状，在手术的地方或者手臂内会出现肿胀或者水肿。由于切除了可以帮助引导液体流出的淋巴结，所以当淋巴液或者其他液体累积时，它会继续肿胀。

**乳房重建术** 在乳房组织被切除之后，有各种各样的方式来重建乳房。其中一种非手术的方法就是利用假体，把它放入胸罩中来适合你的身体。如果选择外科手术，你可以在最初手术的时候或者在放射治疗结束之后接受乳房重建手术。

在乳房重建手术期间，可以选择使用乳房填充物（一种人造含盐的植入物）或者提取身体其他部位的组织。就后者而言，包括肌肉、脂肪等有自身血液供给的组织通常都会从下腹部移到乳房切口处。尽管这个还要接受后续手术，但是你自身的组织和原始乳房组织是最相似的，这些组织随着时间进展可以模仿另一个乳房的形态，还可以避免乳房填充物带来的感染。

## 全乳房切除术

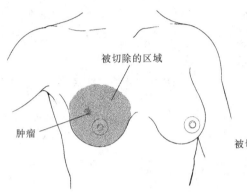

被切除的区域

肿瘤

在全乳房切除术中,整个乳房被切除,包括乳头和肿块一起。在乳房同一边的腋下淋巴结也要被切除。

## 改良式根治性乳房切除术

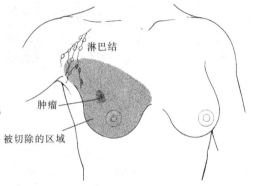

淋巴结

肿瘤

被切除的区域

在改良式根治性乳房切除术中,整个乳房被切除,和肿块一起包括乳头、周围的淋巴结。

## 部分乳房切除术

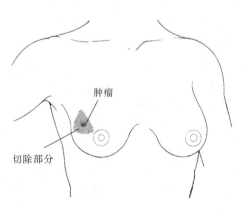

肿瘤

切除部分

在部分乳房切除术(也被称作楔形切除术)中,只有肿块和周围楔形组织被切除。

## 乳房肿瘤切除术

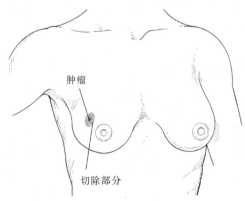

肿瘤

切除部分

在乳房肿瘤切除术中,仅仅只有肿块和周围的组织被切除。

## 乳房切除术之后的乳房再造术

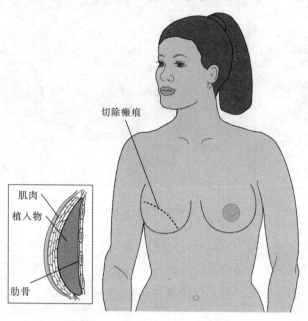

切除瘢痕

肌肉
植入物

肋骨

上图展示了进行乳房切除后常留下瘢痕的位置。在乳房切除术之后,最好立刻(或者术后一段时间内)植入乳房填充物。在插图中,填充物放置在胸肌和肋骨之间的位置上,也可以将它放入胸肌之上。从大腿内部提取皮肤做成新的乳头,并在上面文色,使上面皮肤的颜色较暗。

且可以移动。它们通常在女性月经初潮之后 10 年左右出现。如果你长有一个较大的纤维腺瘤,医生会建议你做个切除活组织检查,并将它切除。

### ●乳腺癌

乳腺癌是女性最常见的恶性肿瘤之一。就像所有癌症一样,它开始是在一个地方出现,然后在几个月或几年之内逐渐扩散。它会通过淋巴系统和血液流动转移到身体其他部位,最终导致疾病加重和患者死亡。自我检查和乳房 X 射线照相术是早期发现乳腺癌最好的防护措施。

下面的任何因素都会增加患乳腺癌的风险:超过 40 岁;有姐妹、母亲或者女儿曾经患过乳腺癌;12 岁或者更早月经来潮,55 岁及以上开始更年期;从未怀孕过;接受激素治疗 3 年以上;之前接触过放射治疗或者曾经患过乳腺癌。

除此之外,某些已被发现的基因也会增加女性患乳腺癌的风险。然而,这些已被辨识的基因迄今为止似乎只对一小部分的乳腺癌造成影响。

在绝经前期的女性身上,被称为类胰岛素生长因子 1(IGF-1)的激素水平过高则表明她们患乳腺癌的危险会增加。然而,这个测试在检测乳腺癌方面的价值还未被证明。

疗效和预后取决于一些因素,如所患癌症的类型、癌症的期别(是否只存在于乳房中还是已经扩散到身体其他部位)以及另一个乳房中是否也发现了癌细胞。此外,机体健康状况也是一个重要的因素。

### 症状

乳腺癌最常见的明显征象是乳房中出现的肿块质硬,不易被推动,可能会痛,可能不会痛。肿块表面的皮肤有凹痕(橘皮样),或者癌细胞扩散的地方出现凹陷。乳头可能会回缩、凹陷或者流出暗色液体。在手臂下感受到的任何肿块都可能是恶性的,这些癌细胞已经从乳房组织转移到手臂下的淋巴结中。

### 治疗方案

如果你注意到乳房中或者腋窝下有肿块或者乳房的外表发生任何变化时,应该立刻看医生。医生会给你进行乳房检查,并且建议做乳房 X 射线照相术和活组织检查。癌症只能通过在活组织检查中提取组织或液体才能被诊断出来。

如果这个组织样本含有癌细胞,那么要对恶性组织的细胞进行更进一步的检查(通过雌激素和孕激素受体检测)。这能判断出这些细胞的表面是否含有化学物质——雌激素受体或者孕激素受体(大部分乳腺癌细胞都会有)。这些受体的出现意味着接触雌激素和孕激素会刺激癌细胞的生长。

抑制雌激素受体的药物,如他莫昔芬和雷洛昔芬,可以防止雌激素刺激癌细胞的增长(抑制孕激素的药物还没有经过检测)。抑制雌激素的药物已被证实可用于 50 岁以上的女性,但它对 50 岁以下的女性也能产生效果。

表面没有激素受体的乳腺癌细胞对激素抑制治疗不会产生反应。确定你的乳腺癌细胞是否对激素产生反应可以帮助你和医生估测你的疾病的预后,并且能够影响治疗方案的选择。

一种名为曲妥珠单抗的单克隆抗体可以破坏乳腺癌细胞的蛋白质。它已被证实可以至少在一年内减缓癌细胞的生长。一种被用于防止骨质疏松症的药——双膦酸盐,也可以减慢肿瘤(从原发灶扩散出的肿瘤)转移到骨髓的速度甚至减少新的转移。

### ●乳头疾病

乳头包含小的乳管,在怀孕后或者哺乳期时乳汁通过这些乳管流出。乳头周围颜色较暗的地方叫作乳晕。在怀孕和哺乳期间,乳头和乳晕变大、变暗是很正常的。乳头出现问题通常关系到母乳喂养。

### 乳头内陷

有些女性出生时就出现乳头内陷情况,这不必担心。如果是因美观原因,可以通过简单的外科手术解决内陷问题。但是原本正常的乳头出现内陷可能是乳腺癌的迹象,应当立刻向医生汇报,引起他们的注意。

### 乳头派杰病

乳头派杰病是乳腺癌中一个罕见的类型，其最初症状为乳头出现痒痛。这种病变首先出现在乳管，生长缓慢。如果你的乳头出现疼痛、发痒、灼热的情况，要立刻去看医生。医生会提取细胞样本送到实验室检查是否存在癌细胞。如果早期发现癌细胞，治愈的概率是很大的。依据癌细胞发展的情况，需要通过外科手术进行治疗。

### 乳头溢液

乳头分泌的最常见的类型就是女性妊娠或者哺乳期间的正常泌乳。对于没有怀孕或者处于哺乳期的女性，当她们挤压自己的乳房或乳头时也可能会有少量的水样或者乳样分泌物。

乳头血性溢液需要引起注意，因为这可能是癌症的信号。但是这种情况更多的是由良性肿瘤引起的，这种肿瘤叫作乳管内乳头状瘤。从乳头流出的液体很黏稠、发黄或者发绿，或者散发出一种奇怪的气味，这可能是感染之后出现的脓汁。

刺激乳汁产生的激素叫泌乳素，它由脑垂体产生。在妊娠或者哺乳期间分泌乳汁是正常的，而服用避孕药或者降血压、镇静药时也通常会分泌乳汁。

脑垂体的微小良性肿块叫作泌乳素瘤，通过增加血液里泌乳素的浓度会引发乳汁分泌，刺激乳汁的流出。高浓度的泌乳素也会干预正常的月经周期，造成经期不规律或者闭经，甚至不孕症（这种不孕可以治疗）。在上述所有的情况中，通常双乳都会出现乳头溢液。

如果你在非妊娠期和非哺乳期间发现乳头溢液的情况，要立刻去看医生。在就诊的时候带上你服用过的所有药物。医生也会想知道你的经期是否规律。他们会给你进行乳房检查，尝试提取溢液的样本，并通过血液测试检查泌乳素的浓度。如果泌乳素的浓度高于正常水平，医生会给大脑拍 X 线片，检查是否有泌乳素瘤。

### 乳晕囊肿

乳晕（乳头周围较暗的地方）上的囊肿是一种可移动的小型液性囊肿，里面全是液体和脓汁。一般来说，这些囊肿大部分都是良性的，可能是由于乳头上腺管阻塞或者是细菌感染形成的。如果发现囊肿，立刻去看医生。

依据囊肿的情况，医生会建议通过热敷来刺激囊肿自身破溃，或者切开囊肿排出液体。抗生素也可以帮助消除感染。

### 乳管内乳头状瘤

乳管内乳头状瘤是在乳房的乳管内生长的小的、硬的瘤状体。尽管这种瘤同时会伴有乳头溢液现象（可能是出现癌症的迹象），但是实际上它是一种良性肿瘤。

如果你在乳房发现肿块或者有乳头溢液的情况出现，要立刻去看医生。他会通过针吸活检术将液体清除，并对液体或组织进行检测以检查是否出现癌细胞。如果是乳管内乳头状瘤，就没有必要进行治疗。

# 外 阴

## ●前庭大腺囊肿和脓肿

前庭大腺位于小阴唇处，紧挨着阴道口，在性兴奋时会分泌液体。如前庭大腺管开口部由于外伤或者感染而受到阻塞，会慢慢生长出一种无痛的囊肿。

受感染的囊肿会变成一个充满脓液的液囊，它被称为脓肿，脓肿会肿胀而且非常疼痛。如果你有这些症状，要立刻去看医生。

对于较小的脓肿可以通过热敷法来治疗。而较大的脓肿可能需要切开，再插入引流管将脓液排出。对于复发的囊肿，首先要将其切开，然后将其边缘缝合造口，这样在愈合后便不会再形成囊肿。所有这些操作都可以在医生的诊室内完成，这个过程中需要使用局部麻醉。

## ●外阴癌

外阴癌会发生外阴的任何部位，包括阴唇、阴阜、阴道口、阴蒂和尿道口。它通常是以一个小肿块或者疼痛症状开始。大多数外阴癌是鳞状细胞皮肤癌，但黑素瘤也可能会发生在外阴。

### 症状

最常见的症状包括外阴处强烈的瘙痒或者灼痛，不过，阴道感染以及其他比癌症轻些的疾病更容易出现这些症状。在发展到更高阶段或者浸润期的时候，你会注意到有大的肿块或者有阴道分泌物及出血的情况。黑素瘤是黑色或者褐色凸起的瘤状体，常见于大阴唇。

### 治疗方案

医生会从病灶部位提取组织样本，然后在显微镜下观察寻找癌细胞。当癌细胞局限在一个地方时，癌症治愈的概率很大。可以在病灶的部位直接使用抗癌药。或者还可以采用外阴部分切除术，但是这仅仅能够清除皮肤里的癌细胞和皮下组织里的一部分癌细胞。这种

## 前庭大腺

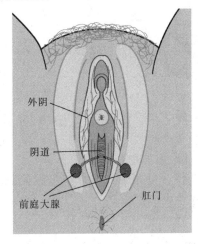

外阴

阴道

前庭大腺

肛门

前庭大腺在阴道口两边的皮肤下，通常不会被察觉。前庭大腺管开口部会被阻塞，然后发展成囊肿，并受到感染。

治疗方案可更多地保留组织和性功能。

当癌细胞已经扩散到周围组织或者器官时,医生会进行外阴切除术。所有受累的外阴组织和淋巴结都必须切除。手术会尽可能保留尿道、阴道和阴蒂。

在外科手术之后,要进行放射疗法来控制已经扩散到淋巴结的癌细胞。

如果肿瘤较大或者癌细胞已经扩散到其他器官,可以在手术之前采用放射治疗和化学疗法相结合的方法帮助缩小肿块,这样手术的范围就缩小了。

# 阴 道

## ●阴道感染

阴道通常是各种各样的微生物寄居的地方,这些微生物通常处于一种微妙的平衡状态中。它们不会扩散、增殖,彼此之间相互抗衡,谁都无法成为主宰。

有一组细菌(乳杆菌)在维持这种适当的环境中扮演着非常重要的作用,它们通过制造乳酸来抑制其他微生物失控地繁殖,还可以防止感染。这些感染及其症状、分泌物的类型以及治疗方案在前文都有具体的描述。

某些因素会使阴道内正常菌群失调,这些因素包括灌洗器、抗生素、避孕药、糖尿病、妊娠、过度紧张和卫生状况不良等。

想要对所患阴道感染的类型做出诊断,并了解所需的治疗方法,最好的

## 预防阴道炎

按照这些指导方法可以防止感染和阴道刺激:

■ 穿棉质的内衣裤和连裤袜。避免穿着那些紧密接触外阴能够造成局部潮湿的衣物。

■ 在上完厕所后,从前往后擦拭干净,避免阴道部位受到排泄物的感染。

■ 不要用灌洗器或者任何有香味的产品,如在你的生殖器部位用有香味的卫生棉条或者护垫。

■ 使用没有香味的肥皂和水来清洗外阴,一天一次。不要频繁用力冲洗,它会使局部变得干燥以及易受刺激。

■ 使用避孕套来避免性接触传播中的感染。

■ 如果在性交时你有干燥或者疼痛的症状,可使用水溶性润滑剂。

## 常见的阴道感染：症状与治疗方法

这张表列出了最常见的阴道感染类型，引起感染的原因、症状以及治疗它们的方法。

| 类型 | 病因 | 症状 | 治疗方法 |
|---|---|---|---|
| 细菌性阴道炎 | 细菌 | 外阴瘙痒与灼热感，尤其是在性交后阴道排出异常的鱼腥味分泌物 | 口服抗生素类药片，或者把药片磨碎塞入阴道内，性伴侣也需治疗 |
| 念珠菌性阴道炎 | 似酵母的真菌 | 强烈的灼热感，外阴瘙痒；阴道排出凝结成块的白色奶酪状分泌物；性交过程中会感到疼痛 | 使用处方类或者非处方类的抗真菌药物，在阴道塞入药物来缓解灼热和瘙痒；单剂量口服抗真菌类药片 |
| 滴虫性阴道炎 | 原虫，是单细胞微生物，通过性交传播 | 外阴瘙痒，并有灼热感，排出有泡沫、有异味的灰绿色分泌物 | 口服抗生素药片，性伴侣也需治疗 |

方式就是接受医生的检查。然而，如果你对同一种感染非常易感，尤其是假丝酵母菌反复感染，并且确定有复发的症状，那么不用医生的处方也可以开始治疗。

对于那些容易感染复发的女性，保持阴道环境健康的方法在"预防阴道炎"部分中列举了出来，如右表所示。

● 阴道炎

阴道炎是阴道的炎症。它通常会伴随一些不舒服的症状，包括瘙痒、灼热感、阴道分泌物和性交期间的疼痛感等。如果抓伤生殖部位会导致发红、发肿，还会形成水疱，且水疱会渗出透明的液体。

常见引起炎症的原因包括感染（酵母菌、原虫、细菌、疱疹、虱子或者疥疮）、雌激素水平下降（如萎缩性阴道炎）、过敏或者皮肤受到刺激，如肥皂、洗衣粉、灌洗器或有香味的卫生棉条或护垫。在极少数情况下，瘙痒是出现阴道癌的征兆。

如果你有阴道炎的症状，要立刻看医生，做妇科检查。医生会检查阴道是否受到感染。治疗方法的选择通常都取决于发病的原因。在某些情况下，含皮质激素的乳膏可以用来缓解炎症和瘙痒。

**萎缩性阴道炎**

萎缩性阴道炎是由阴道组织干燥和萎缩导致的,因为女性在绝经期后雌激素水平降低或者女性的卵巢已经在手术中被切除,所以造成阴道组织的干燥和萎缩。生育后的女性(尤其是哺乳期的女性),或者口服避孕药的女性的雌激素水平会降低,也会导致萎缩性阴道炎。

萎缩性阴道炎的症状包括生殖器部位干燥、瘙痒、灼热或者性交时的疼痛。由于阴道的环境因为雌激素水平降低会变化,而且阴道组织脆弱,所以患萎缩性阴道炎的女性更易受阴道感染的影响,但很少会有阴道出血现象。

如果出现这些症状,你需要看医生,做妇科检查。通常情况下,医生只需要根据阴道组织的表现就可以作出诊断。同时,医生可能会检查是否出现任何的感染。你可能会接受激素替代疗法——使用药片的方式或者把雌激素膏直接放入阴道(一小部分的雌激素药膏可以被吸收进血管中)。

那些不选择激素疗法的女性可以用非处方的水基润滑剂来减轻这些症状。这样可以降低性交时的疼痛,并且使阴道的环境变得不那么容易感染。

## 子宫颈

### ●异常的宫颈刮片检查结果

宫颈刮片检查的异常情况从轻度到重度分为几个不同水平。如果出现不正常细胞,并不表示你患上癌症了,因为它可能是由轻微的感染和炎症所引起的最轻微程度的异常。有时它们是由癌前疾病所引起,可能有一天这些细胞会转变为癌症,开始侵犯附近的组织或者传播到身体的其他部分。宫颈上皮瘤变就是一种癌症前期的状况,可以通过宫颈刮片检查检测出来。如果结果呈现为轻度异常(这种检查结果被称为低度鳞状上皮内病变),医生只需要密切关注瘤变的趋势即可,如通过让患者多次接受宫颈刮片检查来关注变化情况。

如果结果呈现为高度异常(称作高度鳞状上皮内病变),医生会建议你做阴道镜检查,这样可以得到更精确的检查结果。在这个过程中,会用特殊的放大镜对子宫颈进行检查。如果检查到异常的部位,医生会对子宫颈做一个活组织切片检查,将切下来的很小的切片组织放在显微镜下观测,来确定异常细胞的类型和程度。

一般来说,子宫颈的癌前病变区域常用一种环形切除组织的电子仪器(叫作利普刀)或者激光来进行治疗。上述治疗在医生的诊室内就可以完成,过程中可以注射少量麻醉剂或者不用麻醉剂。这些方法不会影响到生育能力。

如果宫颈上皮内瘤变的异常区域涉及很多的子宫颈组织，你可能需要进行锥形活组织检查来切除更多的异常组织。锥形活组织检查会影响怀孕但也不是没有怀孕的可能。在治疗后，医生可能会建议你经常去做宫颈刮片检查，以尽早地发现任何新的异常细胞。

## ● 宫颈癌

宫颈癌是发生在子宫颈中的一种癌（子宫口）。这是第三大最常见类型的女性生殖道癌症，每年会有 15 000 名妇女被诊断出患这种癌症。

这种缓慢增长的恶性肿瘤在其癌症前期可以由宫颈刮片检查检测出来。它被称为"宫颈上皮内瘤变"。未经治疗的宫颈上皮内瘤变会发展成为宫颈癌，并开始侵犯邻近的组织。

大多数宫颈癌都被认为是由人乳头状瘤病毒的特殊菌株所引起的，可通过性交传播。在没有采取保护措施（没有用乳胶或聚氨酯避孕套）的情况下，每和一个新的男性伴侣进行性交，女性患宫颈癌的风险都将会增加。在青春期很早就频繁有性行为的女性患宫颈癌的风险也很大。这种病毒的其他菌株可以引起生殖器疣，而感染生殖器疣的女性更容易患上宫颈癌。

感染艾滋病病毒增加了患宫颈癌的概率。这可能是因为免疫功能低下使得人乳头状瘤病毒更容易引起癌症。使用避孕套可以阻止人乳头状瘤病毒和艾滋病病毒的传播，这样似乎可以降低患宫颈癌的风险。

## 宫颈刮片检查的时间安排和方法

如果你是在18岁以后，或无论什么时候只要开始有频繁的性行为，你都应每年做一次宫颈刮片检查。如果连续3年结果正常，你和医生可以决定减少检查频率。如果你有了一个新的性伴侣，你应该在一年内做宫颈刮片检查。如果你患宫颈癌的风险增加了（见上面所述），你应当每年接受一次宫颈刮片检查。

在月经周期的中期，你可以做宫颈刮片检查。这个时期是在显微镜下检查细胞的最好时机。在进行检查的前两天，不要将杀精子剂、灌洗器或任何药物塞入阴道中。这些物质可能会造成检查结果出现偏差。

请求医生用更新的计算机检测。这种检查在某种程度上更为精确，而且受到越来越多的医生的推崇。在检查中，子宫颈的细胞被展开至更薄的一层，这样电脑可以分析单层细胞的横截面，而专家就可以检查出现异变的细胞。

咨询这个实验室是否得到了美国病理学的认可，这样你可以确定分析宫颈刮片检查结果的实验室是否满足高质量的衡量标准。

## 怎样进行宫颈刮片检查

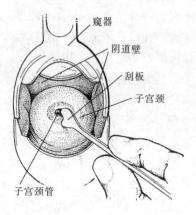

窥器

阴道壁

刮板

子宫颈

子宫颈管

在宫颈刮片检查的过程中，先由窥器撑开子宫壁。再用一个木制的刮片（称作刮板）和小刷子刮除子宫颈外部的和子宫颈管内部的细胞。采集的样本可以用来做宫颈刮片检查和人乳头状瘤病毒检查。

### 症状

在早期，宫颈癌没有任何症状。到了晚期，它会造成分泌物带血、有异臭。性交后或者在月经周期中间，阴道可能会出血。

### 治疗方案

由于宫颈刮片检查能够识别宫颈中癌变前的异常细胞（如宫颈上皮内瘤变），所以它是防止宫颈癌的最好方法。对宫颈上皮内瘤变的早期治疗能够防止宫颈癌的发展。

如果宫颈刮片检查结果不正常，医生会安排阴道镜检查来获取宫颈的放大图像并且获取组织样本在显微镜下进行评估。

如果发现了宫颈上皮内瘤变，这片区域将会通过锥切切除。有一种技术正被越来越多地用以切除癌变前组织，它被称为利普刀（LEEP）。这需要接受局部麻醉，并通过一根电极来轻轻地切掉病变的组织。采用这种方法对周围健康组织造成的伤害最小，并发症也少。

如果你被诊断出患有宫颈癌，医生会运用血液检查，胸部、盆腔器官、淋巴结的 X 线片、计算机 X 线断层扫描（CT），磁共振成像以及骨骼扫描来确定宫颈癌的期别（癌细胞扩散的位置）。

治疗方案的选择取决于宫颈癌的期别。在早期，癌症还限制在宫颈的细胞外层，实施子宫切除术时只需要摘除子宫。而对于中晚期的癌症患者来说，通常还需要摘除输卵管、卵巢和附近的淋巴结（子宫根治手术）。

放射疗法可能会推荐给癌症扩散到其他器官的女性，它也会被推荐给在癌症早期肿瘤较大的女性（在手术前减小肿块体积）或者由于其他医学问题使得手术难度增大的女性。可以通过外照射或内照射（短程治疗）来进行放射疗法。

在 1999 年，发现在放射治疗的同时伴以化学疗法（使用抗癌药顺铂或者氟尿嘧啶）使宫颈癌扩散到附近淋巴结或者骨盆其他部位的女性的存活率提高了 30%~50%。在此之前，只有在宫颈

## 盆腔检查

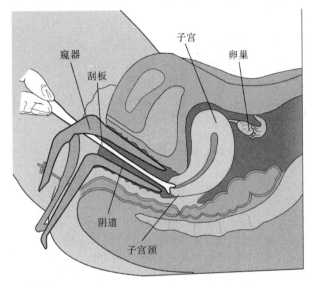

在妇科检查中,医生会检查外生殖器,然后插入窥器来打开阴道,使用镜灯来观察阴道壁和宫颈。宫颈刮片检查就是通过插入一个小的刮板和刷子然后慢慢地从宫颈刮除细胞进行的。

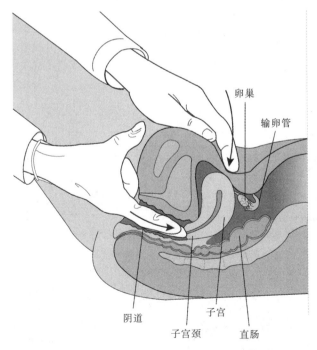

然后医生慢慢地将一根或者两根戴手套的手指插入到阴道来感受子宫。同时,医生用另一只手施压于腹部,在两手之间感受卵巢、子宫和输卵管的大小和位置。

# 宫颈癌的分期

根据癌细胞在宫颈外部扩散的程度,宫颈癌被分为不同的期别:

| 阶段 | 扩散位置 | 诊断后的5年生存率 |
|------|---------|----------------|
| I | **癌细胞局限在宫颈内部** | |
| I A | 癌细胞扩散到宫颈细胞的外部第一层,厚度不足5毫米,整个浸润宽度小于7毫米 | 单纯子宫切除后(仅切除了子宫)——99% |
| I B | 癌细胞扩散厚度大于5毫米或大于7毫米,但依然存在于宫颈组织内部 | 如果癌细胞没有扩散到淋巴结,在子宫根治手术或者放射治疗后——85%;如果癌细胞扩散到淋巴结——50%,可以结合化疗来提高存活率 |
| II | **癌细胞扩散到宫颈附近区域** | |
| II A | 癌细胞扩散到阴道上部的2/3的区域 | 如果癌细胞没有扩散到淋巴结,在子宫根治手术或者放射治疗后——85%;如果癌细胞扩散到淋巴结——50%,可以结合化疗,提高存活率 |
| II B | 癌细胞扩散到宫颈或者子宫周围的组织,但还没有扩散到骨盆壁 | 放射治疗后——50%~60%,可以结合化疗来提高存活率 |
| III | **癌细胞扩散到盆腔壁,阴道下1/3或者是尿道(连接肾脏和膀胱的管道)** | 放射治疗后——30%~35%,可以结合化疗来提高存活率 |
| IV | **癌细胞扩散到更远的器官** | |
| IV A | 癌细胞扩散到盆腔附近的器官,如膀胱和直肠 | 放射治疗或更多大手术后——10%~15%,可以结合化疗来提高存活率 |
| IV B | 癌细胞扩散到更远器官,如肺 | 化疗或者放射治疗后——低于10%(一年内就会死亡) |

### 在显微镜下诊断宫颈癌

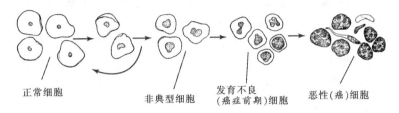

正常细胞     非典型细胞     发育不良（癌症前期）细胞     恶性（癌）细胞

通过宫颈刮片检查采集宫颈细胞后，细胞可能是下列任何一种：正常细胞、非典型非癌细胞、发育不良（癌症前期）细胞或者癌细胞。宫颈癌癌细胞凝结在一起，细胞核（核心）显著增大。非典型癌细胞可以发展成为恶性细胞，也可能恢复为正常细胞。

---

癌已经扩散到身体更远的部位时才使用化学疗法。

### ●宫颈息肉

宫颈息肉是慢性宫颈炎表现的一种。息肉单个或者成群出现，造成女性在月经周期中间、性交后或者是更年期后分泌物增多或出血。

息肉过大可能阻塞宫颈，造成短期的不孕。感染的息肉会造成恶臭的阴道分泌物。

### ●宫颈腺囊肿

宫颈腺囊肿是由宫颈内黏液腺受阻而产生的。女性生育后极有可能患上此疾病。宫颈腺囊肿不会产生什么症状，通常是在妇科检查时被发现的。宫颈腺囊肿可无需治疗，也可在诊室，无需麻醉，通过冷冻手术（利用液氮来冷冻宫颈腺囊肿）去除。

## 子 宫

### ●子宫内膜癌

子宫内膜癌是由子宫内层（子宫内膜）恶性细胞的生长发展而来。子宫内膜癌也叫作子宫癌，是最常见的女性生殖器官癌症，通常出现更年期后。

被诊断出的子宫内膜癌中，大约75%的病例还没有扩散到子宫以外的区域。大多数子宫内膜癌是可以治愈的。

子宫内膜癌的分期如下：ⅠA分期，癌细胞限制在子宫内层；ⅠB和ⅠC分期，癌细胞侵入子宫的肌肉壁；Ⅱ分期，癌细胞扩散到宫颈；Ⅲ分期，癌细胞扩散到附近的组织；Ⅳ分期，癌细胞扩散到其他器官。

如果从未生育过,那么你比生育过的女性患子宫内膜癌的概率要大。如果你满足下列任何条件,患子宫内膜癌的概率也很大:肥胖,51岁以后才进入更年期,长期进行雌激素治疗(不含孕激素),有肝脏疾病,13岁之前月经初潮或者患有卵巢癌、乳腺癌。

从理论上来说,这些因素会导致雌激素水平增高,长此以往会刺激子宫内膜细胞生长。

### 子宫内膜增生

有些子宫内膜癌的症状,如月经量过多、经期间或绝经后流血,也有可能是由子宫内膜增生造成的。子宫内膜增生是指排列在子宫内细胞的过度生长。

子宫内膜增生不是癌症,但却可以演变为癌症,尤其是绝经期前后的女性。有一种增生表现为指状突起的组织,被叫作息肉增长,这不是癌变前的症状并且不会经常复发。

### 症状

子宫内膜癌和子宫内膜增生的症状包括经血过量,月经周期中和更年期后阴道出血,一些女性会出现腹部疼痛或者阴道排出分泌物。

### 治疗方案

如果你有异常阴道出血或分泌物,要立刻去看医生。医生会对你进行妇科

# 子宫切除术

子宫切除术是切除子宫的一种手术。单纯的子宫切除术只切除子宫。子宫、卵巢和输卵管都被切除的手术叫作全子宫和双侧附件切除术。保留宫颈而切除子宫体的手术叫作次全子宫切除术。如果女性患有宫颈癌和子宫癌,通常需要进行子宫根治手术,切除输卵管、卵巢和淋巴结。这只适用于宫颈癌、子宫内膜癌和其他与子宫有关的癌症晚期患者。

子宫切除术是最普遍开展的手术之一。在以前,它不仅仅在与子宫有关的癌症疾病中实施,同样在非癌症疾病的情况下也可施行,如引起疼痛和出血的子宫肌瘤。近些年,新的药物治疗减少了在非癌症疾病中使用子宫切除手术的需要。

在特殊情况下,子宫切除手术在紧急情况下实施,例如,在生产过程中,子宫破裂或者子宫出血无法控制,并引起生命危险。

如果患者未绝经,而卵巢在子宫切除手术中被摘除,她将立即进入绝经期。在手术前,要讨论一下治疗这种手术引起的绝经症状的方案(包括激素替代疗法)。

子宫切除手术是一个大手术,它将终结患者的生育能力。如果对子宫切除手术存有疑问,可以咨询治疗自己疾病的其他可供选择的方案,和有过类似经历的其他女性讨论治疗方案,或者从其他医生那里获取其他方案。

检查或者子宫颈刮片检查,还可能进行阴道超声波检查来查找该症状产生的其他原因。

医生也可能进行子宫内膜活组织检查,提取组织样本放在显微镜下检测。如果活组织检查没能提供答案,可能需要采取诊断性手术来获取更多的组织。

如果你出现子宫内膜增生,可以选择刮宫手术,通过刮除子宫内膜过度生长的组织治疗不规则出血的症状。

如果医生怀疑息肉是造成出血的原因,他们会进行子宫镜检查。这是观察息肉的最佳方式。在检查中,会从宫颈处插入一个含有光源和小型摄像机的可视管。这样医生可以观察息肉,并进行诊刮手术。

子宫内膜癌的独特性在于它的期别是由外科手术的结果来决定的。在诊断出子宫内膜癌之后,将经腹壁切口进行子宫切除手术。在手术中,需要打开子宫来测定癌细胞在肌层扩散的深度,进而来决定接下来手术实施的范围。

在所有病例中,卵巢和输卵管同样都被切除了。医生还会对腹腔进行检查来判断癌细胞是否扩散到其他地方。

手术后,一般会推荐患者采用放射治疗。盆腔区域受放射治疗的程度依据扩散范围、肿块大小、癌症期别和细胞的表象来决定。子宫癌 IV 期的女性通常要么接受化学治疗,要么接受孕激素治疗。对于早期癌症的女性,前景比较乐观;80%以上被认为可以治愈并且 5 年内不会复发。

子宫内膜增生的治疗方法是根据患者的年龄来决定的。医生可能会给年轻的女性开含有孕激素的避孕药服用,更年期后的女性可能接受激素(雌激素和孕激素)替代治疗或者仅使用孕激素。子宫切除手术只是下下策。

## ●子宫内膜异位症

子宫内膜异位症是一种慢性疾病,是指由于子宫内层(子宫内膜)的细胞也长到了子宫外部的结构上。子宫内膜细胞组织生长的位置通常位于卵巢、子宫的外层、子宫的韧带、盆腔的浆膜以及子宫直肠膈。

有时,子宫内膜组织生长于肠道或者是尿道上。异位的组织还可能长在卵巢上形成囊肿。这些囊肿常被称为巧克力囊肿,因为它们的颜色很像巧克力,这是由囊肿里的深色液体(包含经期残留的血)造成的。25%的不孕病例据说与子宫内膜异位有关。

医生也无法断定造成子宫内膜异位症的原因。不过,有些医生认为在月经期间子宫内膜细胞通过输卵管逆向流到盆腔,而不是通过阴道流到身体外面,造成子宫内膜移位。身体的免疫系统在这个过程中也起到重要的作用。最后,慢性炎症造成的瘢痕组织可能形成纤维网状粘连,这种基本结构造成堵塞并且产生严重的腹痛。

# 子宫内膜异位症

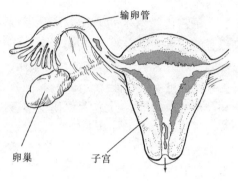

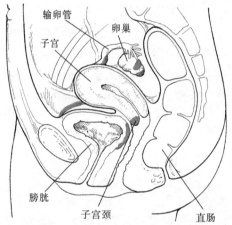

出现子宫内膜异位症时,子宫内膜组织(图中红色部位)在子宫内正常位置之外的身体中任何部位都能找到。这里显示的是卵巢、输卵管、宫颈和子宫、直肠和膀胱外周围的组织。

**症状**

子宫内膜异位症的症状包括严重的经痛、腹痛、性交痛、背痛、肠道蠕动时的直肠不适、腹泻、便秘、不孕或者是反复性流产。疼痛的类型或问题的判定

是依据异位组织的位置或者粘连程度,而不是疾病的程度。

**治疗方案**

通过腹腔镜检查,医生可以诊断子宫内膜异位。在腹部开个小口,就可以观察到腹内情况。细小的管子通过切口插进腹内并且受连接在管子上的摄像机的指引。这使得医生确定异位组织和粘连的位置,并且通过去除子宫内膜异位的组织来治疗疾病。

恢复生育能力的治疗方案依据疾病的严重程度来制定。轻度的子宫内膜异位不需要治疗,并且75%有轻度子宫内膜异位症的女性最终能够受孕。在更严重的病例中,异位的组织可以通过腹腔镜检查手术去除。40%接受过此种治疗的女性术后能够怀孕。对那些仍然未能受孕的女性来说,有必要接受辅助生育。一些女性怀孕后能够暂时免于此种症状。

减缓疼痛的治疗方案包括服用药物和接受手术治疗。药物疗法通过干扰正常月经周期的激素变化来减缓疼痛。这些药物包括避孕药、男性激素(达那唑)和孕酮。称为促性腺激素释放激素类似物(如亮丙瑞林)的药物作用于垂体,阻止卵巢接受激素刺激,从而不产生性激素。这会造成假绝经期,并出现副作用,如潮热、头痛、阴道干燥和骨质疏松。由于促性腺释放激素类似物很容易造成骨质疏松,所以不能长期使用。

手术方案的选择依据病灶所处的

## 腹腔镜阴道子宫切除术

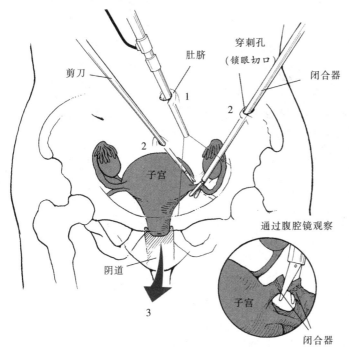

剪刀 肚脐 穿刺孔（锁眼切口） 闭合器

子宫

阴道

通过腹腔镜观察

子宫

闭合器

在腹腔镜阴道子宫切除术中，通过肚脐上的小切口插入腹腔镜(1)。利用腹腔镜，外科医生能够通过监视器观察手术过程和体内其他器官。接下来，医生从两个锁眼切口插入细长的工具(如剪刀和闭合器)(2)。医生举起子宫，夹闭组织，通过腹腔镜插入剪刀，然后切除子宫。夹闭组织可以防止子宫摘除时出现出血状况。然后，子宫从阴道中移除(3)。

## 有必要进行子宫切除吗？
## 希夫医生的建议

子宫切除术在美国是最常见的手术之一，但是这项手术并不总是必需的。在推荐子宫切除手术时，即使是我本人推荐的，我也会鼓励患者再考虑一下。同时，我也遇到过拒绝接受手术的患者，或者是医生没有向其推荐子宫切除术的患者——我认为医生应该是想在最大限度上帮助患者。

如果是症状严重的女性，如大量流血或是疼痛影响到其日常的生活和活动，药物治疗已经没有效果，宫腔镜切除已经无法施行或者已经无效时，子宫切除手术可能是最好的选择。

*以撒·希夫，医学博士*
*马塞诸塞州综合医院*
*哈佛大学医学院*

## 剖腹子宫切除术

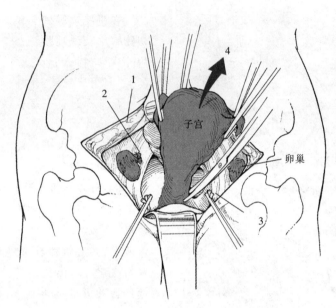

子宫

卵巢

在经腹子宫切除术中,切口穿过了脂肪、肌肉和其他层的组织(1)。输卵管和韧带(2)以及子宫血管(3)被切断,然后缝扎起来,子宫从附近的组织中游离出来。最后,子宫通过切口(4)被移除,然后切口被缝合起来。

位置和个人怀孕的意愿。为了进行诊断,医生会实施腹腔镜检查手术。在这个过程中,可以摘除异位的组织和瘢痕组织,这有时可以治疗症状。

切除卵巢、子宫、异位的组织和瘢痕组织可以减除90%女性的疼痛,但是这也终结了她们的生育能力。

### ● 子宫肌瘤

子宫肌瘤是由子宫壁上的肌肉和纤维组织构成的有弹力的、非恶性的小瘤。它影响到25%的30~40岁年龄段的女性以及50%同年龄段的黑人女性。子宫肌瘤的生长可能是由雌激素刺激造成的。当绝经后,随着雌激素浓度的下

降,它们会逐渐缩小。子宫肌瘤是由子宫壁细胞发展而来,这些细胞生长缓慢并且没有规律性,最后变为被纤维组织包裹的平滑肌瘤。它们大多数生长在子宫壁内部并且不会表现出任何症状。患有子宫肌瘤的女性通常出现不止一个肌瘤。大多数的子宫肌瘤大小在一个胡桃和一个橙子的大小之间。

症状

子宫肌瘤在子宫壁的位置通常决定了它的症状。最常见的症状是阴道出血过多。

黏膜下层的子宫肌瘤正好生长在子宫内膜(子宫内层)的下面,会造成出血过度。有蒂的子宫肌瘤活动度增大,

不是突出到子宫腔内(为了排出子宫肌瘤子宫收缩而造成痉挛的地方)就是被挤到子宫的外面。

浆膜下的肌瘤生长在子宫外壁,在这里会造成压迫症状。子宫肌瘤施压于盆腔神经会造成慢性髋关节疼痛和背痛。子宫肌瘤过大会压迫膀胱和肠道,造成尿频和便秘。如果子宫肌瘤堵塞了输卵管,可能会造成不孕。如果子宫肌瘤压迫宫颈,会造成流产或者早产。

治疗方案

在盆腔检查过程中,如果感觉子宫变大或者不规则时,医生会怀疑子宫肌瘤的存在。医生会通过盆腔超声波检查、经阴道超声波检查或者磁共振成像来确诊。

子宫肌瘤的大小有时会按照怀孕时用来描述子宫大小的专业术语描述。患者有时被描述为"12周大小",也就是说,她的子宫大小等同于怀孕12周女性的子宫大小。

大多数子宫肌瘤不需要治疗。除非怀孕,一般不会出现疼痛状况。疼痛可以通过止痛药来消除,如阿司匹林、布洛芬、醋氨酚。促性腺激素释放激素激动剂能减少卵巢雌激素的生长并且能够使子宫肌瘤变小。然而,停药后,子宫肌瘤会变回原来大小。这些药物可以在手术准备期间暂时用来缩小子宫肌瘤的大小。但是他们不能长期使用,因为

## 扩宫和刮宫手术

扩宫和刮宫手术是指宫颈的扩张和子宫内膜的刮除。一般是在门诊操作的,可运用全身麻醉(导致深度睡眠)、传导麻醉(腰部以下麻醉)和局部麻醉(在扩张前仅仅麻醉宫颈)进行手术。

医师运用内镜来撑开阴道壁,从而来观察宫颈。然后,医生通过宫颈口逐一地插入一系列渐渐变粗的棒子。当宫颈口宽到可以使设备进入时,医生运用刮匙(在顶部有钢丝套圈或者勺子的细长管道)从子宫内膜(子宫内层)中刮除组织。逐渐地,医生可以运用子宫镜来进行这个手术。在此过程中,需在子宫内放置一个小的内镜。这种方法可以帮助医生确保识别出所有的异常情况,并且保证必须摘除的组织已经被摘除。

麻醉消散后就可以回家了。接下来的几天,阴道会像月经期一样的出血。在流血停止之前不要发生性行为。注意以下会对子宫造成感染或者伤害的信号:发热到38℃以上,腹部疼痛,阴道分泌物有异味或者是大量流血。在接受手术后的几天内,如果出现以上情况的任何一种,请立即联系医生。

这样会造成骨丢失增加患骨质疏松症的概率。

利用宫腔镜——一根连接摄像头并通过子宫颈穿进子宫的细小的管子——有些肌瘤可以通过阴道切除。宫腔镜的使用让医生能够运用激光或者手术刀来切除子宫肌瘤并且电切子宫内膜。

肌瘤切除术需要采用麻醉,并通过腹部切口进行手术。在手术中,子宫肌瘤被一个个地从子宫壁上切除。这种手术为将来的受孕保留子宫,但是25%的女性需要进行后续的外科手术。

接受过肌瘤切除术后怀孕的女性在分娩时很可能需要进行剖宫产。

肌瘤切除术是唯一能够永久解决子宫肌瘤的方法。然而,由于肌瘤通常在更年期后缩小,所以许多接近更年期的女性会暂缓手术。

## ●子宫脱垂

子宫脱垂是指子宫下垂到阴道的情况。在严重的情况下,子宫下垂到阴道口。生育以及更年期后的变化会削弱阴道壁以及直肠的能力,同时也会削弱支撑子宫的韧带的能力。没有了惯有的支撑,子宫就会在排便、排尿和咳嗽等腹内压力增加的情况下,被推出正常的位置。

症状包括沉重感或者盆腔下坠感、下背疼痛、尿失禁或者性交痛。

医生可以通过盆腔检查很容易地诊断出子宫脱垂。治疗方案取决于子宫周围的松弛程度。阴道内给予雌激素乳脂能够维持阴道组织的强度。凯格尔运动能够增强骨盆底肌肉强度。当症状难以控制时,外科手术可以修复或者替代支撑子宫的结构。子宫切除术也不失为一种选择。

对于不想动手术但又不能使子宫保留在原位的女性,一种名为子宫托的装置通常能够给予足够的帮助。子宫托就像一个隔膜,它正好放置在宫颈处来阻止子宫下垂。子宫托需要定期清洗并且查看是否放置在正确的位置。

## ●后倾的子宫

一些妇女被告知她们的子宫后倾或者是后屈。20%的女性的子宫是这样的,子宫不是向前倾而是向后倾。一般情况下,女性的子宫生来处于正确的前倾位置。但是,由于子宫内膜异位或者是外科手术以及大的肿瘤能够将子宫推到后倾的位置。

女性的子宫在一生中可以在从后倾位到正常位置再回到后倾位置来来回回地移动。如果出现子宫后倾,没有必要担忧。大多数女性没有任何症状,尽管有一些女性在月经期间会有背痛或者在性交时感受到背部的紧张或者疼痛。

妊娠期间,子宫后倾的女性比一般女性会感受到更多的背部疼痛。如果没有任何症状,就没有治疗的必要。

## ● 盆腔炎

盆腔炎（PID）包括盆腔器官的任何感染或者炎症，绝大多数是子宫、输卵管和卵巢的炎症。

通常，盆腔炎由性传播疾病（STD）发展而来，如淋病等。盆腔炎也有可能是由感染发展而来，这些感染与子宫内节育器（IUD）、宫颈隔膜、流产或者宫外孕有关。

感染可能是急性的（突然而严重的症状）或者是慢性的（轻微但持久的症状）。如果不尽早接受治疗，它会给卵巢造成伤害或者阻塞输卵管，最后造成不孕。

*症状*

在早期阶段，可能没有任何症状。这可能会导致慢性感染，产生轻度腹痛、疲劳或者背痛的症状。急性感染可能会由于高热或者腹部疼痛而在早期阶段就被诊断出来。在任何一种情况下，患者都可能出现经期大量出血、性交时疼痛或者阴道分泌物颜色异样或者有异味的症状。

*治疗方案*

医生将对患者进行盆腔检查，获取宫颈分泌物样本，并送至实验室来寻找感染源。如果患者的宫颈异常疼痛或者敏感，又或者宫颈处有脓流出，医生会怀疑患者患有盆腔炎。

通常是使用抗生素来治疗感染，一般以片剂的形式服用。患者症状出现6个月之内，即使她们的性伴侣没有出现任何症状，也应该接受性传播疾病的检查。只有在患者的现任性伴侣康复后才能发生性关系。

如果服药后 5~7 天症状没有得到缓解，或者是再一次发高热或者腹部疼痛更为严重，请联系医生。患者需要住院以便进行静脉抗生素注射。在严重感染的情况下，必须进行切除感染灶（脓肿）的外科手术。

# 卵巢和输卵管

## ● 卵巢癌

在美国，卵巢癌造成的死亡人数超过了任何其他器官癌症的死亡人数，也超过了宫颈癌和子宫癌死亡人数的总和。每年有 27 000 个新增病例确诊。

卵巢癌在早期是很难确诊的。因此它比宫颈癌或者子宫内膜癌（子宫癌）更为致命。

如果符合下列条件，女性患卵巢癌的风险会增加：有卵巢癌家族史，超过50 岁，没有生育孩子，从未服用过避孕药，51 岁后才进入更年期或者有乳腺癌、肺癌或结肠癌史。

增加女性患卵巢癌风险的特定基因已经被识别出来。然而，迄今为止发现的基因只是造成卵巢癌的一小部分原因。

特定的情况可以保护女性免患卵

巢癌,如生育次数,越多越能有效预防卵巢癌。服用避孕药能够减少女性一生中50%患卵巢癌的概率。其原因可能是避孕药阻止了排卵。因此,有患卵巢癌风险的女性被推荐服用口服避孕药。

### 症状

卵巢癌一般没有症状,直到肿瘤足够大时,医生才会在盆腔检查时发现;或者由于癌细胞扩散到其他器官时,症状才会出现。所以,卵巢癌被称为"安静的疾病"。

另外,有些症状,如恶心、呕吐、尿频、便秘、胃胀或者饱腹感可能和其他的疾病造成的症状类似。因此,75%的病例只有到晚期才能被诊断出。

医生们努力寻找能够在症状产生之前诊断出卵巢癌的筛选检查。但是到目前为止尚未发现任何好的筛选检查。在盆腔检查中检查卵巢时偶尔会发现早期卵巢癌,但是这种情况很少出现。

有时,阴道超声波检查也能发现早期的卵巢癌,但也只是偶尔出现。如果定期接受阴道超声波检查,可能会查出某些可疑区域,但结果发现这些区域是健康的,尤其是对于未步入绝经期的女性。错误的阳性检查结果会导致恐慌和不必要的外科手术(比如腹腔镜检查)。

### 治疗方案

在盆腔检查或者是阴道超声波检查中,如果在卵巢上感觉到或者是看到肿块,医生会怀疑患者是否患有卵巢癌。超声波能够区分卵巢肿块和卵巢囊肿两者的不同。

根据患者患癌症的风险以及肿块呈现的样式,医生会建议患者几个月后再进行一次超声波检查,或者进行肿块的活组织切片检查,这样该组织能够在显微镜下接受检测查看是否出现异常的癌细胞。活组织切片检查是通过腹腔镜进行的,腹腔镜使得卵巢或者癌细胞在腹部其他可能扩散的区域能够清楚地呈现出来。

肿瘤抗原血液检测(CA-125)有时能检出卵巢癌细胞产生的蛋白质。然而,此项检测的精确度也不高,因为蛋白质的含量在大量的非癌细胞中也很高,而在一些患有卵巢癌的女性中蛋白质含量甚至是正常的。只有在对卵巢中的组织样本进行检查后才能确认患者是否患有卵巢癌。

如果确诊为卵巢癌,接下来的问题是确定癌细胞扩散到何种程度。医生会检测有关癌细胞扩散程度的信息,它们包括:大量的腹水,其他的腹部肿块,腹股沟处的淋巴结肿胀或者是直肠检查时的发现小的肿块。对腹部进行CT扫描很有必要,它可以发现增大的淋巴结或者其他表明癌细胞扩散的物质。

为了更好地评估癌细胞的扩散程度并消除尽可能多的癌细胞,可能会进行开腹探查手术。在这项手术中,外科医生打开腹部,彻底检查腹腔内部,获取实验室需要检查的表明癌细胞扩散程度的组织样本。通常情况下,卵巢、输卵管、子宫和周围的一些组织（网膜）都会被摘除。

如果想要受孕，患者可以选择仅仅摘除病变的卵巢和输卵管，留下完整的子宫和另外一个卵巢以及输卵管。然而，留下这些组织可能会造成一些风险，那就是癌症的小的残留物可能没有被去除。

和许多癌症期别影响手术类型的癌症不同，卵巢癌的期别是在手术中确定的。

卵巢癌的期别影响患者术后接受

## 家族史以及患卵巢癌的风险

在一般人群中，患卵巢癌的人数很少。然而，有家族卵巢癌史的女性在一生中患卵巢癌的风险在不断增长。

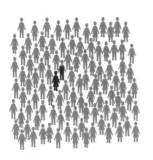

有1.75%的女性会患卵巢癌

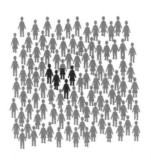

家族中若有一位患有卵巢癌的女性亲戚，4.5%的人会患卵巢癌

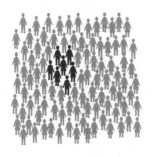

家族中若有两位患有卵巢癌的女性亲戚，7%的人会患卵巢癌

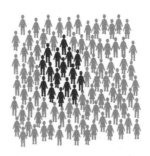

16%有乳腺癌基因1号突变和乳腺癌基因2号突变的女性会患卵巢癌

## 卵巢癌分期

根据癌细胞扩散的程度,将卵巢癌分为不同的期别:

| 阶段 | 扩散到的地方 | 诊断后的5年生存率 |
| --- | --- | --- |
| Ⅰa | 癌细胞局限在卵巢中并且术后没有肿瘤残留 | 术后:95% |
| Ⅰb | 癌细胞限制在卵巢中,但是术后仍有一些肿瘤残留或者是肿瘤细胞是高度恶性的 | 术后加上化学疗法以及放射治疗:80% |
| Ⅱ | 癌细胞限制在盆腔内 | 术后:70% |
| Ⅲ | 癌细胞扩散到腹腔 | 术后加上化学疗法:30%~60% |
| Ⅳ | 癌细胞扩散到腹腔以外 | 化学疗法和(在一些病例中)外科手术后:1%~5% |

治疗的种类。由于大多数女性处于卵巢癌晚期,通常推荐化学疗法和放射治疗。如果活组织切片检查表明了更大范围的癌细胞扩散,在后续的外科手术中有必要摘除其他受到癌细胞侵犯的器官。

### ●卵巢囊肿

卵巢囊肿是生长在卵巢上的充满着液体或者半固体物质的非癌性囊肿。囊肿很常见并且通常无害,尽管它们有时会挤压其他器官,扭转或者破裂引起剧烈的疼痛、高热和恶心。它们有时会长得非常大。

不同类型的囊肿由不同类型的细胞发展而来。卵巢黄体囊肿常见的可能是由卵巢里每月为排卵服务的滤泡发展而来。皮样囊肿发生率较低,它也叫畸形瘤,是由囊肿内可以生长牙齿、头发或者脂肪的特殊的胚层细胞发展而来的。囊腺瘤里充满着液体和组织。

*症状*

许多卵巢囊肿没有任何症状。大的囊肿会造成腹部钝痛或者锐痛。由滤泡形成的囊肿的症状会与月经周期同时出现。囊肿可能也是造成经期不规律或者性交疼痛的原因。

*治疗方案*

在盆腔检查中,医生可能会怀疑患者的卵巢大于正常的卵巢。超声波检查能够从潜在的严重情况中，如盆腔炎、宫外孕或者卵巢癌中区分出不同的囊肿。

检查内容可能包括通过血液检测来确认感染，比如CA125检查（肿瘤标志物），或者尿检来查看是否怀孕。根据超声波检查显示的结果，有必要进行腹腔镜检查来直接观察囊肿，进行活组织切片检查或者摘除囊肿。通常会摘除固态的囊肿并且分析囊肿以查看是否出现癌细胞。

除非囊肿引起无法忍受的症状或者可能要破裂，否则没有进行治疗的必要。避孕药控制了一些囊肿的生长，这使得症状有所改善并且阻止了新囊肿的形成。

女性月经周期中由滤泡发展而来

## 卵巢切除术：卵巢的摘除

卵巢切除术是摘除一侧或者两侧卵巢的外科手术。单侧卵巢切除术是用来治疗特定种类的子宫内膜异位症或者是卵巢囊肿的手术。术后，患者仍旧有正常的月经周期并且能够在拥有一个卵巢的情况下受孕。

当两个卵巢都摘除后，绝经就如期而至。患者开始进行激素替代疗法或者和医生讨论关于如何预防骨质疏松症和心脏病发展的其他方法。在实施卵巢切除术过程中，有时还会摘除子宫以及其他盆腔器官。

的卵巢囊肿是相当常见的。由于这个原因，有月经的女性通常只要进行跟踪检查或者超声波检查即可，检查结果通常显示出囊肿变小或者与月经一起消失。

更年期后形成的任何囊肿应该被摘除，以免引发癌症。如果囊肿太大，那么需要摘除整个卵巢。

## ●多囊卵巢综合征

多囊卵巢综合征（PCOS）是由不能破裂或者不能排卵的卵巢滤泡发展成许多囊泡而导致的状态，是一种最常见的性激素紊乱现象。该病出现在肥胖女性身上的概率较高。

患有多囊卵巢综合征的女性通常是早年就秃顶的男性的女儿。单基因的缺陷可能是造成这两种情形的原因。

多囊卵巢综合征与卵巢和肾上腺产生的高浓度的雄激素有密切关系。虽然，雄激素通常被认为是男性激素，但是女性通常也会产生少量的雄激素。

通常患有多囊卵巢综合征的女性也会出现胰岛素抵抗的情况。胰岛素抵抗有助于刺激雄激素的大量产生。患有多囊卵巢综合征的女性，卵巢依然会分泌雌激素，造成子宫内层开始生长。然而，高浓度的雄激素阻止了正常的排卵，最终减少了孕激素的产生。由于这个原因，子宫内膜没有剥脱，这便提高了女性患子宫内膜癌的风险。

多囊卵巢综合征是造成不孕的主要原因。患糖尿病的概率高也与多囊卵巢综合征有关系。二甲双胍,这种用来治疗胰岛素抵抗和糖尿病的药已经被发现用来减少卵巢产生的雄激素,帮助卵巢每月排卵,并且提高多囊卵巢综合征的女性的生育能力。

*症状*

由于排卵没有规律,患者可能经期不规则, 通常是经量过多或者停经现象。嗓音变粗、出现胡须或者是过多的体毛,雄激素过高可能是造成这些现象的原因。

有些女性发现自己皮肤上出现过多的像天鹅绒一样的深色斑块（称为黑棘皮症）, 还有的女性没有出现任何症状,只有在治疗不孕时被查出患有此病。

*治疗方案*

如果出现以上任何一种症状,应去看医生并进行体检。医生会寻找高浓度雄性激素的标志或者造成疾病的其他可能的原因。在进行诊断时,必须通过血液测试来查看激素水平。

治疗方案是根据症状的类型以及严重性来选择的。由于多囊卵巢综合征倾向于肥胖者和糖尿病患者,所以对于所有患多囊卵巢综合征的女性来说,健康的饮食和运动尤其重要。如果患者只是经期没有规律,那么只需要一些化妆技巧来改善患者面部的变化。另外,还有药物可以抑制造成毛发生长和痤疮的雄激素。

避孕药对于调节月经周期和治疗多毛症都是有效的。每月服用 10 天的孕激素片剂,女性将不会出现多毛症并且经期正常。

正常的月经周期可以降低患子宫内膜增生和子宫内膜癌的风险。

治疗不孕的方法包括使用克罗米酚来诱发排卵;这对于治疗女性的多囊卵巢综合征非常有效。加入二甲双胍（治疗糖尿病）更能够增加女性怀孕的机会。

### ●原发性卵巢功能衰竭

原发性卵巢功能衰竭是一种先天性基因异常:卵巢不能生长或者是生长异常的女孩到 18 岁还没有月经初潮,去看医生后 30%发现自己的卵巢不正常。

对于原发性卵巢功能衰竭的患者来说,一些或者全部的女性特征（如乳房)没有发育出来是由于缺少卵巢产生的雌性激素。

最普通的原发性卵巢功能衰竭类型就是特纳综合征—— 一种基因疾病。对于一些女性来说,这种疾病会造成比其他疾病更严重的影响。最严重的情况表现为:处于青春期的女性乳房和生殖器没有发育, 没有阴毛或者腋毛,并且体形小于其实际年龄应有的体形。

*症状*

通常情况下,在出生时畸形迹象不明显,到 16 岁没有月经初潮是原发性卵巢功能衰竭最初的迹象。许多正常的女孩到这个年龄或者在这个年龄之后可能也没有月经初潮,但是她们的体格发育会正常进行。

治疗方案

如果你已经超过 16 岁,但是仍然没有月经初潮,请去看医生。医生会对你进行身体检查,包括盆腔检查。医生也会寻找正常青春期发育的其他迹象并且检查你的生殖器是否正常。

医生会让你服用孕激素来检验你的卵巢是否能够产生雌激素。如果卵巢正常,服用孕激素将产生经血。血液检查能够确定激素含量是否正常,盆腔超声波检查能够确定卵巢是否存在。

用雌激素和孕激素治疗能够帮助患有原发性卵巢功能衰竭的患者长出乳房,但是不能改变无法生育的事实。一些女性需要通过外科手术来创造正常女性所具有的外部特征,有一些女性甚至需要通过建造阴道来进行性生活。

## 性

### ● 避孕及性病

发生性行为不仅会增加怀孕的风险,而且会增加患性病的风险。如果你不只有一个性伴侣,那么你患性病的风险就更大。

如果你不想怀孕,那么你和你的性伴侣必须使用一些避孕措施。戴乳胶或聚氨酯避孕套是唯一一种既能防止怀孕又可以预防性病的避孕措施,但是它也不是 100%可靠。

女性避孕套的有效性并没有如男性避孕套那样得到很好的证实,但毫无疑问的是使用女性避孕套比不使用避孕套要安全。除非使用避孕套,否则肛交和口交同样可以传播性病。

### ● 性治疗

女性的性问题与任何影响性的因素有关。许多夫妻发现性治疗对于确定和解决性压抑以及相关问题很有成效。

想要找到一位可靠的性治疗专家,你可以询问医生或者打电话到医院咨询。

### ● 同性恋和双性恋

同性恋或双性恋的男性或女性,通常在孩提有性意识时就已经意识到自己是同性恋或者是双性恋。大多数科学家认为同性恋或者双性恋是性取向的正常分类。在全世界不同文化领域内,有 5%~10%的人是同性恋;双性恋的数据则不明确。

与异性恋相同,同性恋和双性恋可能也需要通过心理治疗来解决一系列的生活上的问题。但是他们因为性取向的原因并不要求心理治疗。

对于男同性恋者或者女同性恋者的家人和朋友(PFLAG)来说,他们可以为男同性恋者或者女同性恋者提供信息并给予支持。

# 女性性功能问题

## ●性欲缺失

男性和女性都可能失去性欲,这是很常见的现象。性欲受许多因素影响,在一生中女性性欲强度都会有所波动,随着激素浓度、生育、工作责任以及和性伴侣的关系而发生变化。

一些女性意识到自己在生育后性欲降低了。部分原因可能在于激素分泌发生变化,部分可能是因为需要分心来照顾孩子。疲劳和紧张会影响人的性趣。心理问题或者情绪的冲突也会减少一个人的性冲动。失落、和性伴侣的冲突、对金钱的渴求、自我形象和健康问题都会降低性欲。

一些女性遭受性厌恶的困扰。在多年未能够体验到性需求后,她们立刻产生对性关系的强烈厌恶。其他一些性恐惧症可能与恐慌性疾病有关。

药物也能影响到性欲,包括用来治疗高血压、焦虑和抑郁的药物。性交时疼痛或者不适是性欲降低的另一原因。其常见的例子就是在性交时感到阴道疼痛。背部、盆腔或者是臀部的关节炎性疼痛是另外一些比较常见的例子。在性活动前 30~60 分钟服用止痛药非常有效。

一些女性在绝经前和更年期后体验到性欲降低。在她们的激素替代治疗法中加入雄激素可能会产生效果。女性也会分泌雄激素,虽然这种激素的浓度低于男性。和男性一样,雄激素通常也能让女性产生性欲。但是,不是所有的女性用雄激素治疗都能够增强性欲。

如果性生活需求的变化影响到你,你需要和医生交流。医生会帮你治疗任何可能的疾病并提供适合你的药品,或者是向你推荐性治疗专家。

## ●性高潮问题

一些女性性欲正常,但是在性交时很难达到性高潮。性高潮是性交时达到高潮的状态。多数女性不会仅仅通过性交就达到高潮,她们同时需要对阴蒂的刺激。

性高潮问题可能是由一系列原因引起的,并且和心理愧疚、对性伴侣不信任、与性伴侣出现矛盾以及自我形象不佳有关。疲劳或者任何新的药物也会影响你达到高潮的能力。医生会调整你的药物或者推荐给你相关的性治疗专家。

一则尚未被证实的理论表明,对于一些女性,阴蒂没有增大到足以形成刺激("女性阳痿")的程度。这种理论主张,治疗男性性功能障碍的方法,如西地那非(阳痿丸)也可能帮助解决女性无法达到性高潮的问题。

治疗包括学会如何通过手淫达到

满意的性高潮,以便告知你的性伴侣在性交时如何给予你刺激。治疗还会教会你如何处理心理问题、增加你和伴侣之间的交流、体验和分享参与的性快感。

## ●性交疼痛

性交疼痛是女性常见的现象。通常是因为阴道润滑程度的不足或者是因为前戏不足,又或者是更年期后雌激素浓度不高造成的阴道干燥。激素替代疗法和含有雌激素的阴道润滑剂或者是非激素的水基润滑剂能够缓解阴道干燥状况。

如果增加润滑剂不能减轻疼痛,那么你需要告知医生。医生会对你进行盆腔检查来确定你是否患有阴道感染、盆腔炎、子宫内膜异位症、卵巢囊肿、卵巢癌、子宫肌瘤或者子宫脱垂,所有这些疾病都可能造成性交时的疼痛。

另外一个导致疼痛的原因是阴道组织受到刺激,这种刺激可能由过敏反应造成。刺激包括:肥皂、清洁剂、灌洗剂或者是女性卫生产品,或者是子宫帽错置,或者是外阴切开术。阴道痉挛也能导致性交时的疼痛。

### 阴道痉挛

阴道痉挛是阴道壁肌肉不自主收缩的现象。这可能是导致性交时疼痛,或者在阴道插入卫生棉条及进行盆腔检查时难度加大的原因。

阴道痉挛更容易出现在受过性虐待女性的身上。造成痉挛的其他原因还包括害怕怀孕、缺少性经验或者是害怕疼痛。

如果出现阴道痉挛症状,请立即去看医生。医生可能会检查是否是由身体原因导致的,如果没有发现任何异样,医生会建议你进行治疗。治疗包括:通过谈话,帮助你克服恐惧;进行练习,帮助你熟悉自己的阴道并且让阴道感觉舒适。这些锻炼包括将手指或者棉条塞进阴道。

## 女性和暴力

## ●家庭暴力

家庭暴力是指由与受害者过去或者现在有较亲密关系的人故意实施的暴力或者是控制性行为。大多数(90%)的家庭暴力是男性施于女性的,儿童也受到影响。在美国,夫妻之间的暴力是所报道的造成女性伤害最为普遍的原因。

虐待者的目的是实施权力或者是保持控制权。虐待者会实施身体的、性的、心理的、口头的和经济制裁中的任何虐待的结合。许多受害者由于害怕(为自己或者是孩子)、经济限制、被社会隔离、希望改变或者是失败感而不愿公开有关被虐待的信息。

除了身体上的伤害,受害者可能会出现慢性疼痛的症状、创伤后心理障碍症、焦虑、失落以及滥用药物。

## 如果你是性侵犯的受害者

性侵犯,包括强奸,是指当事人违背自己意愿被迫进行性行为。强奸是犯罪。在一些国家,夫妻间或者是同性间这样的行为也能构成犯罪。对于女性,如果她们的阴道或者身体的其他腔道在性交时被强行进入,或者是使用其他物体进入,这也构成了犯罪。

如果你是性侵犯的受害者,那么拿起电话报警,并立即去医院的急救室,或者打电话给朋友,这样有人可以陪同你去医院。

因为在你的身体上留有受侵犯的证据,所以:

■ 不要洗澡、淋浴或者洗手;

■ 不要换衣服;

■ 不要刷牙或者漱口。

在医院,你会被要求描述性侵犯的过程。任何在你衣服上散落的头发或者是皮屑会被采集,以便警察可以将这些物证与嫌疑犯匹对。手指甲可能会被收集,因为指甲下可能留有罪犯的皮屑。

接下来,医生将对你进行检查。进行子宫颈抹片检查并且提取阴道和宫颈分泌物样本来检查是否患有性病,同时建立精子的血型库来帮助识别罪犯。你会被检查是否怀孕以及是否患有艾滋病。

与性侵犯有关的创伤通常会延迟受害者就医或者报警的时间。到那时,绝大多数身体上性侵犯的证据无法得到收集。如果你是性侵犯的受害者,一定要尽早去医院,这极其重要。

# 行为及情绪障碍

很多人将精神研究当成医学研究最后的前沿地带。随着科学技术的进步，科学家发明了多种技术，包括记录大脑如何工作的技术，探索人类思维、存储记忆、感知各种情绪的过程。

科学进步也改变了我们对行为或情绪疾病的看法。几百年来，西方文明总把精神和人体区分开来。尤其对于精神疾病，总不能像对待身体疾病一样来合理看待它们。历史上，人们总不将精神疾病当作是疾病，而把它们看成是一种性格缺陷——一种若人们有足够的意志力，就能克服的缺陷。

如今，这种观念已得到改变。我们认识到大部分情绪或行为障碍都与脑部生理因素、个人人生经历以及当前应激状况有关。

其中最重要的生理因素与脑部重要的化学物质活性有关。大脑有几十亿个神经元，它们通过化学信号相互交流。

化学信使在神经细胞间移动，引发或减弱电脉冲。神经递质就是一种十分重要的化学物质，它包括去甲肾上腺素、多巴胺、γ-氨基丁酸和血清素等物质。

医生认为正是因为在大脑重要位置的某种神经递质过多或过少，才会引发多种情绪或行为障碍。神经化学活性是人类思维过程、情绪体验、记忆及知觉等所有大脑活动的基础。

有时某些患者精神障碍的倾向与遗传有关。有些精神病的遗传成分十分明显。比如，研究发现，若同卵双胞胎中一人有狂躁或抑郁症，那另一人有这种病症的概率为80%。即使同卵双胞胎在出生时就由不同家庭抚养，生长在完全不同的环境中，若其中一人有狂躁或抑郁症，另一人患此类病的概率也比常人高。抑郁、焦虑、滥用药物、药物成瘾等都有强烈的遗传倾向。

同时，我们也已清楚地认识到，与脑化学相关的遗传生理因素并不是产生所有行为和情绪疾病的唯一病因。即使在生理上，某人易患某种行为或情绪障碍，但与家人朋友的关系、经济及工作状况、应激事件等也对引发这种障碍有很大的影响。简单来说，大脑中的化学成分让我们容易出现某种情绪障碍，而我们的生活经历则会强化这种倾向。

情绪障碍和正常的生活经历间有一条细细的分界线。很多人有时会因为应激或失败而出现焦虑或沮丧的情绪。有时,家庭或文化环境会强烈影响我们的行为和情绪反应。

精神科专业人员定期对精神科领域进行评估,并公布一套广泛的标准——《诊断和统计手册》(DSM),帮助医生对行为和情绪障碍进行诊断。本章主要依照 DSM 第四版的诊断标准,向读者介绍最常见的行为和情绪问题,以及普遍接受的治疗方法。

## 治 疗

在很多精神障碍疾病病例中,患者脑部的化学物质都发生了改变,因此这成了医生治疗精神障碍的主要突破口。让脑中异常化学物质正常化的药物,在精神疾病治疗中起了很大的作用,能使患者病情有极大好转。

但是,药物并不是治疗行为和情绪障碍的唯一办法,因为有些药物对治疗某些疾病并没有什么效果。对很多人来说,行为治疗、认知治疗、心理疗法和精神分析能有效辅助药物治疗,而有些疗法甚至不需与药物治疗结合,也有疗效。

"psychotherapy(心理疗法)"一词在希腊语中指"治愈灵魂"。心理疗法有多种形式,包括精神分析、心理咨询、家庭疗法、集体治疗等。

心理疗法的学派也有很多,因此在接受心理疗法时,我们最好要先了解治疗师的理论方向,了解他们采取某种治疗方法的原因。

我们的治疗师可以是各种健康专业人士。我们的医生能向我们推荐合适的专家,帮我们评估自己的问题,找出正确的治疗方法。

## 治疗种类

### ●心理疗法

心理疗法有几种不同的形式。心理分析的理论基础是,患者幼年的精神创伤(常与遗弃或失败有关)在成长过程中被抑制住,然后在成年后以情绪障碍的形式重新表现出来。

医生通过心理分析,旨在帮我们发现潜意识中的冲突,以此摆脱这些冲突对我们的控制。这种心理分析疗法通常需要我们每星期至少要与治疗师见一面,而且可能要持续几年的时间。治疗时,我们躺在躺椅上,而治疗师坐在躺椅后我们看不到的地方,给我们做治疗。

接受心理动力治疗时,我们通常每星期要与治疗师见 1~2 次。这种疗法对处理自卑、难以与人保持亲密关系、难以与权威人士相处、持续抑郁或焦虑等状况,十分有效。在进行这种治疗时,治疗师一般与我们面对面相向而坐。若问

## 到哪儿寻求帮助

若反复出现紧张的想法或感觉,并影响到了我们的日常生活,或者遇到睡眠障碍,注意力难以集中,不能与家人、朋友很好相处,我们需要看医生。有时精神上的苦闷是生理疾病的征兆,医生会给我们做测试,排除我们患其他疾病或障碍的可能性。我们可能需要精神科医生为我们做心理评估。要使自己的心理治疗有效,我们需要与治疗师建立良好的关系。因此,让医生给我们推荐两至三位治疗师,与每位治疗师谈一谈,再确定人选。下表列有部分能给我们提供行为和情绪障碍治疗的医生及其他健康专业人士。

| 治疗师 | 资质与治疗方法 |
| --- | --- |
| 精神科医生 | 医学博士,或具有医学学位的医生,且有四年精神病学研究生学习(住院实习)经历。通常专注某领域的某个专业,如成瘾治疗,或专门治疗青少年、儿童或老年疾病。达到职业标准后,获得由美国精神病及神经病学委员会办发的资格证书。可以为患者开处方药,接收患者入院治疗。 |
| 精神分析师 | 接受了精神分析培训的精神病科医生或心理医生。精神分析是一种心理疗法,理论依据认为引发情绪问题的原因是我们的人生经历。精神分析师是医学博士,可以为患者开处方药,接收患者入院治疗。 |
| 心理医生 | 有学位,接受过处理情绪问题的高级训练,但不是医学博士。大部分心理医生都是哲学博士,接受过博士后培训。他们利用心理疗法或催眠等其他治疗方法为患者做治疗,但不会开处方药,也不会为患者做身体检查。 |
| 精神科社会工作者 | 在某些社会治疗领域,如药物滥用或家庭疗法等方面,接受过特殊训练的人,不是医学博士。他们不能开处方药,也不会给患者做身体检查。 |
| 精神科护士 | 具有高级学位的注册护士。他们可能接受过多种心理疗法的训练,有相关资格证书,可以独立或在医生监督下对患者实施心理治疗。 |

题比较复杂,难以在短时间内解决,这种治疗也可能会持续几年的时间。在进行心理分析法治疗时,治疗师也会将重点放在我们过去的经历对目前生活的影响上。

人际关系治疗会借鉴心理分析中的一些技巧,但主要关注我们目前的社会环境和人际关系,而不是以前的经历。这种疗法一般每周一次，持续 3~4 个月，主要用于解决自卑问题。

● **认知疗法**

认知疗法的理论基础是，错误的思想导致不愉快感觉的产生。在接受认知疗法时，治疗师会引导我们更加积极地看待问题。这种治疗一般一周一次，持续时间少于六个月。在有些情况下，有些人还要再接受半年至一年的治疗，时间间隔为一个月。

在治疗中，治疗师可能会要求我们演练某些情境，然后说出当时的想法和感觉。通过这种方法，我们能看清楚主导自己行为的惯性思维，了解自己有时夸大了事实。比如，有些人比较胆怯，不敢在街上和熟人打招呼，因为他/她觉得焦虑，不想受伤害。这些人在意识中认为自己会遭到冷落，因此不愿意和熟人接触。了解在害羞感觉后潜藏的真实想法后，他/她可能会从另一角度来看待这种情境，因而改变自己的行为。

● **行为疗法**

行为心理疗法与认知心理疗法有相似之处，但更关注所有行为下掩藏的激励效果和不良后果。

行为疗法的主要理论基础是，我们

## 选择治疗师时要讨论的问题

无论选择哪种形式的治疗，都要向初级护理医生咨询。在治疗时，我们可能会向治疗师透露一些私密的信息，因此要选择那些让我们感觉安心可靠的治疗师。所以在做出选择之前，需要与不同的治疗师会面，然后再做决定。治疗师与我们见面，一般都会收费。以下是在会面时，我们可以问治疗师的问题。

■**你专攻哪种形式的治疗？**若想了解更多这种治疗的信息，可以让治疗师推荐一本与之相关的书。

■**每次会面时，治疗师一般怎么做治疗？**它能让我们了解自己是否满意医生的治疗方式。比如，有些治疗师大部分时间都在听我们说，而有些则更积极，会提出一些尖锐的问题或说法。而且，治疗时可能只有治疗师和我们自己，但有的可能是采取小组讨论的方式。

■**疗程一般有多久？** 多久接受一次治疗？

■**能推荐或开一些治疗病症的药物吗？**

■**接受何种教育后让你有资质实施这种治疗？**有些治疗师需要具有某种学历背景，才被允许实施某种治疗手段。

■**你接受我的医保计划吗？** 因为各种医保计划对精神科医生提供医疗服务的收费和种类，有不同的限制，因此在选择治疗师之前最好先向保险公司咨询。

## 催眠

催眠是一种帮助我们集中注意力、重新思考问题、放松、接受有益建议的方法。催眠没有什么魔力，它主要依靠我们集中注意的能力和对治疗师的信任程度。催眠能改变我们对疼痛或其他感觉的感知，帮我们控制自己的情绪和生理反应。没有什么证据表明，可以通过唤起儿时回忆来进行催眠。

催眠能帮助人们减轻癌症引起的慢性疼痛、经痛和头痛，让体力劳动和分娩不那么痛苦，减少手术时药物的用量，缩短术后恢复时间。有证据表明，催眠也能缓解肠道易激综合征，有时还能缓解哮喘的症状。

通过催眠，有些人能控制一些想摆脱的行为，如吸烟、尿床、咬指甲、磨牙、恐慌症、饮食过量及难以入睡等。催眠还有助于解决牛皮癣、荨麻疹、疣等皮肤症状。

若对催眠感兴趣，可以向医生或心理医生咨询，催眠疗法对我们是否有用。

---

学会某种行为方式，是因为以前在做这个行为时，受到了某种激励。所有行为都是通过正强化习得或调节的，而通过正强化可以淡忘或用其他行为来代替原来的行为。在这种治疗中，治疗师可能会帮人们不断练习他们恐惧的行为，以此强化他们控制这种行为的能力。

比如，如果孩子不愿按时上床睡觉，要通过熬夜来引起他人的注意。行为心理治疗师可能会制订一个计划来矫正这种行为，该计划分成若干部分。若孩子按时上床睡觉，就给他们以奖励，如讲个故事等。此外，还会采用负强化措施，若不按时睡觉，就会给予惩罚。

### ● 集体或家庭治疗

在集体治疗中，治疗师会帮助一群有同样问题的人同时做治疗。对有些人来说，集体治疗会减低他们的焦虑程度，这比与治疗师单独面谈有效果，因为集体中其他成员能给他们支持。

集体治疗让我们明白其他人也有和自己一样的问题，这有助于缓解我们的孤独感，降低我们的自我意识。小组中其他人分享的感觉和经历，可能会给我们以启发，让我们更了解自己以前和现在的经历及人际关系。

治疗师在集体治疗时的任务是确保大家的安全，让大家相互支持。心理分析、人际关系、行为、认知疗法都可以在集体治疗时采用。

家庭疗法是最常见的集体治疗方法，小组成员来自同一家庭。家庭治疗师让家庭成员了解他们的哪些行为如何会给大家带来影响，包括那个将大家集合起来接受治疗的人的行为。通常不仅仅是这个人需要帮助,其他人也是如此。有时只有家中所有成员的行为都做出了改变,那个人才能有所改变。

比如,在家庭治疗中发现,家中的年轻人不能独立生活,而父母间的关系很差。父母不想女儿或儿子长大,不想他们离开家独立生活,因为这样父母就必须要直接面对他们自己的矛盾。

在其他情况下,精神病患者的家人需要他人帮助,以应对精神病患者对他们生活的影响。

## ●药物治疗

情绪调节药物对多种症状都有治疗效果,这些症状包括轻度抑郁和焦虑症、重度抑郁、强迫性精神障碍、惊恐障碍、狂躁症、人格障碍和精神病等。

## ●生物反馈疗法

生物反馈疗法是一种测定身体特殊反应(如心跳或呼吸),并以声音或光的形式反馈给我们,让我们了解自己身体反应,学会控制这些反应的方法。我们可以通过放松和认知技巧来调节我们的反应。

## ●放松疗法

此种应激管理方法参见本书相关内容。

## ●电休克疗法

电休克疗法(ECT),又叫作电击疗法,也常称为休克疗法,对于治疗重度抑郁、狂躁症的狂躁期有作用,偶尔对精神分裂症也有治疗作用。在紧急情况下,也用于防止人们的自杀行为。

在治疗前,医生会给我们使用肌肉松弛剂,并注射普通麻醉药让我们失去意识。医生还会使用其他药物控制我们的心率,随时供应氧气,以防呼吸停止导致身体因缺氧而受伤害。

医生将两个电极放在我们的头皮上,让持续1~2秒的小电流通过电极,这会引起痫性发作。当我们在20分钟后醒来时,会感觉肌肉酸痛,头也可能出现轻微疼痛。

这种治疗每周会重复2~3次,持续几周,直到症状缓解为止。轻微失忆是这种治疗最常见的副作用。

因为在接受电休克疗法时,我们处于无意识状态,所以我们对这种治疗没有任何记忆。虽然研究人员无法说清楚这种疗法到底如何起作用,但研究发现它能减少某些人抑郁或躁狂发作的次数。

# 情绪障碍和焦虑症

## ●抑郁症

很多人在经历失败后，会暂时表现出情绪低落或正常的伤心情绪。大部分人在几天或几周内就能恢复，日常生活不会受到严重影响。但是对有些人来说，抑郁是一种极其痛苦、让人虚弱，有时甚至威胁生命的一种疾病。有心脏病或癌症等其他病症的人，患上抑郁症会增加他们死亡的风险。

若我们患上了抑郁症，不要觉得仅自己一人患这种病。每五个成年人中，至少有一个在人生的某个阶段都患过严重的抑郁症。每年有 4%~8% 的女性患抑郁症。

抑郁症一般发生在人生重大转变时期，如离婚、从青春期进入成年期等。有些人由于爱人离世，感到伤心和失落，如果这种情绪长时间存在，且让人变得虚弱，就演变成了抑郁症。有些人抑郁症发作并没有明显原因，另一些人则会反复发作。

抑郁症发作平息后，不继续接受治疗的人中，有一半会复发。有些抑郁症每复发一次，就会加重一次。如今我们已有强有效的抑郁症治疗方法。

抑郁症有几种形式：重郁症、躁郁症、季节性情绪失调和精神抑郁。精神抑郁是一种轻度抑郁症，不像重郁症那样会影响日常生活，但其常持续很长时间（两年或两年以上）。精神抑郁表现的

---

## 抑郁症诊断问卷

若不确定自己是否得了抑郁症，可以用下列问题来评估，用"是"或"否"来回答。

1　我总是感觉心灰意懒、忧郁、难过。

2　以前喜欢的事，现在不再喜欢。

3　我很自卑，想过自杀。

4　觉得自己没用，没人需要自己。

5　体重在减轻。

6　晚上睡不好。

7　焦躁不安，不能静下来。

8　脑子没有以前清楚。

9　莫名感到疲倦。

10　对未来绝望。

若前两个问题答"是"，而且这种症状至少持续两周，我们可能患上了重郁症。若感觉抑郁，且问题4至10中有两题答案为"是"，那我们可能患有轻度抑郁症。向医生说明这种情况。

不管其他问题答得怎样，如果第三个问题答案为"是"，要立即打电话向医生或自杀热线求助。

症状与重郁症类似,但程度较轻。不过精神抑郁患者有得重度抑郁症的危险。

### 哪些人容易得抑郁症?

最容易得抑郁症的人群包括:

■压力大的人群,如经历爱人离世,或人生出现重大消极改变(失去工作)的人。

■家中有抑郁症患者。这种疾病可能会遗传。家庭环境及社会关系也有影响。

■有如焦虑症、强迫性精神障碍等心理疾病的人群,滥用药物和酗酒、尼古丁上瘾、创伤后应激障碍、饮食失调等人群。

■有严重生理疾病的人群。

■服用引发抑郁症状药物的人群,这些药包括镇静剂及调节血压和心率的药物等。

### 抑郁症患者的性别差异

女性患轻度和重度抑郁症的概率是男性的两倍。世界各地各收入阶层、各学历背景的人群都有这种性别差异。科学家尚不能解释这种情况出现的原因。没有有力的证据表明基因或激素引发这种差异。

尽管真正得产后抑郁症的很少,但很多妇女在生产后会出现短暂的抑郁情绪。女性在生理期时也会出现短暂的抑郁。

### 有关抑郁症的理论

心理分析师认为成年抑郁症患者因早期父亲或母亲去世、离异或不再关注自己,而感觉失去了他们,因此感到伤心。在之后的生活中,任何抛弃或失败都会引发某种延迟的悲伤反应。

行为治疗师把抑郁看成是习得行

## 抑郁症不治疗会复发的风险

下图呈现的是抑郁症发作过,若不再服用抗抑郁药,抑郁症复发的概率。

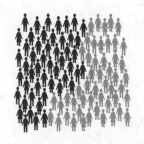

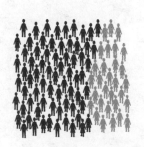

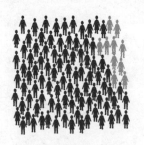

抑郁症发作过一次且不服用抗抑郁药的人中,50%出现抑郁症复发现象。

抑郁症发作过两次且不服用抗抑郁药的人中,70%出现抑郁症复发现象。

抑郁症发作过三次且不服用抗抑郁药的人中,90%出现抑郁症复发现象。

## 自杀的预兆

自杀是所有年龄段人群中十大常见死因之一。若我们认识的人说要自杀，我们得认真对待这个事情，要向专业人员求救。很多威胁或尝试自杀的人，都十分孤独。这时身边出现一个关心他们的朋友，可能就可以劝阻他们。我们可能会觉得侵犯了他人的隐私，但是要知道我们可能在挽救一条生命。

和想自杀的人保持紧密联系，督促他们看医生。如果他们不愿意，我们可以主动联系医生、精神科医生或拨打当地自杀热线，寻求帮助。

大部分自杀者都是成年人，但是现在青少年自杀率也在以惊人的速度上升。成年人常因为患有抑郁症、惊恐症、精神分裂症或药物滥用而自杀。但是，有许多自杀者根本不知道自己患有以上病症。

若我们感觉自己有自杀的倾向，那么：

■打电话给医生或自杀热线，或去医院急诊科寻求帮助。

■请医生为我们推荐精神科医生做治疗。精神科医生都受过专业训练，能帮我们梳理那些看起来无法克服，但其实可以解决的问题。

有些人从不对人说自己在思考自杀的问题，但是从他们的行为上能看到一些征兆。若发觉有人表现出以下这些征兆，主动帮助他们。这些征兆包括：

■**抑郁**　在自杀前，可能会出现疲惫、悲伤等抑郁的症状，且对日常活动也失去兴趣。

■**喜怒无常**　情绪出现极端变化，尤其是从抑郁突然变得冷静而坚定，这可能意味着某人准备要自杀。

■**危机**　抑郁的人在面对痛苦的事情时，可能会出现自杀的想法。

■**逃避社会**　若发现我们或我们认识的人不再参加日常活动，不愿与他人有联系，要寻求帮助。

为的结果。他们认为抑郁症患者从所受教育和自身经历中了解到，他们不能改变任何事情，他们不再尝试去做改变，因此压抑自己。

认知理论认为大部分抑郁源自于人们错误的想法，他们觉得自己毫无用处，世界充满敌意，未来毫无希望，任何不幸都是对自己的惩罚。

*症状*

重度抑郁症发作的时间可能持续几星期，也可能是几年。重度抑郁症患者会感觉极度悲伤、绝望、内疚，认为自己没用。他们对未来不抱希望，可能会反复考虑与死亡和自杀有关的事情。他们有时会出现妄想的症状，觉得自己会因犯重大罪恶而受惩罚，或者因不治之症而死亡。

有些抑郁症患者只是远离人群，对生活失去兴趣，失去感知愉悦的能力。抑郁症患者可能会变得烦躁、易怒，不能集中注意力，甚至不能做很小的决定，会反复思考同样的几种想法。他们可能会因为抑郁使自己丧失某种能力，所以感觉意志消沉或内疚，因此造成恶性循环，使抑郁更加严重。

约50%重郁症患者和90%最重度抑郁症患者都会出现某些生理症状，最常见的是食欲不振（但有些患者胃口极佳）、失眠（但有些患者嗜睡）、背痛、头痛、胃痛、便秘、疲倦等。

15%重郁症患者有精神异常，通常会妄想（如有被警察追捕等荒诞的想法），有时也会出现幻觉或思维不连贯的现象。他们的妄想包括假想的贫困、生理疾病或道德上的罪过等。

精神抑郁患者常出现烦乱、呆立不动、便秘、焦虑及失眠等症状，相比而言，非精神抑郁患者出现得较少。而精神抑郁患者自杀的风险也更大。

*治疗方法*

若我们患了抑郁症，我们的初级护理医生一般通过谈话和药物相结合给我们做治疗。有些人需要看心理健康专业人士。抑郁症治疗能有效治疗患者的病症。药物和精神疗法可以缩短抑郁症发病的时间，减少复发的概率。

### ●抗抑郁药

目前有多种有效的抗抑郁药。约2/3的抑郁症患者在服用药物的3个星

## 重症郁症患者自杀的危险

美国人一生中，重症抑郁患者自杀的危险相当高。

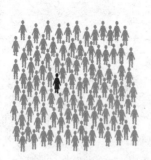

每100个正常人中有一人会自杀。

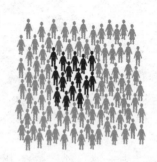

每100个重郁症患者中有15人会自杀。

## 抑郁症:布罗特曼医生的建议

我们所有人都会有情绪低落的时候。正常情绪低落和临床抑郁症的不同在于症状持续的时间和严重度。若出现睡眠、食欲、能量水平、注意力和积极性的改变,不能让自己快乐起来,老是想着死亡等情况且持续两周以上,就需要就医。如今医生不再认为了解为什么感到抑郁(如失去工作或失恋)能影响治疗的效果。若使用抗抑郁药对治疗抑郁有效,就不必考虑是否弄清引发抑郁的原因。用药物治疗抑郁症的治愈率接近80%。但是,抑郁症可能会持续发展或复发,尤其是当家中其他人也患抑郁症时,这种概率更大。复发的抑郁症通常需要更长时间的治疗。

安德鲁·W.布罗特曼 医生
贝斯伊萨莉尔执事医学中心
哈佛医学院

期内,病情有所改善,但是这些药物的价格和副作用都不一样。医生还会开其他的处方药以治疗情绪异常,有些药可以混合使用。

医生会帮我们选择最佳的治疗方法,疗程一般是6~12个月。若抑郁症复发,医生可能会建议我们无限期使用某一剂量的药物。

下面介绍三类主要抗抑郁药物:选择性血清素再吸收抑制剂、单胺氧化酶抑制剂、杂环抗抑郁药。

选择性血清素(SSRI)常用的 SSRI 包括氟西汀、帕罗西汀、舍曲林。SSRI 和杂环抗抑郁药一样有效(疗效并非比杂环类更好)。

和其他抗抑郁药一样,SSRI 常需

## 忧郁症患者的生活

"我觉得一切都没有希望。早晨感觉很不好,晚上吃了安眠药,早上昏昏欲睡;下午最糟糕,3点钟开始,我就会有恐怖的感觉,一些有毒的浓雾开始卷入我的脑子,迫使我上床睡觉。我在床上要躺六个小时,浑身麻痹,动弹不得,只能两眼盯着天花板,等待夜晚的降临。到晚上时,这种刑罚会神秘地缓解,我能吃点东西,然后我像机器人一样,再上床睡一两个小时。"

威廉·史泰龙《看得见的黑暗:走过抑郁症的心路》纽约:兰登书屋 1990年
P58

## 杂环抗抑郁药和选择性血清素再吸收抑制剂脱瘾症状

长期服用杂环抗抑郁药（HCA）或选择性血清素再吸收抑制剂（SSRI）的患者，若突然停止服用这种药物，会出现脱瘾症状。HCA的脱瘾症状表现为头晕、恶心、头痛、疲惫、梦幻、易怒和眩晕。SSRI的脱瘾症状除了上述症状外，还包括盗汗、睡眠障碍、闪痛、失忆。因此，医生建议我们渐渐减少这些药物的用量，以达到最终停药的目的。若停药后出现上述症状，应及时联系医生。

要几个星期才会完全显示效果。产生的副作用包括烦躁、射精和性高潮推迟、性兴趣和性反应降低。最好在早晨服用这种药物，因为在睡前服用会影响睡眠。

单胺氧化酶抑制剂（MAOI）副作用很强，很少作为抑郁症治疗的首选。MAOI会引起头晕、失眠、阳痿。若食用红葡萄酒、咸菜和某些奶酪等含酪胺的食物，这类药物会使人们血压升高，十分危险。服用MAOI时，忌服苯乙肼、强

### 替代疗法：贯叶连翘

贯叶连翘是一种草药，通常用于抑郁症自然疗法中。虽然它没有严重的副作用，但没有科学研究能证实它的疗效状况。在有些欧洲国家，在治疗抑郁症上，这种草药比常见抗抑郁药使用广泛。若决定尝试用贯叶连翘来治疗忧郁症，要先通知医生；若之后决定停止使用贯叶连翘，也要让医生知晓。

内心百乐明和异唑肼等药物。

MAOI 对于其他药物治疗无效的抑郁症，尤其是惊恐症，有一定的疗效。有一组新单胺氧化酶抑制剂，包括司来吉兰和甲氯苯酰胺，不限制我们食用含酪胺的食物。

杂环类抗抑郁药（HCAs）以前众所周知的三环抗抑郁药，早在20世纪60年代就开始被用来治疗抑郁症，并被广泛使用。医生常开的HCAs包括阿米替林、丙咪嗪、去甲丙咪嗪、去甲阿米替林、多虑平、普罗替林、曲唑酮等。HCAs能增强大脑中两种神经递质——去甲肾上腺素和血清素的效用。65%~85%的抑郁症患者服用HCAs后病情大有好转。有些HCAs有镇静作用，得在晚上服用。

虽然在服用HCAs后，睡眠和食欲立即得到改善，但它在服用几周内才会真正开始起作用。根据血液中药物的浓度，医生会对剂量进行调整。与SSRI相比，HCAs一样有效，而且更加便宜，不过更可能引发副作用，若服用过量，更有危险。最常见的副作用是

口干、视力模糊。

其他副作用包括体重增加、便秘、排尿困难、体位性低血压(突然站立或坐起,使得流入大脑的血液减少,引起头晕)等。医生一般不会给心脏病患者开 HCAs,因为它们会扰乱心律。不同的 HCAs 有不同的副作用,因此若我们受副作用困扰时,医生可能会给我们换药。

● 惊恐症

惊恐症患者会突然无故出现极度惊恐或焦虑的症状。有时一天会出现几次恐慌的症状。惊恐症十分常见。虽然原因不明,但这种病症容易遗传。虽然惊恐症可能会在任何时候发作,但第一次发作的时间常出现在 20~30 岁。

个人失败、重大变化或疾病常引发惊恐症。有些人在人群中或在幽闭空间内,容易出现恐慌。

女性患惊恐症的概率是男性的 2~3 倍。当出现恐慌时,人脑边缘系统特定区域会突然变得十分活跃,急需大量养分(如糖分和氧气)。

症状

精神科医生为惊恐症设定了以下诊断标准。

■ 心怦怦跳、出汗、颤抖、呼吸困

## 狂躁症患者的生活

"我决定要去其他地方玩玩。迈克尔想去看望在新泽西的家人,我想'为什么不去呢?'我不想乘坐一般的航班,所以我们租了一架里尔喷气机。我们先去芝加哥,再去新泽西,最后去纽约,在纽约我迷上了迪克·卡维特秀。此时,我租的里尔喷气机正在新泽西机场等我,计费器在不停地跳动。我根本不记得它在那里等我,因为我在做其他疯狂的事情。"

"在秀场,我告诉迪克·卡维特和几百万电视观众,我怀孕了,我要在巴斯托和巴克尔斯菲的沙漠里造一座方舟。我竟然在全国观众面前丢脸。"

"认真总结那段丢脸的意外并没有停止我的疯狂行为。我决定在棕榈泉租间房子,住几个月,让自己冷静冷静,但是我突发奇想,又飞去了拉斯维加斯。也不知道什么原因,我又租了架计时收费的飞机。我遇到一个女人,她以前是这架小型飞机的服务员。她告诉我她很可怜,她跟她的孩子都没有地方住。所以我让他们跟我住一起。不久,我在餐馆遇到了另一个女孩,也让她来跟我们住一起。虽然后来已没有钱,但是我还是不停地开支票。"

帕蒂·杜克和格罗瑞亚·霍克曼《非凡的疯狂行为:双相障碍患者的生活》

纽约:矮脚鸡图书公司 1992年 P26-27

难、有窒息的感觉、胸痛、恶心、头晕,恐惧死亡、发疯,有不真实的感觉,四肢发麻或刺痛,忽冷忽热,出现以上至少四种症状时,间歇性、突发性极度恐惧或焦虑在 10 分钟内达到最高点,并在 30~60 分钟内消退。

■一直担心恐惧再次发生。

■行为明显改变,比如躲避某些场合,对酒精或其他物质产生依赖。

因为惊恐症的症状与甲状腺功能亢进或嗜铬细胞瘤等疾病的症状相似,医生需要首先排除患者出现这些疾病的可能性。有惊恐症症状的患者可能会担心自己有心脏病等生理疾病,所以在未确诊前可能会看很多医生。在这种情况下,他们可能会被误诊为患了疑病症,因此得不到正确的治疗。惊恐症患者自杀率很高,因此该病的诊断和治疗十分重要。

### 治疗方法

药物和心理治疗相结合,能有效治疗恐慌症,症状完全缓解率为 80%~90%。医生开始可能会向我们推荐抗焦虑药,帮我们克服对恐慌症发作的恐惧。杂环抗抑郁药和选择性血清素再吸收抑制剂对治疗也有帮助。

医生通常也采用放松技巧、生物反馈技术、支持疗法和认知疗法来治疗恐慌症。

### ●恐惧症

恐惧症指某人在遇到普通的物件、活动或情形,感到难以理解的恐惧,因此该人会避免自己害怕的事物。

恐惧症是最常见的焦虑症,所有年龄段和各组收入水平中 5%~13%的美国人患有这种病症。各年龄段的女性都容易得恐惧症。

### 症状

恐惧症会影响我们生活的方方面面,包括我们的工作和社会交往能力。当遇上我们恐惧的事物或情形时,我们就会突然出现持续的令人难以理解的恐慌、恐惧或惊吓。通常我们知道这种恐惧不正常或不理性,但我们控制不了自己。

最常见的恐惧症是广场恐惧症,患者害怕待在公共场所,会感觉自己无法逃脱。恐高症是站在高处,无端感到害怕。幽闭恐惧症指对密闭空间感到害怕。有些人对某种动物,如蛇或蜘蛛,感到极度害怕。

很多人在有些情况下,会感到轻度恐惧或不适,这很正常。但是,当这种恐惧和焦虑变得无法控制,且影响到我们的日常生活——比如拒绝去公共场合或乘坐电梯,这就可能是恐惧症,需要接受治疗。

### 治疗方法

若怀疑自己有恐惧症,请医生向我们推荐治疗师。绝大多数的恐惧症通过治疗,可以消除。与很多精神病不同,恐惧症一旦克服,通常终身不会复发。

一种有效的治疗方法叫作脱敏治

疗或暴露治疗,即让我们慢慢地(系统脱敏治疗法)或猛地(满罐疗法)接触我们恐惧的事物,以此治疗恐惧症。治疗师先教患者放松技巧,然后在治疗室里让患者边练习放松技巧边想象引发焦虑的情形。治疗师会让患者重复练习,可能会给患者看图片或录像帮他们想象自己恐惧的事物。

最后,治疗师让患者在真实的环境里面对自己惧怕的事物,在必要的情况下使用所学的放松技巧来应对这种事物。这时治疗师一般会在患者附近观察,防止发生意外。大部分恐惧症无须药物治疗。

## ●季节性情绪失调

季节性情绪失调(SAD)患者在深秋时会感觉悲伤、抑郁、疲惫,这些症状到春天才会消退。这种疾病出现的原因是缺乏光照,尤其是在地球最北和最南端,即冬天夜晚很长的地方,最容易出现。全美估计有 1000 万 SAD 患者,女性与男性患者的比例为 4:1。

### 症状

除了在冬季感觉抑郁和昏昏欲睡

外,患者可能会感觉头痛,胃口增加。他们可能对以往感兴趣的活动失去了兴趣,变得嗜睡、沉默寡言、感觉烦躁或不能集中注意力。这种症状持续出现两年,才会被诊断为 SAD。

### 治疗方法

抗抑郁药,尤其是选择性血清素再吸收抑制剂,能有效治疗 SAD。光照疗法(光线疗法)和药物一样有效,且副作用小。接受光照疗法时,患者坐在离特殊明亮光源约 1 米的地方接受光照,以此来弥补冬天阳光光照不足的情况。患者接触光源时,偶尔要直视它。用于治疗的光,强度是普通室内光照的 5~50 倍。有证据表明,光照强度越大,治疗速度越快。

大部分 SAD 患者在接受光照疗法后 2~14 天,病情有所好转。若光照治疗停止,SAD 通常会很快复发。

虽然光照疗法对大部分人来说十分安全,但有些患者会因此感觉视疲劳、头痛、失眠或易怒。缩短光照时间或治疗时离光源远些,常能解决这些问题。在白天阳光最强时,到外面走走,这有助于该病症的治疗。

## 精神病

精神病,又叫作思维障碍,其特征是患者大量扭曲事实。精神病患者通常有如下特征:

■妄想——坚信错误甚至不可能

的事情,比如认为自己是某一历史人物(如圣女贞德)。

■幻觉——听到或看到不存在的事物。

## ●精神分裂症

精神分裂症是一种严重的精神疾病，其特征是患者出现妄想和幻觉，丧失情绪表达能力，精神错乱，胡言乱语。这是最常见的精神病。

精神分裂症患者若不接受治疗，会与日常生活脱离开来，进入一种虚幻的世界，表现出怪异的行为。精神分裂症常在青少年期开始发作，全球约有1%的人患有这种疾病。

医生将精神分裂症分成三大类：①偏执型精神分裂症，患者有被害妄想或妄想自己十分伟大（我是世界之王）及幻听；②紧张性精神分裂症，患者可能会停止行动或说话，然后又突然变得十分激动；③错乱型精神分裂症，患者语无伦次，要么表现出不恰当的情绪，要么面无表情。

引发精神分裂症的原因还不清楚。但遗传因素十分重要，若双亲均为精神分裂症患者，孩子患该病的概率为40%（人类患此病症的概率为1%）。虽然原因尚不清楚，但二月份或三月份出生的人患精神分裂症的风险较高。

### 症状

精神分裂症的症状会慢慢发展（虽然也会突然产生），通常首先表现出的是外表邋遢、不合群或在工作或学校的表现变差。

精神分裂症会时好时坏，具有周期性。在复发时，思维会错乱。精神分裂症患者可能会妄想自己有超能力，或是著名的英雄人物。他们可能会幻听，感觉有人在辱骂他们或给他们指示。

这类患者可能会妄想他人在偷听且偷走他们的思想。他们说话时会用一些荒诞的韵脚或自己创造的词，会很快转移话题，话题间并无逻辑联系。这些

## 精神分裂症：多瓦特医生的建议

我发现很多家长将精神分裂症的早期症状与正常的青春期叛逆，或药物使用弄混淆。精神分裂早期症状常出现在15~25岁的青少年身上。因为研究发现，此种疾病越早发现，越容易治疗。所以我建议，如果家长发现孩子突然出现明显的行为变化，需要考虑向医生做专业咨询，医生可能会推荐他们咨询精神科医生。不管怎样，过分小心比忽视潜在问题要好。

罗伯特·多瓦特 医生
剑桥医院
哈佛医学院

## "精神崩溃"是什么意思？

"精神崩溃"曾用在精神病患者身上，有时也指人因极度抑郁或焦虑，不能做正常的事。如今，这个词对于精神健康专业人士来说已没有意义，因此不再使用。

患者可能寡言少语，表现出不得体的行为，很少展现自发性的情绪。

精神分裂症最严重时，患者可能会伤害自己，试图自杀或对他人施以暴力。

通常人们会误以为精神分裂症患者有人格分裂，即他们同时具有两种或多种不同的人格，且会交替出现。人格分裂症患者很罕见，但他们与精神分裂症患者不同。

*治疗方法*

若患者看起来十分不安，不要让他们单独待着。在有些情况下，让精神分裂症患者安静下来的唯一办法就是强制他们入院治疗。

尽管精神分裂症仍是一种难以治愈的严重疾病，但如氟哌啶醇和氯丙嗪等抗精神药能大大改善他/她的症状。抗精神药能有效减少幻觉和妄想症状，帮助患者有逻辑地思维，但是要让这些药发挥最佳效果，需要长期坚持服用。这类药物还能预防病情复发。

在服用抗精神药的前几周，患者会出现口干、视力模糊，甚至排尿困难的现象，这是抗精神药的副作用。长期服

## 精神病与暴力：伯勒斯医生的建议

当有人患有精神病，即当他们脱离现实，想象不真实的事情，看到或听到不存在的事物时，他们不正常的思维让他们在极少情况下，会对他人实施暴力行为。这样的事情常会成为报纸的头条新闻。但是有个事实不会出现在头条新闻上，在美国上百万包括精神病患者在内的精神失常患者中，只有极少数有暴力行为。不知为何，我们惧怕精神病患者，躲避他们。正是因为我们的惧怕疏远了他们，增加了他们获取所需帮助的难度。所以，假如我们看到有人试图采取暴力行为，无论这人是否是精神病患者，我们都要给予帮助。没必要仅仅因为他们是精神病患者，就惧怕他们。

乔纳森·F.伯勒斯 医生
布莱根妇科医院
哈佛医学院

用后,最严重的副作用是患者出现迟发性运动障碍。

迟发性运动障碍表现为颌部咀嚼运动,转舌及伸舌运动等障碍。长期服用抗精神药的患者中, 有 15%~20%出现这种障碍。对于这种症状,没有可靠的治疗方法, 但是很多人一旦停止服药,这种症状最终会消退。

对于减少精神分裂症患者异常思维而言,低剂量的传统抗精神药和高剂量一样有效,且引发迟发性运动障碍的可能性较小。

氯氮平、利培酮、奥氮平、喹硫平这些新一代药物不会引发迟发性运动障碍,但有其他副作用。这些药物主要用于传统药物没有疗效的患者。现在它们已成为一些医生治疗精神病的首选。

精神分裂症患者在集体之家和庇护场所也能有安定的感觉。接近 20%患者可以做全职工作。家庭支持治疗也能预防患者精神病复发。

家人参与、心理治疗、坚持服药等相结合,对治疗精神病患者最有效。心理分析疗法对该病治疗没有效果,但患者定期与自己信任的治疗师见面对治疗疾病有益。很多精神病患者很难与家人和朋友建立且维持相互支持的关系,而治疗师可能是患者与世界唯一的联系。

# 其他行为及情绪障碍

## ● 药物成瘾和滥用

滥用药物的人在开始使用某种药物时,完全可以控制自己。之后他们重复使用这种药物,并对其上瘾。此后,他们便不能控制自己使用成瘾药物的行为,这些成瘾药物包括合法(如酒精)和非法(如海洛因)药物。

药物滥用会引发并发症或不良社会影响,如与家人、朋友、同事相处不和谐,工作表现不佳,出现经济困难,甚至违法,但他们仍继续使用这种药物。

成瘾是指对化学物质产生生理性依赖。这种依赖会使成瘾者在停止使用药物时,出现不适症状,即脱瘾症。人们开始使用某种上瘾药物,通常是因为他们能从中获得快感。但是当他们对那些药物上瘾时,这种快感就会消失。成瘾者继续使用这种药物,是为了躲避脱瘾带来的不适感。

对某物上瘾与遗传有很大关系。比如,若双亲酗酒,即使孩子自小与他们分离,他们成为酗酒者的概率也会是普通人的 4 倍。

成瘾的遗传性说明有些人容易上瘾,有些人则不会。为什么有些人每天都喝一两杯酒,但不会上瘾,但是有些人则会喝酒成瘾,原因尚不清楚。但对某种药物容易上瘾的人,也容易对其他药物上瘾。

虽然各行各业的人都容易出现药

物成瘾,但受身体或性虐待、社会地位低下等其他不利环境因素的影响,某些人会更容易沉迷于药物。

虽然成瘾会促使人的性格发生改变,但并不能说具有某种人格特点的人就会有成瘾行为。但是,有些药物滥用者有人格障碍或其他精神病症状,他们可能会服用这些药物来缓解自己的症状。

最常见的成瘾现象包括酒精、烟草等其他合法或非法药物上瘾,及情绪改变药物上瘾。滥用药物不仅有害使用者的身心健康,且可能会使他们出现反社会行为。成瘾者在极度兴奋,或者在与脱瘾症作斗争,急需金钱购买成瘾药物时,这种反社会行为会导致他们犯罪。

药物滥用者常出现抑郁症状。

酗酒

一般来说,人们表现出的酗酒模式有三种。他们每天都喝醉酒;他们在特定的可预知的时间喝;他们持续很长时间不喝酒,然后几天、几星期甚至几个月连着喝。

慢性酒精中毒是一种进行性疾病,分几个阶段发展,症状通常最先出现在20~40岁。

第一阶段,人们通过喝酒来缓解紧张,在这个阶段,人们开始对酒精产生生理依赖。第二阶段,酗酒者开始越来越沉迷于酒精,他们控制不住自己不喝酒,出现暂时失忆状况,不知道喝酒时发生了什么。

第三阶段,开始出现行为和性格改变,有攻击性行为,对酗酒这个问题完全缺乏深入了解。最终,长时间酗酒严重影响酗酒者的身心健康,使他们很多能力严重丧失。

身体并发症包括胃部发炎、肝脏发炎、持续性神经和大脑损伤(健忘、短暂性失忆或短时记忆出问题)、胰腺发炎。

长期酗酒会增加患肺炎和肺结核的风险,加重它们的严重程度;损害心脏,导致心力衰竭;引发肝硬化,导致肝功能衰竭。

酒精中毒是造成车祸及其他伤害的主要原因,常带来严重的伤亡。孕妇喝酒会引起胎儿乙醇综合征,这会导致胎儿智力发育迟滞。

戒除酒瘾也有一定危险,会让人心神不安、烦乱、出现幻觉、精神错乱、癫痫发作,最严重的情况下可能出现生命危险。而酗酒者需入院治疗。

烟草上瘾

咀嚼烟草、吸香烟、烟丝或雪茄都是尼古丁上瘾的表现。美国约有4 500万人吸食尼古丁。其中一半以上的吸烟者在醒来半小时内,就会点上一支烟,30%的人持续吸烟长达一星期时间。

大部分人都后悔自己学会吸烟,但是只有5%的人一次性戒烟成功,3%~5%的人在一年内不吸烟。尼古丁是最让人上瘾的药物之一。人们对尼古丁上瘾很快,而且难以戒除。瘾君子说戒除可卡因和海洛因比戒烟简单。

## 更多与成瘾和滥用有关的内容

在本书中还将对成瘾、滥用以及戒除有害药物方法进一步讨论。

■酒精
■烟草
■处方药
■违禁药物

在我们的社会中，与其他药物相比，烟草最容易让人们对其产生依赖，且维持这种依赖。因为与其他成瘾物质相比，烟草比较便宜，而且容易买到。

烟草不会让我们感觉过于兴奋，因此不会影响到我们的正常能力。吸烟者能很快适应任何不舒适的影响（如不好的味道或气味）。香烟是一种高效的药物输送装置。通过吸烟，尼古丁直接进入肺部，被吸收入血液，送往心脏，进入动脉，到达大脑。经常（每天抽一包，一年就是 7 300 支）有规律地吸食香烟会强化人体对尼古丁的吸收。每个人都知道吸烟有害健康，因此要戒烟。在美国，1/7 的人死于吸烟，其中 1/3 的人年龄在 35~70 岁。吸烟会引发慢性支气管炎和肺气肿。孕期吸烟的女性流产的风险很高。

吸烟大大增加罹患肺部、嘴唇、舌、喉、面颊、食管、宫颈和膀胱癌症的风险。

吸烟会引发心脏疾病，其导致的死亡病例多于吸烟引起的癌症死亡病例。吸烟使血压升高，使血液容易凝结成块，降低心脏氧气供给，损坏动脉壁。这些不良影响都会增加心脏病发作的概率。

# 整容手术和再造手术

皮肤由几种不同类型的组织构成，这些组织发挥各种重要功能。在炎热或寒冷的环境中，皮肤会通过排汗或减少血流来调节体表温度（从而保持体内较深处的热量）。

皮肤色素使你的身体免受紫外线的伤害。皮肤里的神经末梢能收集和传递关于周围环境的信息给大脑，这些信息在大脑里被转化成各种感觉，有触觉、压觉、温度觉。作为免疫系统的一部分，皮肤中的朗格汉斯细胞能帮助皮肤抵御感染。皮肤还可以在阳光的作用下产生维生素 D，而维生素 D 是使骨骼强壮必不可少的维生素。

也许最重要的是，皮肤能够形成物理性屏障，使身体免受伤害和感染。这个物理性屏障最重要的部分位于皮肤上层，被称为皮肤表皮层。在表皮层的最顶层，死亡的角质细胞（该种细胞含有一种角蛋白的化学物质）能形成柔软的保护层。死亡的细胞来源于表皮基底层细胞不断地增生。

随着新生细胞不断地成熟和死亡，它们逐渐出现在皮肤表面，并通过摩擦从皮肤上脱落。摩擦能够促进新细胞的生长，并使表皮层增厚，这也就是脚掌和手掌的皮肤通常较厚的原因。也因为这一点，老茧——身体任何部位的粗糙的变厚的皮肤——往往长在身体任何被过度摩擦的地方。你今天看到的皮肤可能和以前差不多，但实际上它已经在一个月的时间里得到了更新。

皮肤里帮助抵御紫外线的色素称为黑色素。这种蛋白质主要由黑色素细胞形成，但是也存在于角质细胞中。一般而言，肤色有遗传特性，这种特性不是取决于黑色素细胞的数量，而是取决于黑色素细胞的活跃程度。

深肤色的人体内含有更多活跃的黑色素细胞，因而产生更多黑色素。阳光中的紫外线能够促进黑色素细胞的活性，从而产生更多黑色素，使肤色变黑，从而保护身体免受阳光的伤害。

假设皮肤最上层细胞每个月更新

一次,那么皮肤为什么还会老化呢?从某种程度上说,皮肤老化的部分原因是在表皮层下方的真皮层中弹力蛋白和胶原蛋白减少。在胶原蛋白中的纤维提供能量的同时,弹力蛋白中的长纤维使皮肤富有弹性。随着时间的流逝以及长时间暴露于紫外线中(主要是阳光的照射),这些纤维就会退化变质。

真皮层包括四种腺体:

皮脂腺,主要位于含有毛干的皮肤中,它分泌出一种叫皮脂的油性物质。由于激素在青春期发生变化,所以皮脂腺在这一时期变得高度活跃,也导致粉刺更容易产生。

耵聍腺也就是耳朵的皮脂腺,会分泌出耳垢(即耳屎)。

汗腺,又被称作外分泌腺,在身体表面的任何部位都能找到。它们在脚底、手掌、上嘴唇和前额的分布量最多。汗液在维持一个舒适且健康的体温方面起到重要的作用。身体在受热或处于压力之下的时候便会出汗。汗液蒸发后身体会变得凉爽。

大汗腺主要位于腋下和生殖器官所在部位。在受到身体或情绪上的压力时,大汗腺会分泌出一种有臭味的液体。

位于真皮层下面的是皮下组织,皮下组织由结缔组织和脂肪组织(也叫动物性脂肪组织)构成。这层组织位于真皮层和真皮层以下的肌肉或骨骼之间。皮下组织有很多血管,这些血管通过扩张或收缩来保持身体内部体温的恒定。这层组织还包含白细胞,这些白细胞总是在体内执行抵抗传染性有机物的任务,防止它们企图破坏皮肤上层组织。脂肪组织不仅能缓解内部组织的冲击以及分离内部组织,还能帮助储存营养。

虽然皮肤组织的功能之大让人觉得不可思议,但皮肤也不可能一直健康。皮肤病是非常常见的,并且种类繁多。如果下面的建议还不能见效,或者你的身体状况很严重,就要请教医生,因为医生可以治疗大多数皮肤病。如果有必要的话,你的医生会给你推荐专门的皮肤科医生。

## 整形手术

时间的流逝在我们的脸庞和身体上留下了明显的印记。有些人能够接受这种变化,将它们看作变老的正常现象。而有些人却发现镜子里的脸和身体已不再朝气蓬勃,他们便去进行整形。整容手术是整形手术的一种形式。它包括面部提拉、鼻梁矫形、抽脂(脂肪吸除术)以及其他能美化相貌的手术。整形手术的另一种形式是再造手术,用于修复先天缺陷和修正如巨乳症之类的发育问题和由意外或疾病引起的身体畸形。整容手术和再造手术并非泾渭分明，因为几乎所有的整形手术都和容貌有关。

如果你有意进行整容手术或再造手术，能找到一个技术精湛的医生（见"如何选择整形外科医生"）很关键。若你在考虑进行选择性整容手术（并非出于医疗需要），明确自己手术目的同样也非常重要。整容手术不能使你变得完美，不能挽回逝去的青春，也不能解决像自卑这样的心理问题。我们的文化强调形体的魅力和年轻的相貌。但我们中能有几人能与十几岁散发迷人魅力的时尚模特相提并论，即使是在我们做过整形之后。面对自身相貌和理想容貌之间的差距，有些人能坦然接受前者，而另一些人则通过整容来追求后者。孰是孰非尚不能盖棺定论，毕竟这只是每个人自己的选择。

有时儿童也需要进行整形，而且父母在面对抉择时也是相当的困惑。对于大多数如唇腭裂手术之类的再造手术，其益处不言自明。这种情况下，与孩子的儿科医生、外科医生及心理医生进行交流可以帮助你为孩子做出最好的决定。对于一些医疗授权并不那么高的手术，如给突出的耳朵进行手术（见"耳成形术"），你也要和孩子的儿科医生以及相关的医疗专家进行商讨。有时候这样的手术对孩子精神健康和外貌的改善是一样的。要考虑孩子的感受，并且也要听取他们的意见。

如果你决定进行整形，不要忘了问及手术费用，因为不同的医生和不同的地域的差别是非常大的。虽然许多再造手术都有保险，但是大多数的整容手术并非如此。最好问问你的保险顾问哪些手术是在赔付范围内的。

# 胸　部

## ● 丰　胸

丰胸也被称作隆胸，是将流质或胶质的假体植入乳房组织和胸壁之间。虽然乳房组织量本身并无改变，但是能增加乳房的外观尺寸。植入假体的切口可以选在三个位置：乳房下方，乳头周围，或是腋下。

直到1992年，大多数乳房假体都用硅胶制作，因为人们认为它对身体没有伤害。但在20世纪90年代初，出现了数例植入硅胶假体的妇女患上了像硬皮病这样的结缔组织疾病，引起了人们对这两者之间联系的关注。由于产品制造商不能提供硅胶假体完全无害的证明，美国食品与药品管理局在1992年开始禁止使用硅胶假体隆胸。尽管后续研究仍没有证实硅胶假体和结缔组织疾病或任何其他疾病有必然的联系，但硅胶假体只有在非常严密的监督下为证明其安全性的临床试验中才

## 如何选择整形外科医生

所有整形手术能否取得成功的最主要因素之一在于你选择什么样的外科医生。首先你需要列出一个备选医生的名单，并且注意哪个医生曾被一个以上的人或者机构推荐过。列出名单时请注意：

**医生** 你的家庭医生、内科医生、外科医生或妇科医生也许能给你推荐一名整形外科医生。你要问他到目前为止共推荐了多少人找这个外科医生动过手术，而且人们的反应如何。再问问你的医生是否会让他自己的亲人找此医生动手术。

**医院** 打电话给你所在社区信誉较好的医院寻找有医院特权（官方批准）的医生给你进行手术。

**朋友** 若你身边有做过你感兴趣的手术的人，并且手术效果你觉得还不错，那么就向他询问医生的名字。但是要记住，每一个人、每一个手术是独一无二的，你的手术结果可能会和你朋友的差别很大。

**检查资质**

一旦你列好了备选医生名单，接下来就要检查他们的资质。虽然良好的资质并不能保证手术一定能成功，但注意下列问题可能会极大提高成功的可能性：

**培训** 曾接受何种类型的培训比医生在哪所学校学习更重要。该医生是否完成了在整形手术方面的公认的全部实习任务？实习包括两到三年在再造及整容手术所有方面高强度的训练。当你的整形外科医生在专攻某几种手术时，他的综合背景能给他的技能打下一个坚实的基础。

**委员会认证** 每个人应该都听过这句话，"经过专业认证"，但是很少人知道它是什么意思。

**医院特权** 即使你的手术将在医生自己的医疗机构里进行，他在你的社区医院也应该有进行手术的特权。询问你的医生的所在医院是哪家，并打电话去医院查验是否属实。

**经验** 请询问你名单上的医生多久做一次你想做的手术，以及最后一次手术是在什么时候。技术也是熟能生巧的。一般来说，医生应当每月数次进行该手术，并且最晚一次手术应该在6个月以内。

1.你的专业资格和受过的相关培训有哪些？

2.你多长时间做一次手术？

3.手术后将会出现什么样的并发症，并且每种并发症出现的频率如何？

4.我可以看一下你做同样手术最成功的一次和一般的某次它们各自术前术后的照片吗？这些照片是在经过允许的情况下拍得的吗？

5.可以给我一些在你这里做过手术并且愿意和别人分享经验的人的名字吗？

在咨询过程中，要找这样一个外科医生：

■能对手术进行全面介绍和用你能听懂的语言回答你所有问题的。

■询问你手术的动机和期望，并和你一起讨论。此外，他还会要求你对他建议做出回应。

■提供多种选择的可能，不会让你进行不必要的手术。

■欢迎关于专业资格、经验、成本和费用方面的提问。

■明确地告诉你手术的风险和可能产生的不同结果。如果医生给你展示做过手术的人照片或者用电脑绘图向你呈现手术可能达到的效果，他会明确表示不能保证你的结果和他们一模一样。

■告诉你最终的决定权属于你。

### 在你选择好整形外科医生之后

在你第一次造访时，医生会想知道你进行手术的理由，为你分析将要进行手术区域的组织结构，并帮助你评估你的目标是否现实。一名好的外科医生对于通过手术能改变什么和不能改变什么都非常得坦白。医生同样会了解你的病史，他会问及你的健康状况、服用过的药品、做过的手术、对何物过敏，或是像吸烟或饮酒之类的习惯问题。

接下来，医生会给你做一步步详细的介绍。你应该彻底了解手术过程，包括麻醉的类型、切口形状、可能带来的疼痛、手术时长和手术后的可能结果。在你看过且看懂同意书后再签名。

可使用。

近年人们所用的乳房填充物几乎全部为盐水（含盐的水），而它从未与上述的疾病产生过任何联系。同时研究人员也正在寻找更新的、更好的材料（关于乳房切除手术之后的乳房再造的有关信息请见后文）。

乳房假体并不会引起乳腺癌，但也有证据表明，植入乳房假体后会影响乳腺癌的发现时间。虽然通常乳房假体不影响乳房自我检查，但它们会影响乳房X线照片的效果，或是降低这种筛选试验的灵敏度。如果你的胸部有假体，给你做乳房X线照片检查的技师应该在检查你这样的女性方面很有经验才行。

## 丰胸切口的位置

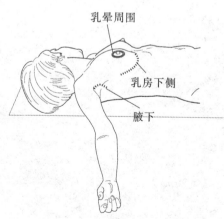

乳晕周围

乳房下侧

腋下

最常见的丰胸切口位于乳房下的褶皱处，另一处是乳晕的外围。有时，医生也会选择在腋下，虽然从此处植入假体比较困难。

### 手术过程

手术前，咨询一下医生手术切口将选在何处及不同假体的优点和风险。手术大约持续两个小时，可在诊所或医院的门诊病房进行。大多数医生会建议全身麻醉，但另一些则倾向于局部麻醉。此外，会使用让你昏昏欲睡的镇静剂。

首先，外科医生会切开一个小口，然后将乳腺组织分离提起以为假体腾出空间。植入假体的位置要么在胸大肌之下，要么在其之上。植入后切口会被缝合并用胶布固定。此外切口内还要插几天的引流管，并在胸上缠上绷带。

### 康复及并发症

手术后，你可能会感到明显的疼痛，尤其是当你的假体被植入在胸肌之下。大多数人在手术后几天内会感到疲劳和酸痛，但是一两天之后会恢复活力。手术后你可能需要戴一个术后专用文胸，它能给乳房提供额外的支撑并且能减轻乳房肿胀。约一周后，你需要对伤口进行复查。那时你的乳房可能仍然很柔软、淤青和肿胀。乳房疼痛和不适可能会持续6周。伤疤会渐渐淡化，但是却不能完全消失。

术后护理包括日常的手臂肌肉拉伸和胸部按摩，进行这些活动能降低包膜挛缩的概率。当瘢痕或植入假体的周围包膜绷紧时，会造成假体的僵硬感。所以包膜挛缩也是丰胸手术最让人不满意的地方。尽管如此，可通过进一步手术削去或切除手术后的瘢痕组织，或

## 丰胸术中植入假体的位置

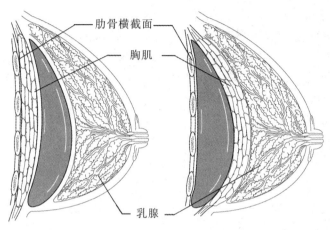

- 肋骨横截面
- 胸肌
- 乳腺

位于胸肌上的假体　　　　位于胸肌下的假体

乳房假体可置于胸肌之上(*左图*)或之下(*右图*)。

者更换假体来解决挛缩问题。但是,挛缩复发的可能性还是很大。

丰胸的其他并发症还包括组织大量渗血或假体周围感染。对于出血可能需要通过手术来引流。而如果发生组织感染,则需要将假体取出几个月。这些并发症的出现概率是 2%~4%。除此之外, 可能发生过分敏感或乳头麻木,尤其是手术切口在乳头时。在进行丰胸手术的女性中出现永久性局部或是完全乳头知觉丧失的有 15%。

偶然情况下,假体会发生破裂或渗漏,从而导致疼痛、炎症和乳房变形。若是盐水假体破裂,假体会在几个小时内逐渐缩小, 而其中的盐水会被身体吸收,并不会造成不良后果。有时,假体上的阀门可能存在缓慢的渗漏,而且你可能在几个星期后才会发现。若是胶状假体发生了泄漏,则可能更难感觉到,并且它还可能导致乳房周围产生新的瘢痕。任何假体泄漏都需要进行二次手术来移除假体。

## 胸部手术后的恢复

大部分的女性在进行胸部手术后的头两天在家中是需要人照顾的。但是术后5~7天就可上班了。然而,在进行提举活动、锻炼、恢复性生活以及切口护理方面一定要谨遵医嘱。

## ●乳房上提

　　乳房上提，也被称为乳房固定术，是一种暂时重塑和提拉下垂乳房的外科手术。它也可以用来缩小乳晕（乳头周围深色的皮肤）。由于怀孕、哺乳和重力的原因，乳房会变得松弛，失去了原有的外形和坚挺。虽然进行乳房上提通常不会干扰母乳喂养，但是不推荐计划怀孕的女性进行此手术，因为怀孕期间乳房的增大会影响手术的效果。

### 手术过程

　　乳房提升术的手术过程如上图所示。手术大约需要 3 个小时，可以在诊所或医院的门诊进行。大多数外科医生建议采用全身麻醉，但是如果计划进行小切口，可采用局部麻醉加上镇静剂即可。

### 康复和并发症

　　康复可能需要一个星期的时间。你的乳房可能会有淤青、肿胀以及一两天的不适感。但是医生可能会给你戴上有

## 乳房上提

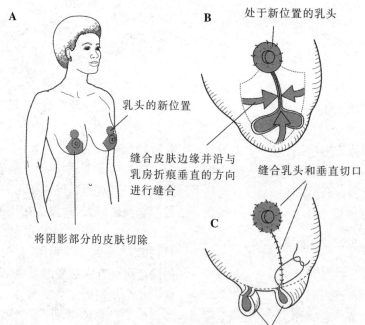

A

乳头的新位置

缝合皮肤边缘并沿与乳房折痕垂直的方向进行缝合

将阴影部分的皮肤切除

B

处于新位置的乳头

缝合乳头和垂直切口

C

切除多余的皮肤并且缝合乳房下方的折痕切口

　　环乳房周围并沿乳房的自然折痕处划开切口，把多余的皮肤切除（图A）。然后把乳头和乳晕的位置提高，并把乳头下的皮肤拉至合拢（图B）。接着，把乳晕周围的切口沿与乳房皱襞垂直的方向进行缝合。最后，还要把乳房下皱襞处的切口缝合。

支撑作用的文胸或是在敷料上束上弹性绷带。通常在几天之后就可用柔软的文胸替代绷带。尽管缝线和绷带在一两个星期就可拆除，但是这种柔软的文胸要日夜穿戴一个月以上。你可能会觉得你的乳头和胸部皮肤会有些麻木，但这种麻木感通常会随肿胀在约6个星期后消失。但是也可能会持续更长时间，甚至是永久性存在的。此外，还有大量永久性的瘢痕会出现。虽然它们可能在术后的几个月中一直凹凸不平而且红肿，但终会渐渐淡化直至变成细线。你应该计划好手术后大概要请一个星期的假。

● 缩　乳

缩乳是指从乳房上移除部分脂肪、乳腺组织或者皮肤。在大多数情况下，它可同时提升乳房和缩小乳晕（乳头周围深色的皮肤）。

手术过程

缩乳手术一般需要3~4个小时。手术通常在医院进行，需要全身麻醉，并且可能需要住院一晚。手术会切除多余的组织、脂肪或皮肤，将使乳房焕然一新而且坚挺（见插图）。大多数女性的乳头及乳晕都被移到了一个新位置，这可能导致完全和永久性的感觉丧失，并且可能会失去哺乳的能力。此外，医生可能会使用抽脂术来减少乳房和臂下的脂肪。

术后恢复和并发症

手术后，切口处会用纱布绷带包扎起来。医生将会给你戴上有支撑作用的文胸或是在敷料上束上弹性绷带。通常

## 缩乳术

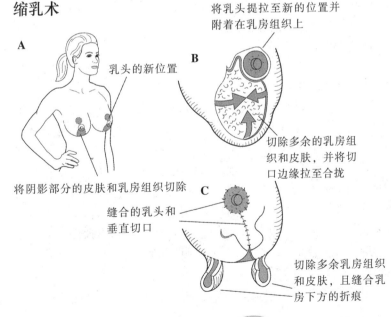

A
乳头的新位置

将阴影部分的皮肤和乳房组织切除

B
将乳头提拉至新的位置并附着在乳房组织上

切除多余的乳房组织和皮肤，并将切口边缘拉至合拢

C
缝合的乳头和垂直切口

切除多余乳房组织和皮肤，且缝合乳房下方的折痕

环乳晕划开切口，并向下延伸直至乳房下方的自然曲线（图A）。然后去除多余的组织、脂肪和皮肤，并将乳头和乳晕往上提拉（图B）。最后将乳房下方的皮肤拉至合拢，并沿与乳房折痕垂直的方向进行缝合。

在几天之后就可用柔软的文胸替代绷带。尽管缝线和绷带在 5~7 天就可拆除,但是这种柔软的文胸要日夜穿戴一个月以上。此外,你的胸部会被置入一根导管来引流血液和积液。导管可能要放上一两天。此外,你的乳房可能会疼痛 1 个星期,但是医生会给你开一些药来止痛。通常数周后,淤伤和肿胀都会消退。术后的第一次月经期内,你的乳房会肿大且柔软。约 1 个月后,你会觉得乳房中有异样的感觉,并且会感到乳头和乳房皮肤麻木。麻木一般会自动消退,但也可能永久存在。大多数女性大约需要 2 周的康复时间。手术产生的永久性瘢痕,可能在 1 年以上的时间内都呈红色且极易看出,但通常也会渐渐消退。

# 面 部

## ●面部提拉

面部提拉手术,也叫皱纹切除术,是最常见的一种美容手术。除了名字之外,它并不能扭转岁月在整个脸上留下的痕迹。该手术可通过去除多余的皮肤和脂肪, 紧致皮下肌肉和结缔组织、拉紧剩余皮肤使人的脸颊和颈部的轮廓更显年轻。面部提拉通常与面部及颈部抽脂术结合进行。与普通外科手术相比,进行抽脂所需的切口更小,而且需要医生对面部轮廓进行更精心地修整。

尽管面部提拉手术不能拉平前额的皱纹或者去除眼睛周围的褶皱和眼袋,但它仍然可以和前额拉皮手术及眼睑手术(见"眼睑整容术")的结合来对抗老化对整个面部所产生的影响。

要知道面部提拉虽然可以让你看起来更年轻,但它不能将你的面容恢复到最初的模样或者彻底改变你的相貌。同样重要的是要意识到面部拉皮可以减慢老化在脸上所产生的印记,但它终究不能使时间定格。你的脸仍然会渐渐老去。手术通常可在 5~10 年后再次进行。

做面部提拉的理想人选是面部和颈部皮肤虽然开始下垂却仍然不失弹性并且其骨骼结构分明。尽管老年人也有进行手术成功的,但大多数人会选择在 40~60 岁时进行。

**手术过程**

面部拉皮手术通常需要好几个小时,可通过使用局部麻醉在门诊或医院手术室内进行。局部麻醉能使你的脸失去知觉,同时需要通过静脉注射镇静剂来让你困倦,让你放松。有些医生可能倾向于使用全身麻醉。切口的位置和手术的步骤取决于你的面部构造及医生的目标和技术(见插图)。医生有时也采用内窥镜进行手术,因为这样只需很小的切口(见"前额提拉")。

**术后恢复和并发症**

你的脸将被用绷带进行宽松地包

## 面部提拉

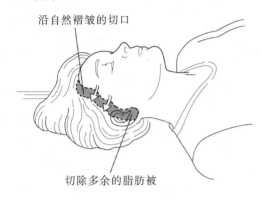

沿自然褶皱的切口

切除多余的脂肪被

沿着发际线或在发际线之后划下切口,并使切口由耳垂周围和耳朵后面延伸到头皮下边缘。然后把面部皮肤分离和提升将多余的皮肤切除,再提拉皮肤并使其紧贴面部。最后将皮肤缝合固定。

**剥离**

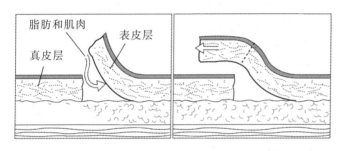

脂肪和肌肉

真皮层

表皮层

在面部提拉手术中,表皮层与真皮层先与下面的脂肪和肌肉分离的过程叫作剥离。

---

扎,并且你可能要卧床几小时。如果你住院的话则要卧床一整夜。引流管和敷料将在两天内去掉。3~7天后便可拆线。此外,几周之内你的脸看起来不免会有淤青、苍白和水肿。医生会鼓励你在手术后站起来活动,以免腿部形成凝血。但是在4~6周,你都不可以弯腰或从事任何剧烈活动。广泛的淤伤和肿胀会持续2~3周,而脸颊和颈部的麻木感可能会持续半年。

面部提拉所引起的严重并发症有可能造成组织损伤的血肿(皮下充血的肿块)。其他并发症(一般为暂时性)包括对控制面部运动的神经细胞的损害、感染、瘢痕和皮肤愈合较差(通常吸烟者更容易产生)。

● **眼睑整容术**

眼睑整容术是指在上下眼睑处进行以去除眼睛周围的皱纹、眼皮松垂、眼袋,以及多余皮肤的整容手术。此外它也能改变内眦赘皮——东方人上眼皮的典型特征。然而,手术不能消除所谓的"鱼尾纹",或是完全消除眼睛下方

## 面部手术的术后康复

在进行提举活动、运动、恢复性生活和切口护理方面一定要谨遵医嘱。

**面部拉皮手术** 绝大多数人在手术后的第2天就可以独立自由行动了。但是可能在2个星期到1个月的时间，在公共场合仍会令你不适。这取决于手术的程度和你的面部是否容易出现淤青和褪色。

**眼睑手术** 绝大多数人在手术后的第2天就可以独立自由行动了。而且手术后3~4天，戴上墨镜出门的话会令你很惬意。大约1周后，通过化妆就可以遮盖瘢痕了。

的黑眼圈，还有提升下垂的眉毛（见"前额提拉"）。

在进行眼睑手术之前，你可能会希望进行一次全面的眼部检查，以确保你的眼睛是健康的并且手术不会影响任何现有的如干眼症这样的眼部疾病。如果你没有专门的眼科医生，你的整形外科医生将会检查你的眼睑。如有需要，他会将你移交给眼科医生治疗。整形外科医生可能会问你是否有任何会导致眼部组织改变的慢性疾病，如甲状腺疾病（见"甲亢"）、糖尿病、肾病或充血性心力衰竭。

### 手术过程

大多数的眼睑手术要采用局部麻醉在门诊进行，同时需要注射能放松身体的镇静剂。上下眼睑手术所需的时间从一个半小时到两个小时不等。若是上眼睑手术，医生会沿着眼皮的皱褶切开切口。而若是进行眼袋和下眼睑的手术，切口则会选在眼睑睫毛的正下方。多余的皮肤和脂肪都将被去除，而且伤口要很仔细地缝合。

对于由眼下脂肪过多但皮肤不足造成的眼袋，医生则可能实施经结膜睑袋去除术。在手术中医生将在你的下眼睑处切开切口，去除脂肪。然后缝合切口，不留瘢痕。

### 术后恢复及并发症

缝合切口后，医生并不会用绷带缠住你的眼睛，而会用抗生素药膏来润滑你的眼睑。当麻醉剂药效消失后，你可能会感到眼睑疼痛。待疼痛完全消失后，你便可以回家了。术后的几天内用冷敷布对眼睑冷敷并轻微按压，并且将头部保持在一定的高度有助于消肿。此外，你的视线可能会出现短暂的模糊，并且由于药膏、眼泪及血液混合眼睛会出现发黏。肿胀和淤青可能会持续10天，但应该在6周内完全消失。

在最初的几个星期内，你可能出现泪液过多、畏光、切口处麻木以及像视线模糊这样暂时的视力改变。切口处恢复正常颜色以及切口和周围皮肤融为一体可能需要几个月的时间。要避免该部位受到太阳照射以减少瘢痕形成的可能。如果你戴隐形眼镜的话,医生可能会要求你在1个月内不要佩戴。

在3~6个月后,眼睑整容手术留下的切口一般都很难看到。眼睑整容术最严重的并发症是由于出血引起的,但往往不多见。如果血液在眼球后方聚集,会压迫视神经,最终会导致视力的丧失。在手术后的48小时内,要留心任何的视力改变以及双眼周围任何明显的不对称肿胀。若你担心的话,请电话联系你的整形外科医生。

● 前额提拉

前额提拉也叫前额提升,是通过去除或是收紧导致褶皱和下垂的肌肉及组织以提拉下垂的眉毛和减少抬头纹的手术。整形外科医生有两种不同的方法能提拉前额:需要在发际线划开切口

的开放性手术法,通过几个钥匙孔般大小的切口施行手术的内窥镜手术法。

手术过程

大多数前额提拉手术需要使用局部麻醉在门诊进行,同时得注射镇静剂让你放松。对于大多数人来说,医生会把切口放在发际线后。对于额头非常高的,医生会放在发际线上。但对于谢顶的人来说,医生会将切口定在已有的抬头纹上。

在传统的前额提拉手术中,切口开始于一只耳朵的上方,沿前额顶部一直延伸到头部另一侧的耳朵上方。然后医生将额头皮肤拉起以除去皮下的组织,最后剥离、移动并调整前额的肌肉。通过将这些组织剥离眼眶上沿可使眉毛向上提拉。同样,移动导致川字纹产生的肌肉也有助于去除川字纹。

在内窥镜前额提拉术中,医生会沿

---

### 肉毒杆菌毒素:致命毒素是如何能减少皱纹的

通过在肌肉下注射肉毒杆菌毒素可从某种程度上消除前额上的皱纹和眉毛之间的川字纹。肉毒杆菌毒素,这个潜在的致命毒素是由细菌产生的。如果不慎食用大量含有这种毒素的变质食物,可导致死亡。但是若把少量的这种毒素注射到某些肌肉中,将会导致其周围紧邻区域暂时性麻痹。它不会产生任何不适感,因为该毒素并不会从注射处扩散至其他部位。皮肤病专家和整容外科医生也用肉毒杆菌毒素来紧致前额肌肉的皱纹。注射一天后即可生效,在一周内效果逐渐明显,并且能够持续几个星期乃至数月。然而,它的效果并不是永久性的。人们对这种毒素的效果和安全性还没用充分掌握。很有可能注射毒素的医生的技术是其疗效的关键。如果你对这种技术感兴趣的话,要确保你的医生这方面必须十分有经验才行。

发际线切开五个约 2.5 厘米长的切口。然后通过其中一个切口插入内窥镜（一个像铅笔一样的导管，它配有一个连接监视器的微型照相机）。接下来医生会从另一个切口插入一个带有解剖刀的设备。医生通过监视器可观察到肌肉和组织，并用手术刀提拉前额的皮肤，以及切除或拉紧肌肉。若你的眉毛已被提高到了新的位置，医生将会在皮肤表面下方进行缝合或是在发际线后用螺丝暂时固定。

在上述的两种手术中，都要用回形针或缝线封闭或缝合切口。此外，切口处要么不缠绷带，要么裹上纱布并用弹性绷带包扎。缝线或回形针都将在几周后取出。术后 1 周左右，可能会出现一定的肿胀。肿胀可能会影响眼睛和脸颊部位。进行过传统前额提拉手术的人可能在几年内都会感到头皮麻木和瘙痒。而接受内窥镜手术的人们通常麻木感和瘙痒较少。

*术后恢复及并发症*

在沿切口附近或在其上方的部位出现感觉丧失是十分正常的，尤其是进行传统手术的人们。虽然感觉丧失通常只是暂时的，但对于有些人来说，该部位感觉的恢复却非常缓慢。甚至在某些罕见的患者身上会出现控制眉毛移动的一侧或两侧神经都可能受损，导致其不可抬高眉毛或皱起眉头，所以可能需要再实施一个手术来解决这个问题。另外，出现明显的伤疤也是此手术的一个

不太常见的并发症。在这种情况下，通常要再做个手术，手术形成的新的较细的伤疤能改善这种情况。此外，有些人在伤疤附近会不长头发了。如果在做内窥镜手术的时候产生了并发症，那么医生将会放弃内窥镜手术转而采取传统的开放性手术。手术可能会造成更多的瘢痕。

● **鼻整形术**

鼻整形术是最普通的一种整形手术，可缩小或放大鼻子、改变鼻形或使鼻孔收缩。有时鼻整形术也有医疗作用，譬如修复创伤、矫正先天性缺陷或缓解呼吸问题。

*手术流程*

鼻整形术需要 1~3 小时，通常需局部麻醉或全身麻醉并在门诊进行手术。如果选择局部麻醉，它将结合使用让人放松的镇静剂。局部麻醉会使你感到鼻子麻木，但在整个手术过程中有时你会很清醒。医生会把鼻子上的皮肤从鼻骨和软骨上揭起来直至分离，然后给鼻骨和软骨进行重塑。手术切口选择在鼻孔里。但是如果病情较为复杂，切口可以开在鼻孔之间的窄窄的皮肤上。手术完成后，将皮肤重新覆盖在已重塑过的鼻骨和软骨上并上线缝合。为了保持重塑后新的鼻形，医生会在鼻外表放置一块塑料或金属的薄的夹板，并在鼻孔里填充一些特殊的材料以使鼻中隔（鼻孔间的一道软骨间隔）定型。如果需要对鼻

## 鼻整形术

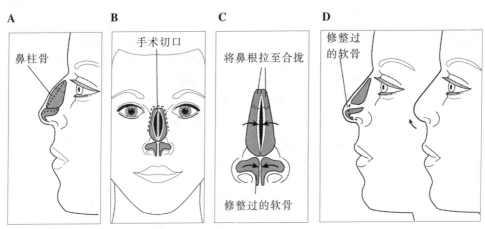

A
鼻柱骨

B
手术切口

C
将鼻根拉至合拢
修整过的软骨

D
修整过
的软骨

鼻子的形状绝大部分取决于鼻骨和鼻柱骨(图A)。为了重塑鼻形,医生会在鼻孔内或鼻根处划开切口(图B)。医生将凿去或削去部分鼻骨和软骨,然后将鼻骨拉近(图C),以使鼻翼变窄。此外,医生可能会对鼻尖软骨进行修整以使鼻子上翘(图D)。

中隔进行整形来改善呼吸或美化面容,这种做法尤为重要。

术后恢复和并发症

术后24小时内你可能会感到头部隐痛,鼻子不适。医生可能会让你卧床休息,抬高头部以减轻肿胀。通常眼部也会出现肿胀淤青,但在3周内会消失。用敷布进行冷敷可以缓解疼痛和褪去淤青。此外,术后1周或2周内通常会出现流鼻血和鼻塞。医生会嘱咐你术后1周内尽量不要擤鼻涕,这样有助于鼻内组织的愈合。如果不是鼻中隔手术,通常术后几天内就可以取出填充物,但夹板大约要等到术后一周后取除。如果你戴眼镜,术后1~2个月你都得把眼镜固定在额头上,以避免压迫鼻子。手术后,小规模的血管破裂可能会在鼻子的皮肤上出现小红点。这些红点通常很小而且会慢慢褪掉,但也有一直存在的可能。如果鼻整形术是在鼻子内做的,那么在外表就不会留下可见的瘢痕。即使如果进行的是开放性的手术,鼻孔之间的伤疤通常也比较小。另外,这种手术的效果可能要到一年后才能显现。

# 皮 肤

## ●激光换肤术

如果操作得当,激光能用于去除被晒伤皮肤和皱纹。此外,它也能用于去除非致癌性的皮肤增生、血管(包括蜘蛛状血管病)、胎记和纹身。与其他手术一样,激光治疗也有可能引起感染,产生瘢痕或是使治疗过的皮肤颜色发生改变。并非所有从事激光治疗的医生在每一项技法方面都受过训练。所以选择经验丰富的医生来进行手术尤其重要。

### 关于手术的注意事项

激光治疗,几乎总在门诊中的可以防止火灾和其他使用激光可能带来的危害的经过特殊设计手术室中进行。为了避免眼部受到强光损伤,医生会让你戴上护目镜或其他防护眼镜。手术一般需要进行局部麻醉,但如果需要治疗的部位面积过大时,需要进行全身麻醉。手术前3周,必须避免被太阳光暴晒,因为黑色素沉积或者晒伤会吸收激光束而使其不能到达目标部位区域。手术后,经过治疗的皮肤对太阳光十分敏感。应该涂防晒系数(SPF)为30的防晒霜,并且避免过多地暴露在阳光下。

## ●激光换肤

激光换肤是用来去除脸上尤其是在眼睛周围和嘴角的细纹的手术。它也能治疗晒伤和痤疮瘢痕。激光换肤和去瘢痕手术以及化学换肤都可治疗类似的皮肤问题。但是,三种手术是通过不同的方法来去除皮肤表层的。激光换肤以高温形式,化学换肤使用强效化学品,而去瘢痕手术采用的是物理方式。与其他两种手术相比,激光手术能得到更精准的控制,所以产生的并发症较少。此外,激光换肤术技术更为先进。要在多方听取医生的意见后来确定到底哪一种手术能够达到你想要的效果。

激光换肤既可用于点到即止的治疗,也可以用于去除深层皮肤。去除深层皮肤的手术恢复时间较长。深色皮肤的人比皮肤白皙的人在手术后稍微容易发生肤色的变化。激光换肤很少产生瘢痕。手术通常在门诊进行,持续时间为几分钟至两小时不等。手术时首先要对换肤部位实施麻醉来使其麻木。然后用高能短脉冲激光来使外层皮肤汽化。接着,用盐水浸泡过的纱布用力擦拭手术部位。最后医生可能在手术部位涂抹药膏或乳膏。

手术后,治疗部位看起来和摸起来就像是被烧灼过一样,并且在4~10天内会渗出透明或黄色液体。液体渗出持续的时间主要取决于治疗的深度。此外,你可能会感到手术部位有些发红、肿胀,并且有轻微的痛感。激光治疗后出现的红肿可能会持续6~8周。在术后48小时内使用冰敷能缓解肿胀。对手术部位每天必须进行数次的清洗和换药，以防止结痂，降低感染的概率，为新皮肤的长出创造条件。

7天内，新长出的粉红色皮肤将会覆盖手术部位。这种红色在接下来的几个月内将会慢慢消退；对于肤色较深的人来说，新的皮肤可能永远都不会恢复到原来的颜色。在手术后十周内，你必须避免接触阳光，还要使用防晒系数（SPF）为15或更高的防晒霜。因为手术可能会造成疱疹病毒感染，所以对于有过唇疱疹病史的患者，医生会给他使用阿昔洛韦药物。对于激光换肤的效果能持续多久还是个未知数，但一般认为是5~10年。然而，皮肤的老化仍在继续，而且皮肤仍易受阳光的伤害。

### 蜘蛛状血管病以及其他血管问题的医治

蜘蛛状血管，也被称为毛细血管扩张，是指经常聚集在大腿、踝部和小腿上的微小的蓝色、红色，或紫色的脉络。蜘蛛状血管病可由怀孕、体重增加以及某些药物引起，也可能是由于遗传。可通过两种不同的方式治疗此病：硬化治疗（见"蜘蛛状血管病硬化疗法"）或激光治疗。对于一贯呈紫色的大面积蜘蛛状血管，前者的疗效可能会更好。

治疗蜘蛛状血管病可以使用的激光有许多种，但所有的激光都会产生能被血细胞中血红蛋白吸收的光线。激光产生的热量会导致血液凝结，引起血管壁受损和血管封闭。随后这些血块会分解，并被身体吸收。激光脉冲作用在皮肤上时就像在皮肤上弹橡皮筋一样。如果不是大面积治疗，通常不需要进行麻醉。手术后，治疗部位的皮肤会变成紫色，而且可能会持续10~14天，然后在几周内恢复正常颜色。但在恢复正常颜色之前，皮肤会变成粉红色或棕色。这非常正常，而且可能持续一年。

### 先天性血管瘤和葡萄酒样色斑的治疗

脉冲着色激光疗法用于治疗婴儿和成人的葡萄酒样色斑和先天性血管瘤。如果是小面积治疗，通常不需要进行麻醉；大面积治疗可能需要进行局部麻醉。对于胎记，可能需要进行多达8~10次的手术才能将之去除。尽管此类胎记不可能被完全根除，但可以得到改善。

手术后的10~14天，手术部位会像晒伤一样呈现紫色的，就像一块淤伤。术后4天内还需要好好护理治疗部位，因为这对于预防结痂和感染及促进新皮肤的生长是十分重要的。你可能在几个星期之后才能看到显著的改善。后续治疗通常在第一次治疗后的6~8个星期之后再进行。

### 治疗纹身、雀斑以及其他皮肤变色问题

有几种激光专门用于去除纹身和太阳光诱导性雀斑（典型的痣通常不用激光去除）。红宝石激光能够产生红光，而黑色素（能让皮肤晒黑）和着色色素（被注入文身中）能选择性地吸收这种

红光,所以激光对去除纹身和雀斑十分有效。手术通常不需麻醉,虽然有时也会使用局部麻醉。去除纹身可能需要6~12次的分次治疗。专业型和多种颜色的纹身比业余型和单色纹身所需要的治疗次数更多。有些纹身永远都不能彻底清除。

皮肤磨削术是一种使用装有旋转钢丝刷或金刚石外壳磨轮的手持式电动装置将外层皮肤从根本上磨除的技术。为达到最佳效果通常需要进行重复治疗。皮肤磨削术可以去除细纹,某些瘢痕(包括痤疮瘢痕)和其他不光滑的皮肤表面,这些皮肤状况也可以接受激光换肤或化学换肤的治疗。一般来说,皮肤磨削术与化学换肤相比能够去除更深层次的皮肤,且被用来治疗更明显的皱纹和痤疮瘢痕。皮肤磨削术也可用于治疗癌症前期增生病变光化性角化症。

## ●去瘢痕手术

去瘢痕手术是用带有能旋转的金属钢丝刷或镶有金刚外壳的砂轮这样的手持电动装置磨去皮肤外层的一种手术。其往往需要重复治疗以产生最佳效果。去瘢痕手术能减少纤细的皱纹、某些瘢痕(痤疮瘢痕),以及其他皮肤表面的不平整问题。这些症状也可通过激光换肤或化学换肤来治疗。总的来说,去瘢痕手术比化学换肤能去除更深层次的皮肤,而且能被用来治疗更明显的皱纹和痤疮瘢痕。此外,去瘢痕手术还能用于

去除癌前增生——日光性角化病。

### 手术过程

去瘢痕手术需在门诊进行,通常采用局部麻醉或在脸上喷制冷剂以麻痹组织。手术时,医生会手持旋转装置,磨去事先选定的点或整张脸的表层皮肤,同时将空气直接喷到脸上以减少出血和产生结痂。接下来医生会在患处抹上药膏,缠上潮湿或干燥的绷带,或者敷上各种敷料的混合物。

### 术后恢复和并发症

手术后,你的皮肤会变得又红又肿,伴随出现的还有脸上的灼痛感。水肿大约会在一个星期之内消退。然后治疗后的患处开始结痂,结痂处可能会发痒;待结痂脱落后会长出粉红色的新的皮肤,而几个月之后新的皮肤将褪去粉红色,变为正常的颜色。这期间你必须使用防晒指数(SPF)至少为15以上的防晒霜,并且要避免被暴晒,尤其是在手术后的第一年。去瘢痕手术最常见的并发症是皮肤颜色的变化,通常是色素变淡,这在皮肤黝黑的人身上会很明显。也可能出现短暂的皮肤变黑;可能还会造成感染和形成瘢痕,不过这种情况不多见。

## ●化学换肤

化学换肤也叫化学磨削术或真皮剥离,能用于去除皮肤表面的细小皱纹。这些皱纹通常是由晒伤造成的,且无法通过外科手术去除。此外,去瘢痕

## 化学换肤物质及其用法

| | 羟基(AHA)乙醇酸,乳酸或果酸 | 三氯乙酸(TCA) | 石炭酸 |
|---|---|---|---|
| 强度 | 温和,轻微磨皮 | 中度,中度磨皮 | 强力,深度磨皮* |
| 可以治疗的疾病 | 晒伤,色素沉积不均,痤疮 | 皮肤表面细纹,表皮损伤,肤色较深人群的色素沉积 | 脸部皱纹粗糙;有瘢痕的皮肤晒伤;癌前增生;黑色素沉积部位,包括雀斑 |
| 副作用和潜在问题 | 皮肤发红,剥落;刺痛;光敏感度增加 | 刺痛,轻微肿胀和不适,形成结痂或瘢痕,光敏感度增加 | 剧烈肿胀(眼睛可能会向外突出);形成结痂或瘢痕;持续几周发红,瘢痕明显;几天之内不能吃固体食物;完全愈合需要几个月;皮肤可能再也不会产生色素;经常性避免阳光直射;不建议肤色较黑的人使用;心脏病患者吸收该物质可能有危险 |
| 医生监督下的治疗 | 单次治疗时间为10~15分钟,浓度高于8%;需要重复用药 | 单次治疗时间为15分钟,需要2~3次重复用药,用药时会有刺痛感 | 单次治疗时间为1~2小时 |
| 家庭治疗 | 含羟基(AHA)的洁面乳或面霜,浓度低于8%;涂防晒霜 | 如果需要的话使用止痛药,涂防晒霜 | 如果需要的话使用止痛药,涂防晒霜 |

* 磨皮的深度取决于所使用的化学物质浓度和医生的技术。

手术以及激光换肤都是可用于去除皱纹的方法。

使用化学换肤时,医生会给皮肤抹上一种化学溶剂,以产生会起水疱的灼伤的效果(就像严重的晒伤)。最终,表层皮肤即表皮以及表皮以下的部分真皮剥落,使得新生皮肤更紧致而且更光滑。化学换肤可以去除细小的皱纹以及表层的痤疮瘢痕,但是不能去除深刻的皱纹以及深入皮肤的瘢痕。利用化学换肤治疗的深度越深,改善皱纹的效果会越明显,但是也越可能导致皮肤变色,而且手术产生瘢痕的风险也越大。

可在面部的部分区域用果酸进行换肤,比如嘴唇周围,也可以在整张脸进行。在美国的一些州,进行皮肤表层化学换肤不要求行医者必须持有医学学位;结果造成许多未受过专业训练的从业者给患者进行手术。除了经美国整形外科委员会认证的整形医生或皮肤科医生之外,不要让任何人对你实施深层化学换肤手术。

### 手术过程

化学换肤通常针对门诊患者。手术可以使用不同强度的化学溶剂(见"化学换肤物质及其用法")。大多数医生不会给你注射麻醉剂,但是如果是深层换肤,医生会给你注射镇静剂。当你清洗干净脸部皮肤后,医生会在你的脸上涂抹化学溶剂,一直涂到下巴。待溶剂涂好后,医生可能还会在需要去除皱纹的地方涂上药膏,以促进溶剂的深层渗透。

### 术后恢复与并发症

羟基酸(AHA)是最温和的药剂。用这种药剂进行换肤有时被称为"午餐时间换肤",因为手术后不需要休整可以立即回去工作。你最多会出现一些诸如脱皮、泛红以及干燥的症状。如果使用像三氯乙酸或石炭酸这样的效力稍强一点的药剂进行换肤,你的皮肤会出现明显的肿胀和不适。而如果你选择强度较大的酸性药剂进行整张脸的换肤时,术后你的眼睛会肿胀得睁不开。

在使用以上所有药剂进行换肤后,表层皮肤都会变干,并在术后 5~7 天脱落。用三氯乙酸换肤后一周内,皮肤的肿胀和不适感通常会减弱。术后 10 天内可以明显地外层干裂的表皮下会长出新皮肤。用石炭酸换肤大约在 10 天后新生皮肤形成。一开始你的脸看上去会很红,而在接下来的几个月内会慢慢消退。

手术后 6 个月内你都不能把皮肤直接暴露在阳光之下,而且必须天天涂抹防晒系数(SPF)至少为 15 的防晒霜。最常出现的副作用是肤色会发生变化,如变深或变浅。但是,这些变化通常都是暂时的,而且对于肤色白皙的人来说这些变化不是很明显的。最严重的并发症其实是溶剂渗入皮肤过深而留下瘢痕。

### ● 软组织填充剂

许多软组织填充剂可被注射到皮

肤中以消除皱纹(尤其嘴边和眼周的皱纹),丰满嘴唇,或减少痤疮瘢痕。注射进体内的填充剂可以增加皮肤下层组织的体积,而这些组织可能由于重力、阳光照射和像斜视、皱眉这样重复性面部活动而变得松弛。

胶原蛋白是常用的材料之一,它是一种从乳牛身上提取出来的蛋白质。胶原蛋白注射后产生的效果只是暂时的,可维持3~12个月。另外一种填充剂是身体脂肪,即从你身体的某一部位抽取出来,再转移到另一部位上去。若注射后的脂肪在新的位置有稳定的供血,那么它将在那里存活。但事实情况常常并非如此,所以新的材料便不断被研发出来。例如现在已出现一种新型的凝胶基质假体。该假体能由人体自身血液激活,其效果远比胶原蛋白要持久。

### 手术过程

注射型填充剂通常在皮肤科医生或外科医生的诊室进行注射。有时在注射前要采用局部麻醉。

若进行胶原蛋白注射,麻醉剂会被混合在注射剂里。医生会用极细的针头将取自于奶牛的纯净胶原蛋白,沿着身体待治疗部位的边缘注射到几个不同的组织。若你没有接受局部麻醉的话,会感到有轻微的灼痛。由于胶原蛋白可能会引起过敏反应,所以医生会在进行手术的几个星期前给你做一个皮肤过敏测试。

若进行脂肪注射,医生会对患者的供体部位和注射部位进行局部麻醉。他将用注射器和抽吸装置从供体部分(通常是大腿,臀部或是腹部)提取脂肪。然后用极细的针头将脂肪注入新部位的皮肤中。脂肪注射,又被称作自体脂肪移植,并不会引起免疫反应,因为脂肪是从你自己的身体提取,并非外来物质。

### 术后恢复和并发症

在进行这两种手术时,在受体部位注入填充物的量都要稍稍多一点,因为身体会吸收一部分。而身体的吸收可能会造成短暂的水肿和肿胀。而且在供体部位和注射部位都可能会出现疼痛、发红、肿胀、淤青以及结痂,但是这些反应通常会在几天后消失。如果通过手术填充的面积较大,你可能需要休息几天。只有在极少数的情况下,这两种手术才会出现感染、溃疡、流脓、结痂、结块等并发症。并且在注射胶原蛋白的手术中,可能会出现过敏反应。脂肪注射通常不会维持很长时间,而且可能出现无法预料的身体再吸收。

### ● 手术修复瘢痕

瘢痕修复是指通过手术改善瘢痕的外形或瘢痕部位的功能,其目的是将瘢痕的厚度和宽度降低,改善肤色。如果瘢痕妨碍活动,改善该部位的功能。瘢痕修复有很多种方法,但要取决于瘢痕的类型和位置。所有的瘢痕都不能完全去除。改善的程度取决于瘢痕的大小和你的皮肤类型。在所有瘢痕修复的手术中,都要注意遵循医生的意见,在手术后小心护理治疗部位。

Z成形术是一种修复瘢痕的外科技术,它可以使修复后的伤疤与肌肤的自然线条一致。Z成形术也可以平复由于缺乏皮下组织引起的皮肤起皱和扭曲。这种起皱和扭曲通常是由于严重烧伤而造成的。Z成形术可以使一些瘢痕淡化,但是终究不能根除。在手术中,医生常常先将旧瘢痕去除,然后在瘢痕的两侧划开切口,使之形成三角形的皮瓣。接着再将这些皮瓣以Z字形覆盖在伤口上并进行缝合。过几天后拆线。手术在门诊进行,而且要实施局部麻醉。

植皮手术和皮瓣手术常常需要在设备良好的诊所或是医院手术室进行。手术前可能需要全身麻醉,手术后也可能需要住一夜的院。如果进行植皮手术,需要从供体部位切下一块健康的皮肤,然后将它贴在受伤部位。如果植皮成功,植皮部位会长出新的血管。手术会在供体部位和受伤部位都留下瘢痕。手术后的恢复可能需要几个月的时间。可以使用压缩绷带促使植皮与皮下组织的结合,防止伤口恢复后出现不平整。

植皮手术有两种:全层移植和分层移植。全层移植的切口深至真皮层的底部,分层移植只移除表皮和/或真皮层的一部分。与分层移植相比,全层移植的优势是使植皮在移植处恢复得更为平整。但是,全层移植的供体部位可能不如分层移植的供体部位恢复得好。因

此植皮被取走之后,要将供体部位严密地缝合好,因为此处没有皮肤来覆盖伤口了。分层移植的供体部位可以从内到外愈合,因为该部位仍然有皮肤覆盖。你的外科医生会考虑包括这些因素在内的各种因素来帮你选择合适的植皮手术。

皮瓣手术是一个复杂的过程,这个过程包括移动皮肤及其皮下脂肪和血管,有时还要移动受伤部位附近健康的肌肉到该部位。此外,在蒂状瓣手术中,还要使血管与原身体部位相连。在游离皮瓣手术中,医生将完全切除皮瓣,并将血管接入新部位的组织中。

## ●植发手术

药物可以帮助女性解决脱发问题。此外,还有几种外科手术也能让失去的头发重新长回来。这些手术单独施行,也可结合运用。

这几种手术都需要使用你自己的头发,而且要求在你的头部两侧或脑后有浓密的头发存在。这些地方将作为头发的供区。没有任何一种手术可以将脱发完全恢复,但是它们却可以将头发稀疏的部位进行遮盖。植发手术通常可在使用诊所或门诊手术中心进行,一般不需要住院。不管使用何种技术,通常需对患者进行局部麻醉和注射能放松身体的镇静剂。注射镇静剂后进行手术时,头皮会对疼痛麻木,但你对医生的拖拽或是按压可能仍然有意识。

移植

有很多方法可以将一块头皮及其上的毛发(移植对象)从头皮上较密集的部位移植到脱发部位。移植对象根据大小和形状的不同有着不同的名称,如孔状型、微小型、微型和裂隙型。移植手术通常需要在几个月内分阶段进行,以让在先前阶段进行手术的部位充分愈合。通常每次植发之间间隔约3毫米,即在后续阶段植入的头发与前一阶段植入的间隔约为3毫米。须选择合适的部位来种植移植过来的头发,以使其在新的位置上朝正确的方向生长。最好让医生为你具体地介绍一下手术中采用的技术。

组织扩张

组织扩张技术已被广泛使用多年,它能促进烧伤或严重受伤部位新的健康皮肤的生长。最近,该技术也被用于治疗脱发。医生会将一个气球样设备置入在多发和脱发部位相接处的头皮下。几周后,将盐水注入气球使之逐渐膨胀,导致气球上方的头皮向上凸起。这会使得新生的长有头发的头皮在凸起的部位生长。几个月后,再将此块头皮向相邻的脱发部位拉伸。

皮瓣移植术

皮瓣移植术一般用于大规模的头发移植。进行此手术时,医生先将一块不生毛发的头皮切除。然后从与其邻近的毛发覆盖的头皮上切开一小块皮瓣,并将其植入在头皮已被切除的不生毛发的部位。但是皮瓣的一端仍需和原来的头皮相连,以保持血液的供应。随着时间的推移,皮瓣的供体部位会长出新的头发和头皮来,而被移植的皮瓣通常也会在新的位置继续长出头发。

植发手术的风险

若医生既有资质又有经验,那么让他进行植发一般比较安全。然而,同其他外科手术一样,植发也可能会产生并发症,例如感染、出血过度或瘢痕较大(这在皮瓣手术中最常见)。此外,有时因为移植的组织在新的位置停止生长而导致手术失败。

手术的预期

手术后可能会产生疼痛、紧绷感或抽搐,但服用止痛药很容易缓解。手术之后,你需要安排一个人开车送你回家,还要好好休息一两天。几天后,大多数人一般会感觉恢复得不错,就可以回去工作了。如果你缠了绷带,通常在手术后第一天就可以把它去掉。手术后两天内不要洗头,但是如果非得洗,要动作轻柔。如果你的伤口是缝合的,缝线可在7~10天后拆除。剧烈的身体活动会增大血液向头皮的流动,因而可能导致伤口流血,所以你的外科医生可能会建议你在术后1~3周避免剧烈运动、身体对抗型体育活动或性行为。

如果植入的头发在手术后6周内发生脱落,你也不要紧张,这是正常现象。新的头发会在5~6周后重新开始生长。自此之后,头发将以它的正常速度增长生长——每月增长1.2厘米左右。

# 美体

## ●腹部整形术

腹部整形术,即大家所熟知的紧腹手术,是去除小腹中间和下部分多余的皮肤和脂肪并且使腹肌紧致的主要手术。局部腹部整形手术面积较小,仅取出肚脐下方的脂肪。

### 手术过程

进行完全的腹部整形术,需要住院一晚。手术将需要全身麻醉,并可能会持续 2~4 个小时。而部分腹部整形术一般在门诊。手术前要对手术部位采用局部麻醉,并且使用可使人催眠的镇静剂。手术只需 1~2 个小时即可。

在完全腹部整形术中,医生会从一侧髋骨到另一侧切开一个横贯下腹的水平切口。然后,他会在沿肚脐一圈再作一个切口,以使肚脐和周围组织分离。有些医生会在此时从切口进行抽脂(见下图)以吸出肚脐周围多余的脂肪。

接着,医生会将下腹表面的皮肤从下腹壁剥离,并提起这块大的皮瓣以观察腹部两个垂直的肌肉带。之后将腹部两侧皮肤拉至重叠并进行缝合。接下来把缝合好的皮肤向下拉(有些像拉窗

## 腹部整形术

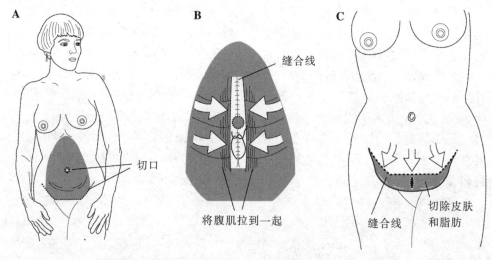

A

B
缝合线
将腹肌拉到一起

C
切除皮肤和脂肪
缝合线

切口

第一个切口横贯下腹,位于一侧髋骨到另一侧髋骨之间(图A)。第二个切口沿肚脐一圈以使它和周围组织分离。将下腹表面的皮肤从下腹壁剥离,并提起这块大的皮瓣以观察腹部两个垂直的肌肉带。之后将腹部两侧皮肤拉至重叠并进行缝合(图B)。把缝合好的皮肤向下拉,再去除多余的皮肤和脂肪并对所有切口进行缝合(图C)。

帘），再去除多余的皮肤和脂肪并对较低的下腹切口进行缝合。这时，要为已处于新位置的肚脐在腹部皮肤上切开一个开口。待开好口后，将肚脐拉出，并将其与周围组织缝合。最后要给腹部缠上绷带和插入几根引流管排出体液。

在部分腹部整形术中，只需在下腹切一个较短的水平切口，然后仅将切口和肚脐之间的皮肤剥离开来。此时，不需要像在完全腹部整形术中那样将肚脐与周围皮肤分离。接着把皮肤拉下来，切除多余的部分，将皮瓣固定在合适的部位，最后进行引流。

### 术后恢复和并发症

在手术后的前几天里会有正常的疼痛和肿胀出现，但都可以通过服用止痛药来缓解。在进行完全腹部整形术后，你要过几天才能站起来，并且得等到几个星期之后才能回去工作。在进行部分腹部整形术后，只需要过 2~3 天就能恢复正常活动，而且几天之后引流管也可移除。但是拆线可能要等上一个星期之后才行。你可能还需要在几星期内一直穿着内置腹带的衣服以减轻肿胀。腹部整形术形成的瘢痕可能在 6 个月内都很明显。虽然在 1 年后会渐渐变淡，但是不会完全消除。此外，手术可能会带来像伤口感染、腿部或腹股沟产生血栓之类的罕见并发症。

## ●抽　脂

抽脂是利用一个与真空抽吸机相连的导管将体内脂肪吸出的手术。适宜进行抽脂的理想人群是：其体重等同于或接近标准体重，却在臀部、大腿等地方有与体型不相称的大量脂肪囤积，但不能通过节食和运动使其消除。抽脂对于年轻人（通常在 50 岁之下）十分有效，因为他们的皮肤有足够的弹性，使其在脂肪抽出后所形成的较小区域内仍然能保持形状。

若覆盖在囤积的脂肪上的皮肤由于脂肪、衰老或是怀孕的原因变得走形了，只进行抽脂手术可能会导致皮肤松弛，得不到预期的效果。此外，橘皮组织（有波纹的皮肤）在抽脂手术后也会变得更不规则、更难看。因此，在进行抽脂手术的同时，也要切除多余的皮肤。与通过节食和运动来减轻体重不同的是抽脂并不会降低糖尿病、高血压或高胆固醇的患病概率。

最常见的能进行抽脂的部位是小腹、大腿、臀部、膝盖和上臂。可以只通过抽脂这一种方法来对付颈部和面部的脂肪囤积，尤其是对于皮肤富有弹性的年轻人来说。但是如果你的皮肤已失去弹性，可以将抽脂和面部提拉相结合来塑造你下颌的轮廓。

进行抽脂的部位可能最终还会长出比刚刚完成手术时要多的脂肪（但是不会有手术前那么多）。

### 手术过程

抽脂手术一般持续 1~3 小时，通常采用局部麻醉在门诊进行。但如果治疗

## 抽脂术

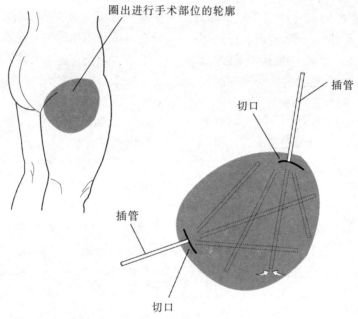

圈出进行手术部位的轮廓

插管

切口

插管

切口

在皮肤的表面圈出将要进行手术部位的轮廓。做一个小切口,将插管伸进去来回循环运动,吸出脂肪颗粒。有些管道从第一道切口(红线)开出,而有些垂直的管道从第二个切口开出。

面积较大或者由于医生的个人喜好,也可能采用全身麻醉。手术时,医生先会在皮肤上圈出手术区域。然后切开一个小切口,将插管(细的中空的管子,顶端圆钝,布满许多小洞)从切口中插入并且来回移动。这样可以搅动脂肪颗粒使其易被设备吸出,并被导入一个收集瓶里。

医生会重复这个过程直到吸出足够多的脂肪并且囤积处开始消退时。手术结束后,伤口会被缝合起来并且进行包扎。由于在手术中体液会随脂肪一起被吸出,所以你可能要进行静脉输液,有时甚至需要输血。

进行抽脂的工具和技术一直在不断被改善。现在出现一种最新且最安全的手段(也叫肿胀麻醉技术),即在吸出脂肪颗粒之前,医生会将大量的盐水(含盐的水)混合小剂量的局部麻醉剂和肾上腺素(可使血管收缩)注射到患者手术部位。这将极大地减少手术流程中血液和体液的流失及术后皮肤的褪

## 美体手术的术后恢复

在进行提举活动、锻炼、恢复性生活以及切口护理方面一定要谨遵医嘱。在腹部整形手术后,你需要等到2~4天后才能独立活动。此外,你可能在更长的时间内都需要帮助。腹部整形手术的恢复过程和剖宫产的恢复过程十分相似。有些人在一周之后就可以恢复文案工作,但是对于耗费体力的工作则需要等上2~4周。恢复过程取决于医生的技术和接受手术者的个人状况。

在抽脂之后,根据治疗部位数量的多少,你可能要等两天方可进行独立活动。根据治疗部位数量的多少以及患者的工作性质,很多人在手术一周之后便可上班。

色。同时也能够使得每次有更多的脂肪颗粒被吸出来。即便如此,由于手术中会有一定的体液和血液的流失,所以不建议严重心脏病、肺病或循环系统疾病患者做抽脂手术。

*术后恢复和并发症*

在麻药作用消失之后,你可能会有痛感,但可以通过止疼片来缓解。手术后的恢复可能需要几个星期的时间。若你是在腰部下方进行抽脂的话,在手术后的2~3周你需要穿类似紧身腹带的紧身服来最大限度减少肿胀和淤青,使切口顺利愈合。虽然淤青可能在一两周便可愈合,但是肿胀则要等到6个月后才能消退。此外,术后几个星期内要避免剧烈运动。

抽脂产生的严重并发症很少出现,但术后出现的大量血液和体液的流失,或者血栓进入肺部都可能导致死亡。在这些情况中不乏出现欠缺经验的外科医生,以及去除的脂肪过量这样的不当操作。总的来说,由经验丰富、资历颇深的医生主刀以及每次抽取有限脂肪这样的抽脂术是相对安全的。

在对做过抽脂术的人的调查显示,出现像积液(需要引流)、皮肤松弛、皮肤凹凸不平(波纹状)和外形不对称这样的轻微并发症的人达到20%。虽然手术不能保证完全对称,但是其产生的严重不对称可以通过脂肪的再吸收和再灌注来改善。即使手术效果并不能称得上完美,但大多数人还是对结果感到满意。

# 泌尿系统

泌尿系统是一个复杂而精细的再循环及废物清除系统。它每天过滤相当于204升的血液以清除其中的废物，并回收重要的电解质（如钠和钾），使之不会随着尿液排出体外。

肾脏通过将酸留在体内或将其排至尿液来调整和维持血液中酸含量的正常水平。尿液中包含废弃物质及一小部分血液中过滤出的液体。

泌尿系统在维持身体正常的血容量方面也起着重要的作用。饮入的任何液体都被吸收进入血液，增加了循环血液的总容量。当血容量高于正常值时，肾脏会做出反应将过多的液体排入尿液。

如果喝入的液体过少，或由于运动或发热大量出汗而使身体失去太多液体，肾脏的反应是减少排入尿中的液体。这有助于防止脱水。

尿路由两个肾脏、两条输尿管、膀胱、前列腺（男性）和尿道组成。

**肾脏**　正常人体内都有两个肾脏，每个肾脏相当于个体的拳头大小，位于上腹腔脊椎两侧。血液通过肾动脉，然后通过范围更广更小的动脉网络流入每个肾脏。

每个肾脏含有约100万个称为肾单元的微小过滤单位。肾单元自肾小球开始，肾小球是过滤血液中液体和废物的一簇毛细血管。细胞及血液中的蛋白质留在血管内，不会被过滤掉。

血液被过滤的比率称为肾小球滤过率，医生通过肾小球滤过率来衡量肾脏的功能。

被肾小球过滤的液体和废物通过一套复杂的微细管道（称为肾小管）离开肾脏转为尿液。正是在肾小管内肾脏可以调节身体内液体、电解质及酸的平衡。如果肾小管接到信号指令身体需要更多某种物质（如流体、电解质或酸），肾小管就会从尿液中回收这些物质进入血液。

**输尿管、膀胱和尿道**　离开肾小管的尿液集中在肾脏的中心（肾盂）。尿液从肾盂下行通过被称为输尿管的两根长管（每个长管连接一个肾）。输尿管由平滑肌构成，肌肉不断的收缩有节奏地将尿液推向一个称为膀胱的肌肉袋。

膀胱肌纤维和尿道括约肌（从膀胱到尿道的出口）的功能使尿液存留在膀

## 女性的尿道

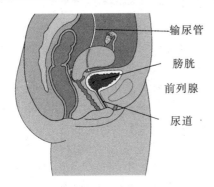

输尿管

膀胱

前列腺

尿道

尿道是尿液从膀胱排出体外的管道。女性的尿道(左)大约长3.8厘米。女性更容易患膀胱感染,因为细菌到达膀胱的距离较短。

## 尿液与你的健康

尿液的外观和成分可以为身体健康状况提供重要线索。尿液主要由水(约95%)、废物和盐组成。通常情况下,尿液是清澈和黄色的。

尿液混浊可能表明由于尿路感染尿液中含有细菌及白细胞(见下文"膀胱炎"),但是也可能存在其他情况。

尿液偏红色可能是由于感染或肾小球炎症而出血,但也可能是由于食用某些含有红色颜料的食物引起的,如甜菜。食用芦笋后尿液中有刺鼻的气味,这是因为一种叫天冬酰胺的物质,这是在许多植物中都能发现的一种氨基酸,但芦笋含量最多。

尿检可以检测尿液中过量的葡萄糖(血糖),这可能意味着患有糖尿病。在怀孕期间尿液中含有少量的葡萄糖属于正常现象。

尿液中若含有蛋白质,可能表明患有某些肾脏疾病,包括肾脏的炎症或被称为肾病综合征的肾脏过滤受损害。由于糖尿病或高血压造成肾功能减退时,尿液中也会出现蛋白质。

当你很长时间没有用餐或糖尿病患者身体内没有足够胰岛素时,血液和尿液中会积聚许多小分子物质,这种小分子物质称作酮体。

有时医生会检测肾结石患者尿液中尿酸、钙、草酸、钠及其他物质组成的含量,肾结石往往是由这些物质组成的。

通过检测血液中的尿素氮(BUN)和肌酐的水平可以测定肾功能。当肾功能减退时,过滤进入尿液的尿素氮和肌酐的含量下降,就会在血液中测出高的含量。有时会收集超过24小时的尿样来测定尿素氮和肌酐。

# 肾脏和泌尿系统疾病的常用检查方法

医生可能会进行以下一个或多个检查以确定肾脏和尿路是否健康：

### 尿检

尿检是通过检查尿液中是否含有许多不同的物质如葡萄糖、蛋白质、白细胞或红细胞来查看肾脏或膀胱是否感染或患有疾病。

### 肾脏活检

肾脏活检是对肾脏组织样本的检查。当不清楚是什么原因造成肾脏疾病如急性或慢性肾衰竭、肾小球肾炎或肾病综合征时，需要通过肾脏活检做出诊断。然后将肾脏组织送到实验室由病理学家在显微镜下检查。

肾脏活检可以是穿刺取样（经由皮肤）也可以是开放活检取样（外科手术）。在穿刺取样活检中，在组织上方的体表区域注射局部麻醉药使之无痛，医生使用超声作为引导，用空心针，经皮肤穿刺入肾脏吸出少量组织。该过程没有开放活检痛苦，经常在门诊即可完成。患者可以在一周内恢复正常活动。

开放活检需要全身麻醉。外科医生在肾上切一个小口，取出一块肾组织然后将切口缝合。患者需要留在医院过夜，并且活检后背部可能有一些疼痛。

然而，这个过程出血的风险比穿刺活检要低。如果患者有很高的出血危险，经则常采取开放活检。

### 放射性核素扫描

在放射性核素扫描过程中，将能够释放少量放射线的物质（放射性核素）注入静脉，集聚在肾脏。扫描机采用单光子发射计算机X线断层扫描法环绕患者身体扫描记录横断面截图，从而构建出肾脏的整体图象。

有一种放射性核素与肾小管特异性结合提供其功能的图像。系列扫描追踪泌尿系统中核素流过的路径提供详细的解剖结构图像。

### 静脉肾盂造影(IVP)

通过静脉注射少量的显影剂，采用X射线摄片可以提供泌尿系统的影像，显影剂被过滤进入泌尿系统从而使泌尿系统在X射线下显影。

医生会使用静脉肾盂造影检查泌尿系统中的梗阻、肾结石或肿瘤，肾脏、尿路反复感染或血尿的原因。

在进行静脉肾盂造影前12小时患者需禁食或水并通过服用泻药清空肠道。放射科医师让患者仰面躺下先进行腹部X射线摄片，然后在患者手臂上静脉注射造影剂。

定时进行X射线摄片查看造影剂从血液进入肾脏然后进入输尿管的过程。一旦膀胱已充盈，患者需要排尿。最后再做X线摄片可以观察膀胱是否排空。

### 计算机X线断层扫描(CT)

CT扫描是一种检查大多数肾脏异常更快抑或更完整的方式。CT扫描还具有肾脏附近结构成像的优点，以防问题不是出在肾脏而是出在肾脏附近的器官上。

胱内。膀胱壁的肌肉纤维放松以容纳尿液并将其收集在膀胱内,而尿道括约肌的肌肉纤维不断收缩使尿液留在膀胱内。

膀胱内可存储高达 400 毫升的尿液。当膀胱的肌肉纤维被拉伸到某一点,神经细胞会告诉大脑膀胱已存满。

排尿时,骨盆肌肉放松打开尿道让尿液排出。同时,神经指令膀胱肌肉收缩、尿道括约肌放松从而有助于排空膀胱。

女性的尿道在阴道上方。

# 尿路感染与炎症

## ●膀胱炎

大多数尿路感染发生在下尿路——膀胱和尿道。膀胱炎指的是膀胱感染,尿道炎指的是尿道感染。虽然一些感染只造成尿道炎,但是膀胱炎和尿道炎通常会一起发生。

大多数女性尿路感染是因为生活在肛门周围皮肤上的消化道细菌被向上推向阴道及尿道口。这通常发生在性行为过程中。然后细菌通过尿道上行进入膀胱。尿液中的营养物质可以给细菌提供营养。

寄生在消化道的肠埃希菌(俗称大肠杆菌)是导致 80% 女性患膀胱炎的原因。然而,其他细菌和性传播微生物也可以导致女性感染。

由于女性的尿道较短且尿道口靠近细菌大量滋生的肛门,所以女性特别容易感染膀胱炎。

有些女性在绝经后易患膀胱炎。雌激素水平的下降改变了阴道内微生物的平衡可滋生细菌生长从而使细菌蔓延到尿道引起膀胱感染。

使用隔膜节育的女性患膀胱炎的风险较高,但总体风险依然很低。有膀胱或子宫脱垂的老年妇女也有患膀胱炎的危险。在这些情况下,因为膀胱可能无法完全清空致使细菌无法完全地冲出来;相反,细菌还会留在膀胱内进行繁殖。

尿液排出体外减少从而使细菌停留在膀胱和尿路中可能增加患膀胱炎的危险。因为子宫扩大对输尿管产生压力使孕妇更容易患尿路感染。患肾结石或膀胱肿瘤(见"膀胱癌")的人更容易患尿路感染。有降低免疫系统的疾病,如糖尿病也可能会导致尿路感染。

症状

患有膀胱炎有时会在排尿时产生严重的烧灼样疼痛并且伴有尿频及尿急,且常尿量较少。这种排尿的急迫感会使患者在半夜醒来。患有膀胱炎的人尿液通常是浑浊且呈粉红色或带血。

尿液中含有血液是膀胱炎常见的症状,不过这只是暂时性的。如果在自己的尿液中见到血(不管血的量是多少)且没有膀胱炎的其他症状,请看医生。

如果还伴有腰痛、畏寒、发热、恶心、呕吐,你可能不是患有膀胱炎。感染可能已经上行扩散到肾脏(见"肾盂肾炎")。

### 治疗方法

如果女性是第一次有膀胱炎症状,或者有症状且已经怀孕,请看医生。如果有肾盂肾炎的症状,请立刻去看医生。

如果有经常复发性膀胱炎,与医生讨论以下三种治疗方法:

■家中备存抗生素,一旦有下尿路感染的迹象,即可服用。尽管服用抗生素可能产生副作用(如胃部不适、腹泻等)以及可能促进耐抗生素微生物的生长的风险,但对经常性复发膀胱炎的自我治疗经证明是安全和有效的。

■每天服用小剂量的抗生素,并持续几个月。

■如果性生活后经常发生感染,性生活后立刻服用抗生素。

如果有膀胱炎的症状,医生可能要在显微镜下检查你的尿液样本以查看细菌和白细胞(白细胞增多提示感染)。

医生也可能使用化学试纸条检查白细胞或进行尿培养。栽培可以准确地识别引起感染的细菌类型从而帮助医生选择合适的抗生素来杀死它们。

进行尿检,医生首先会要求你提供"清洁"尿液标本。这意味着该样本不受通常出现在生殖器皮肤上细菌的污染。可以在小便前使用清洁剂擦拭尿道口周围然后用无菌容器在小便几秒钟后接取尿液。

如果在尿液样本中发现了细菌,医生会开抗生素药方。对于大多数人来说

## 红莓汁与膀胱炎

长期以来,女性一直使用红莓汁来预防膀胱感染。在哈佛大学进行的一项小规模研究中,红莓汁在临床应用上得到推荐。患膀胱炎风险的女性每天喝284克红莓汁或者喝外观与味道都和红莓汁一样的无效对照药,研究发现喝红莓汁的女性患尿路感染的概率减少。

这个研究结果会不会适合你?红莓汁可能有助于防止膀胱炎的症状。然而,它不应该取代医疗保健。为期3天的抗生素疗程可能会更有效且比红莓汁便宜得多。如果有其他研究能证实饮用红莓汁的价值到时有可能会强烈推荐。

在这项研究中,红莓汁没有用来(也不应使用)治疗肾盂肾炎、患有尿路疾病的女性及糖尿病或免疫系统受损的患者或男性的症状。

（除非对该药物过敏），3 天一疗程的甲氧苄啶和磺胺甲基异噁唑（SMZ）的组合是最好的药物治疗。

3 天的疗程比以前广泛采用的服用 10 天的氨苄青霉素容易采用而且副作用也较少。由于广泛使用氨苄青霉素，引起膀胱炎的 1/3 大肠杆菌菌株目前对氨苄青霉素具有抗药性。

 **预防女性膀胱炎**

这些措施有助于减少由细菌引起患膀胱炎（膀胱感染）的风险：

■当感到有尿意时立刻排尿并且每次都努力排空膀胱。拖延排尿或保留尿液都会给细菌提供繁殖的机会。

■上厕所结束后由前向后擦生殖器。这使得直肠细菌不太容易感染尿道或阴道。

■性生活后排尿并喝一杯水。这有助于冲洗掉任何已进入尿道的细菌。

■多喝水（每天至少喝8杯的水），以稀释尿液。

■饮用红莓汁可能有一定的作用。如果你饮用红莓汁，只要有感染的症状就立刻开始饮用。

■如果使用隔膜、杀精剂，和/或宫颈帽，并患有复发性膀胱炎，请考虑换一种节育方式。杀精剂会杀死有益的细菌，这些细菌通常能限制阴道区域的大肠埃希菌（大肠杆菌）的生长。

## 性生活后服用抗生素预防膀胱炎

一些女性在开始性生活后不久首次患上膀胱炎（膀胱感染），即所谓的"蜜月膀胱炎"。在性行为过程中，阴道内以及周围的细菌被向上推进尿道。尿道是使尿液从膀胱排出体外的管道。

由于女性的尿道比较短，细菌很容易就到达膀胱。80%的患者感染的都是在消化道滋生的大肠埃希菌（俗称大肠杆菌）。

为了预防膀胱炎，尝试在性行为前以及性行为后排尿。有时这足以阻止细菌在尿液中生长并将在性行为中可能进入尿道的细菌冲洗掉。

如果你在性生活后反复发生膀胱炎，医生可能会建议你在性行为后服用单剂量的抗生素。单剂量抗生素可以杀死许多刚刚进入膀胱还没有足够的时间来繁殖并引起感染的细菌从而防止膀胱炎。

多喝水并且避免饮用咖啡和酒精。咖啡和酒精可以刺激膀胱收缩。经过治疗，症状通常在一两天消失。但是，需要遵照医嘱并按疗程服用药物。

如果完成治疗2周内复发，可能引起肾脏感染和膀胱炎的细菌对服用的抗生素有耐药性；无论是哪种疾病，请尽快就医从而开始新的治疗。

### ● 尿道炎

任何一种尿道发炎包括感染都称为尿道炎。膀胱的细菌感染（见"膀胱炎"）通常也会累及将尿液从膀胱排出体外的尿道。

还有其他一些感染原发于尿道或仅引起尿道炎。性传染疾病淋病和沙眼衣原体感染是最典型的，因为它们可能引起严重的并发症。若患有性传播细菌感染，应该通知性伴侣，让他（她）们同时治疗。

治疗尿道炎的重要性是，它可以进展为更严重的疾病，如尿道狭窄、关节炎及盆腔炎。

尿道炎不仅只是由感染引起的，也可能是由剧烈的性生活引起的尿道发炎，或者由杀精剂、避孕套或隔膜引起的发炎。男女双方都有可能因将导尿管插入尿道产生损伤而引起尿道炎。

### ● 肾盂肾炎

肾盂肾炎是肾脏的感染，通常是膀胱内细菌经输尿管上行感染了肾脏。如果尿路发生梗阻使尿液淤滞，就容易发生肾盂肾炎。

肾盂肾炎多见于需要导管插入尿道将尿液从膀胱中引流的患者，多出现在需要全身麻醉手术的患者、危重患者或者小便失禁患者。

肾盂肾炎在进行膀胱镜检查或尿路手术的患者中较为常见。偶尔可能导致严重的血液感染（见"菌血症"），因此需要医生特别注意。

肾盂肾炎可能会反复发作，往往是因为尿路先天畸形。

这是由于连接输尿管与膀胱的瓣膜发生了异常。通常情况下，瓣膜只允许尿液从输尿管流入膀胱。

如果尿液中含有大量的细菌，反流可以使感染到达肾脏。通常从童年开始的肾脏的反复感染和炎症，可导致肾组织形成瘢痕以及以后生活中不可逆的肾损伤。

**症状**

如果患有肾盂肾炎，小便时可能会有灼热感，而且会感到尿频和尿急。这些症状与膀胱炎和尿道炎一样。

与膀胱炎和尿道炎不一样的是，如果患有肾盂肾炎，可能还会感到背痛（通常是一侧）、发高热、寒战、恶心和/或呕吐。

**治疗方法**

如果有肾盂肾炎的症状需尽快到医院就医。医生在显微镜下观察尿液，检查是否有细菌和白细胞（这提示感染）。

医生还会进行尿培养,以确定是什么样的细菌引起的感染从而决定使用什么抗生素。

大多数急性肾盂肾炎可以很容易通过服用抗生素、休息及大量饮水治愈。在发病较重的情况下,建议住院治疗,但通常也只需要住院几天。

由于肾盂肾炎可能是由尿路梗阻所造成的,医生可能会建议患者进行静脉肾盂造影、肾脏超声波或膀胱镜检查。

### ●间质性膀胱炎

间质性膀胱炎是膀胱壁慢性(长期)炎症。

引起间质性膀胱炎的原因尚不清楚。一些研究者认为,尚未发现的某些病毒或其他微生物可能是引起间质性膀胱炎的原因。也有可能是其他的原因,包括过敏性反应、自身免疫性疾病、激素紊乱或尿液中有毒物质的存在。

*症状*

间质性膀胱炎的症状包括盆腔刺

### 间质性膀胱炎

一些人通过使用以下方式来缓解间质性膀胱炎的症状:

■通过针灸减轻疼痛

■通过生物反馈疗法学会放松盆底肌肉

痛和尿频尿急。在特别严重的情况下,患者可能白天排尿 50 次以上夜间排尿 10 次以上。

*治疗方法*

间质性膀胱炎比细菌性膀胱炎诊断更加困难,因为不像细菌性膀胱炎,患有间质性膀胱炎患者的尿液样本很少发现任何细菌。

初诊医生会将你转到泌尿科医生或妇产科医生那儿,他们将对你进行彻底的检查,以排除其他可能的症状原因,如感染、膀胱癌或膀胱壁痉挛(见"尿失禁")。

接下来,医生通常会进行膀胱镜检查,膀胱镜检查可以直接观察膀胱壁。患者喝下大量液体胀大膀胱后,经尿道置入光纤探头。通过观察膀胱壁上的微小出血或溃疡来诊断间质性膀胱炎。

有多种治疗方法,但每种治疗方法似乎只对某些人有帮助。医生可能会建议你采取以下一种或联合几种治疗方法进行治疗:

**膀胱扩张** 这涉及向膀胱灌装液体以伸展膀胱来缓解症状。

**灌注药物** 通过导管将药物(如二甲基亚砜,可抑制炎症和疼痛)直接注入膀胱。

**口服药物** 某些药物,如阿米替林(一种杂环抗抑郁药)可以抑制疼痛。许多研究人员认为间质性膀胱炎是膀胱的保护内膜受到损害,那么其他能加强膀胱的保护内膜的药物也可以使用。一种被称为精氨酸的天然物质可以缓解症状。

自我护理 一些人发现低酸的饮食习惯，即食物中不含柑橘类食物、咖啡、茶、辛辣食物、酒精或巧克力可以缓解症状。

外科手术 扩大膀胱的手术仍然存在争议。该手术可选择的治疗方法只用于治疗一些由于疾病导致膀胱挛缩的患者。

# 内分泌失调

人类青春期身体和心理上突然的变化可以说是激素作用的一个微小但却重要的例子。激素影响我们生命的各个阶段,它是我们儿童时期生长不可或缺的成分;而当我们成年后又是它让我们得以生殖。

## 激素的作用机制

激素是由身体某个器官分泌并通常通过血液循环传递到其他身体组织并使这些组织产生一定变化的一种化学物质。它由分布在人体各个部位的器官或腺体组成的一个系统(统称为内分泌系统)分泌。每个腺体分泌各自独特的激素,这些激素在需要的时候会被分泌以使身体保持健康的平衡。

**内分泌系统**

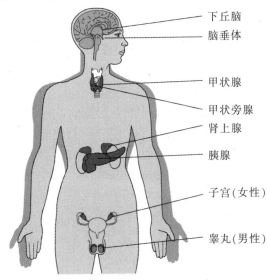

下丘脑
脑垂体
甲状腺
甲状旁腺
肾上腺
胰腺
子宫(女性)
睾丸(男性)

内分泌系统由上图所示各腺体构成。各腺体分泌的激素以及各自的功能请参见书中相关章节。

211

## ●正反馈和负反馈

某一腺体对激素的分泌由各种化学物质激发,这种激发或通过正反馈的过程,或通过负反馈的过程。

当人类进食时,糖分被吸收到血液中并循环到身体其他需要糖分提供能量的细胞中。胰岛素在血液中的存在是糖分得以由血液传递到身体细胞中的先决条件。

人体在饭后血液中糖分含量的上升使得胰腺分泌胰岛素。当从食物中吸收的糖分离开血液进入细胞后,血糖含量下降,胰腺即停止分泌胰岛素。

因此,血糖含量的上升打开了胰岛素分泌的开关,而血糖含量的下降关闭了胰岛素分泌的开关。这是一个正反馈的例子:血液中某一成分的含量越高,身体便分泌越多的激素。

下面我们再看看反馈系统的另外一个例子。我们的身体需要时刻保持一定程度的甲状腺激素水平。当甲状腺激素下降到一定水平之下,人体中枢神经系统就会让下丘脑感应到这一情况并随之分泌一种被称为促甲状腺激素释放激素(TRH)的激素。促甲状腺激素释放激素传递到人脑的脑垂体中,并使脑垂体分泌另一种被称为促甲状腺激素(TSH)的激素,又称甲状腺刺激激素。

甲状腺刺激激素传递到甲状腺中并指导其分泌甲状腺激素。当甲状腺激素的含量高出一定水平时,下丘脑便会感应到并停止促甲状腺激素释放激素的分泌。这是一个负反馈的例子:血液中某一成分的含量越高,被停止分泌的激素就越多。

## ●激素和激素受体——钥匙和锁

激素如何告诉细胞该做什么?比如说,胰岛素如何告诉细胞吸收糖分?激素存在于细胞之外,它必须将信息传递到位于细胞内部的细胞内核中去,而细胞内核则控制细胞完成如吸收和使用糖分之类的任务。

细胞的表面有一种突起的组织被称为受体,受体的另一部分位于细胞之中。胰岛素受体突出细胞的部分只与胰岛素及少数其他的类胰岛素激素相匹配。

胰岛素进入胰岛素受体,就像钥匙插入锁中将其激活。胰岛素受体一被激活,就将一连串化学信号传递到细胞内核之中,细胞内核则随之反馈出一些信号控制细胞吸收和代谢糖分。

## ●下丘脑:控制腺体

对于甲状腺激素分泌的描述也表现出了下丘脑的重要作用。下丘脑是位于大脑中部的一个腺体,它控制多种激素的分泌。这一描述同样也表现了激素的调节是通过一连串的信号完成的,从下丘脑到脑垂体再到一些其他分泌激素的腺体。下丘脑是大脑边缘系统的一部分,与人类的情感密切相关并控制着诸如血压、心率、呼吸率以及体温等至关重要的身体功能。

# 激素缺乏的治疗

一些激素缺乏所导致的疾病(诸如糖尿病)已经在 20 世纪被发现。例如，1921 年胰岛素已经被发现可以用于治疗糖尿病。

在随后的 60 年里，从猪或牛胰腺中提取的动物胰岛素被用于治疗人类。20 世纪 70 年代，科学家发明了基因工程和 DNA 重组技术，这使得他们可以制造出人工胰岛素及其他的蛋白质。

使用胰岛素治疗糖尿病只是诸多挽救生命的发现用于治疗激素缺乏的例子之一。甲状腺素同样挽救了许多身患严重激素缺乏疾病的人的性命，并让一些身患较轻激素疾病的人恢复正常的身体功能。雌性激素和黄体素通常被用于治疗更年期综合征并能帮助预防骨质疏松症和冠状动脉疾病。

人生长激素被用于治疗矮身材患儿，促进其生长。而这一激素被声称具有防止和逆转衰老征兆的能力尚处于争议之中。

本部分所讨论的激素问题大多按照分泌激素的各种腺体（如甲状腺)进行分类。你的初级护理医生可以判断并治疗许多内分泌失调问题。相对复杂的激素失调则需要向内分泌学家进行咨询，他们是治疗内分泌失调的专家。

# 糖尿病

## ●糖尿病概述

糖尿病也称糖尿症。这一疾病的成因通常是缺乏胰岛素或胰岛素作用缺陷所致。尿崩症是另一种病症而且相对十分罕见。为获取能量，身体内的每个细胞都需要糖分——尤其是葡萄糖。胰岛素对细胞产生作用，使其从血液中提取葡萄糖。在糖尿病的情况中，一种情况是胰腺不能分泌足够的胰岛素，另一种情况是身体的细胞中产生了对胰岛素作用的抵体。

不管是上述何种情况，结果是一样的：由于葡萄糖无法进入身体的细胞，血液中积聚葡萄糖的含量便上升了。

胰岛素是由胰腺分泌的，胰腺是位于胃和脊柱间的一个柔软器官。人类进食后胰腺会向血管中分泌胰岛素。当血糖含量上升后，胰腺会分泌出更多的胰岛素，使得大量的糖分从血管向细胞中传递。一旦血糖含量过低，胰岛素便会停止分泌，而另外 4 种激素(皮质醇、胰高血糖素、生长激素、肾上腺素)便开始分泌，导致肝向血管中输送葡萄糖。

在正常情况下，血糖含量是处于平

衡的——3.6~6.7 毫摩尔/升;夜间长时间不进食或是在进食间突然大量摄取糖分,情况也是如此。

然而,在糖尿病中,由于胰岛素的失衡使血糖含量过高或者由于治疗时使用的药物剂量过大,这一微妙的平衡被打乱了。

糖尿病会带来一组间歇性有时候是永久性的症状,并能增加一些其他严重病症的发病率。例如,患有糖尿病的成人患脑卒中和心脏病的概率是正常人的 2~4 倍。糖尿病也是肾衰竭和失明的重要原因之一。

糖尿病的类型

糖尿病可分为四种类型:

■1 型糖尿病(之前被称为胰岛素依赖型糖尿病)

■2 型糖尿病(之前被称为非胰岛素依赖型糖尿病)

■妊娠糖尿病

■特殊类型糖尿病

1 型糖尿病是一种自体免疫疾病。自体免疫疾病是由于身体的免疫系统对胰腺中分泌胰岛素的细胞(胰脏 β 细胞)作出攻击而造成的。结果使胰脏不能分泌足够的胰岛素。

免疫系统对胰腺的攻击可能在数月或数年内都不明显。在此期间,身体仍然能分泌出足够的胰岛素,而糖尿病的症状还没有表现出来。

但是身体最终不能分泌足够的胰岛素。此时血糖含量上升到一个危险的高度,而胰腺不能分泌的胰岛素需要通过每日的注射进行替代,这样生命才得以维持。

1 型糖尿病通常发病在 35 岁之前,最常见是在 10~16 岁。1 型糖尿病对男性和女性影响相当。此类糖尿病占糖尿病总量的 5%~10%。

研究者认为 1 型糖尿病是基因和病毒综合引起的。有一种理论认为患有 1 型糖尿病的患者在基因上容易患由病毒攻击引起的自身免疫性疾病。

许多科学家怀疑病毒也能引起 1 型糖尿病,这是因为 1 型糖尿病患者发病之前的一段时间内常常得过病毒感染。柯萨基病毒已经被认为是一些病例的可能诱因。还有一些研究者认为接触某些毒素也有可能是诱因。一些研究者

## 2型糖尿病概览

2型糖尿病:

■大约有1 400万美国人身患2型糖尿病,其中大约有半数的人不知道自己身患该病 (每年确诊的新病例达到 625 000个)。

■流行程度比1962年高出两倍。

■更容易发病于40岁以上,肥胖,久坐,有家族糖尿病病史,非洲裔、西班牙裔美国人和美国本土人的人群中。

■使脑卒中和心脏病发病概率增加两倍多。

怀疑婴儿接触牛奶中的蛋白质是否会导致糖尿病。

2 型糖尿病是糖尿病的最主要类型，至少 90%的糖尿病属于 2 型糖尿病。在这种情况下，身体细胞对胰岛素的反应逐渐降低（胰岛素抵抗）。在正常情况下，当胰岛素进入细胞时，它会向细胞内传递一个信号告诉葡萄糖转运体这一化学物质将葡萄糖转运到细胞中。

当出现胰岛素抵抗时，这一信号被拦截了，细胞便不能从血液中吸收足够的葡萄糖。于是，血糖上升，而胰腺则分泌更多的胰岛素。

胰腺在数月或数年内仍然可以额外分泌出足够多的胰岛素来抵消掉胰岛素抵抗的影响。在此期间，血糖相对正常，没有出现症状。然而，胰岛素抵抗最后变得越来越严重，胰腺会因为分泌额外的胰岛素而枯竭。此时，血糖水平大大超出正常程度，而糖尿病症状则开始出现。

## 预防2型糖尿病

易患2型糖尿病的人群——尤其是那些体重偏重或是有家庭糖尿病病史的40岁以上的人——可以采取措施预防发病，例如定期锻炼身体、保持理想的体重，以及合理饮食。

### 锻炼

锻炼身体有许多积极作用。锻炼可以通过控制过度肥胖减少身体对胰岛素的需要，也可以改善胰岛素对身体细胞的作用。同时，肌肉的锻炼可以利用葡萄糖制造能量，也就自然减少血管中沉积的葡萄糖。锻炼也有益于我们的心脏、血管以及血液循环。

### 保持理想的体重

对于40岁以上的人来说，肥胖是导致2型糖尿病的一个重大危险因素。如果你的体重超过了合理体重的10%，你最好在医生的指导之下开始减肥计划。

### 合理饮食

每日从广泛的食物来源中摄取20~25克的膳食纤维可以减小你患有2型糖尿病的概率。增加饮食种类，尽可能减少脂肪的摄取。同时，饮食的量和时间与饮食的种类一样重要，不要暴饮暴食，也不要不进餐。这两种情况都能造成葡萄糖摄取的大起大落并使新陈代谢系统产生紊乱。你的医生会建议你控制热量的摄取，减少体重和胆固醇含量。

2 型糖尿病多发于 40 岁以上的人群中。肥胖是此类病症最大的单一诱因。2/3 的 2 型糖尿病患者现在或者曾经体重超重。相比于 1 型糖尿病，2 型糖尿病有更强的遗传性。非洲裔、西班牙裔美国人和美国本土人患 2 型糖尿病的概率最大。

妊娠糖尿病会导致某些怀孕的妇女血糖升高。然而，血糖水平一般会在分娩后回归正常。患有妊娠糖尿病的妇女在日后患 2 型糖尿病的可能性会增加。

症状

糖尿病会伴随着许多不同的症状。一些症状是由于高血糖的影响，另一些则是糖尿病对身体其他部位造成的损伤。过度降低血糖的治疗（胰岛素或药物治疗）而导致的血糖水平过低也会带来一些症状。

这些症状往往是突发性的。1 型糖尿病的患者可能在数日内多尿、多饮，并且可能会由于加剧的排尿和呕吐而脱水。血液中将沉积大量的酸。如果不及时救治，患者可能会失去知觉，甚至死亡。

能量的减少以及食欲的增加　在糖尿病中，由于胰岛素含量不足或者对胰岛素作用的抵抗，身体的细胞无法获得足够的葡萄糖。显而易见的是，当我们的细胞无法获取足够的能量，我们便会觉得自己没有足够的能量；而当我们无法获得足够食物的时候，我们便会感到饥饿。

相同的是，当糖尿病导致肾脏损伤的时候，肾脏无法将废物和毒素排出体外，这也会造成能量的损失（通常会造成恶心和厌食）。

体重减少　尽管食欲增加，你的体重仍然会减少。这是由于身体细胞无法获得葡萄糖提供的能量，只能消耗脂肪以替代，而这便会耗尽身体所储存的脂肪。同时，糖尿病如得不到有效控制，脱水也会导致体重的减少。

视力问题　糖尿病可能导致短期视力损伤，这一损伤可以经治疗得到缓解。然而，倘若糖尿病长期得不到有效治疗，将有可能导致永久性的视力损伤。

手脚麻痹和疼痛　糖尿病如得不到治疗，将会损伤神经并导致感觉丧失（尤其是脚和小腿部分）或是难受的感觉、灼烧感以及疼痛感。

意识模糊以及意识丧失　在 1 型糖尿病中，胰岛素的严重缺乏不仅可以导致血糖水平过高以及严重脱水，还可以使血液酸性物质增加并造成其他新陈代谢的紊乱。这些紊乱综合起来，初期会导致疲劳感，然后演化为意识模糊、恶心和呕吐，并最终导致意识丧失甚至死亡。如果治疗足够及时，充分补液及胰岛素治疗能够消除这些症状。

在 2 型糖尿病中，高血糖和严重脱水的并发可能导致出现相同的病症。药物（胰岛素以及某些治疗糖尿病的药丸)的过量使用也可以导致这些症状。

## ●糖尿病并发症

糖尿病是美国患病人群主要死亡和致残原因之一。糖尿病的并发症损伤心脏、视力、肾脏、循环系统、神经、肝脏以及皮肤。然而,糖尿症的并发症并不是不可避免的。

在 1 型糖尿病中,我们可以很明显地看出通过严格控制血糖可以降低出现并发症的可能。尽管尚无明确证据,很多医生也相信这一点同样适用于 2 型糖尿病。

在内科医生的帮助下,下述各种并发症都能被诊断、治疗和解决:

当高血糖损伤了视网膜(眼球壁内层对光敏感的一层薄膜)中微小的血管时,就有可能造成视网膜病这一严重的问题。你至少应该在一年内见一次你的眼科医师并做一次糖尿病眼科检查。眼科医师会定期拍摄你的视网膜并进行一种叫萤光血管显影术(这一方法能诊断即使很微小的损伤)的测验,以帮助

### 糖尿病与年度眼科检查

糖尿病患者应该每年由眼科医师进行眼科检查,以诊断是否患有三种糖尿病患者更易并发的潜在严重疾病:糖尿病视网膜病变、青光眼以及白内障。糖尿病患者患青光眼和白内障的概率是正常人的两倍。

诊断早期视网膜病,并通过激光疗法加以治疗。

肾病的发生是由于肾脏中薄弱的过滤系统遭到了损伤。损伤后这一系统将废物排出体外的功能被降低。如果你同时患有高血压,由糖尿病造成的肾脏损伤将更为严重。对尿液中少量白蛋白进行的筛选试验可以诊断由糖尿病引起的早期肾脏损伤。如果你患有糖尿病,你应该每年做一次血检和尿检,以发现肾脏疾病的早期征兆。

肾脏损伤无法得到根除,但是控制血糖和血压可以减少日后发生损伤的概率。即使你的血压不高,一种名为血管紧张素转换酶(ACE)抑制因子的控制血压的药物也可以保护你的肾脏。

对尿路感染的及时治疗也可以保护肾脏。糖尿病若得不到治疗,会导致肾功能衰竭,而肾功能衰竭需要透析或肾脏移植进行治疗。

糖尿病患者更易并发心脏动脉粥样硬化,它会导致心绞痛、心脏病发作以及心力衰竭。控制血糖能帮助预防动脉粥样硬化。如果你患有糖尿病,控制血压和胆固醇更为重要,因为高血压和高胆固醇血症可能更容易导致糖尿病患者并发冠状动脉疾病。

糖尿病患者也更易并发由动脉粥样硬化引起的末梢动脉疾患(有时被称为外周血管疾病)。末梢动脉疾患损害动脉循环,尤其损坏通往大脑、腿部和手部的动脉。末梢动脉疾患常由衰老过

程引起,但会因高血糖而加剧。

末梢动脉疾患会导致脑卒中、无法愈合的损伤（尤其是腿部和脚部）、坏疽,这些往往需要截肢。糖尿病在损伤神经的同时也造成阳痿。禁烟、控制过高血压、有规律锻炼身体以及严格控制血糖和胆固醇能预防末梢动脉疾患。

神经病或神经损伤,会因受损神经的不同被划分为两种形式。在周围神经病变中,控制感觉的神经受到损伤从而导致神经受损的身体部位失去感觉或是导致疼痛、麻木以及不稳定性。

第二种形式,即自主性神经病变,损伤控制身体自发功能(如泌尿系统和消化系统)的神经,自主性神经病变的症状包括排尿困难、阳痿、呕吐、腹泻或便秘等。在某些严重的病例中,患者在起身时会感到严重的头晕。自主性神经

病变的发病概率可以通过严格维持血糖水平得以降低。

由于各种原因,糖尿病患者常并发脚部问题,包括脚部溃疡以及脚部损伤。受损的神经可能导致感觉的丧失,使你无法察觉到脚部溃疡的发展。因为血液的供应被减少,发展中的脚部溃疡很难得以愈合。糖尿病患者更易出现伤口感染。严重的溃疡可能永久不能愈合,最后导致坏疽和截肢。

每日小心清洗和检查足部,寻找伤口或者感染的迹象,倘若发现任何可疑情况,向医生咨询。可以让足科医生帮助修剪脚趾甲。为防止感染,脚趾甲不应修剪过短而且需要定期修剪。保持穿鞋的习惯。如有伤口在两周内不能愈合,请看外科医生。

## 何为"严格控制血糖水平"?

如果你正在注射胰岛素,你的医生会告诉你保持对血糖的严格控制对于降低并发症发病概率至关重要。那么到底何为"严格控制"呢?

"严格控制"意味着将血糖水平尽可能控制到接近正常程度。你的医生可能会建议你每天四次检查血糖(血检)并对你的血液中葡萄糖含量和注射的胰岛素保持书面的记录。

对血糖的严格控制可以很有效地减轻长期的并发症,这一点对于1型糖尿病患者尤其适用,并有可能同样适用于2型糖尿病患者。

这一严格控制同时也增加了你低血糖的风险。因此,如果你和你的医生决定进行这一严格控制,在测量自己血糖的时候你必须十分小心,你也可以尽早对低血糖症状进行治疗。

## 对1型糖尿病进行强化治疗的优点

与采用强度相对较低的"保守治疗"相比,对1型糖尿病患者采取强化胰岛素治疗可以更好地减缓并发症的发生和发展。这一点可以由一个对1 400多人进行观察长达9年的随机对照实验证实。在强化治疗中,患者每日最少测量血糖4次,注射胰岛素至少3次——胰岛素注射的剂量会根据血液中葡萄糖含量的测量结果、食物的摄取量以及预期锻炼的变化而变化。

在保守治疗中,患者每日注射胰岛素一到两次,注射的剂量不会有任何调整。强化治疗的优点可以通过对比两组中在实验开始时没有糖尿病并发症的受试者以及在实验开始时已经有糖尿病并发症的受试者的实验结果得出。然而,受强化治疗的糖尿病患者比受保守治疗的患者更易出现低血糖的反应并会出现体重上的增加。

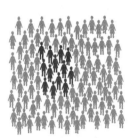

每100位患有1型糖尿病并接受强化治疗的患者中有13位患有糖尿病眼部并发症。

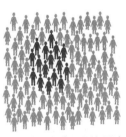

每100位患有1型糖尿病并接受强化治疗的患者中有16位患有糖尿病肾脏并发症。

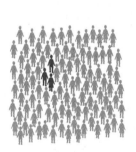

每100位患有1型糖尿病并接受强化治疗的患者中有3位患有神经损伤。

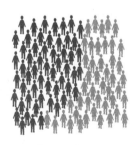

每100位患有1型糖尿病并接受保守治疗的患者中有55位患有糖尿病眼部并发症。

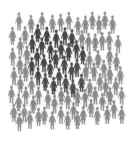

每100位患有1型糖尿病并接受保守治疗的患者中有27位患有糖尿病肾脏并发症。

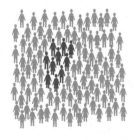

每100位患有1型糖尿病并接受保守治疗的患者中有10位患有神经损伤。

## 监测血糖以及注射胰岛素

医生会告诉你每天需要测量血糖的次数以及测量的时间。用一个小的笔记本记录下测量的时间、结果、你吃了什么、感觉怎么样以及运动量有多大。这一记录将告诉你和你的医生你目前的治疗计划效果如何以及是否需要作出调整。

你的医生或糖尿病学者将会推荐用于测量血糖的仪器。你可以自行在家中测量。验血(不是小便)能准确地测量出血糖的水平。验血时,医生需要刺破你的手指获得血样。血样被使用在一个彩色的条码上。该条码被放在血糖仪下,得出的结论能帮助你衡量你所需要的胰岛素量。

有些糖尿病患者不愿意接受血液化验。他们化验小便。但是这不是最好的化验方法。如果你选择这种化验方式,你应该定期检查尿液中糖分的水平。

**注射胰岛素** 医生将指导患者选择胰岛素类型、使用量和注射时间。起初,很多人担心注射带来的疼痛。他们会了解到由于针头又细又短且注射只在皮下进行(无须进入肌肉),疼痛感很小。腹部、上臂、大腿、腰部、臀部都是注射胰岛素的好部位。将皮肤拉伸2.5厘米左右,插入针头,注射时放开皮肤。轮流选择注射部位以免瘢痕组织和脂肪在注射部位堆积,阻止人体对胰岛素的吸收。使用一次性注射器。将针头放在远离儿童的容器中。

## 我何时能进食?

糖尿病患者生活应当有规律。为了将血糖控制在正常范围内,影响血糖的三要素——饮食、运动和药物——在量和时间上需要遵守规律。

血糖的剧烈变化是由于不规律进食或暴饮暴食从而影响代谢系统所致。这使得医生无法预测你所需的药物的量。

下面是一些通过饮食和运动控制血糖的建议:

■每天进食相同数量的食物

■每天在相同的时间进食或吃零食

■尽量不要忘记进食或吃零食

■每天在相同的时间服用糖尿病药物

■每天在相同的时间运动

■和医生讨论最好的吃饭时间、吃零食时间、服药时间和运动时间。你对糖尿病了解得越多,你就越能控制糖尿病

●感 染

当血糖过高时,一些白细胞便不能像正常的时候有效消除各种感染。糖尿病患者尤其易患长年的皮肤感染和阴道感染,也更易患疮以及其他细菌感染。

治疗方法

如果你患有任何糖尿病症状,请向医生咨询。医生会对你进行身体检查,测量你的血液或尿液中的糖分含量。倘若你的血液或尿液中血糖成分过高,医生可能会再次测量你的血液。这次测试将会在禁食一晚或是进餐两小时后进行,或采取葡萄糖耐量试验的形式。

在葡萄糖耐量试验中,受试者会饮用糖水并在随后的 5 小时内被测量血糖含量。如果血液中葡萄糖含量过高,受试者则能被确诊为糖尿病患者。医生同时会测量就诊者尿液中酮体的含量,因为患 1 型糖尿病患者的脂肪会在尿液中留下酮体。

糖尿病尚无治愈的方法,然而合理的治疗方法可以有效地减轻糖尿病症状以及并发症。

与其他疾病的治疗所不同的是,在糖尿病治疗中患者是最重要的一方。患者最终通过注意饮食、加强锻炼、服用药物而自己控制糖尿病。

也许这一点在起初有点令人望而生畏,但大多数患者发现控制自己的糖尿病很快变得简单方便。

最重要的一步(也是首先需要进行的一步)就是了解这一疾病。患者的初级护理医师、护士以及其他的健康专家会告诉其有关糖尿病的知识。

患者的医师会设计患者的治疗方案,定期对患者测量,与患者一起定期监控其胰岛素剂量与葡萄糖水平,并研究预示慢性并发症的症状。

还有一些其他的专家也从事解决与糖尿病相关的问题。眼科医生会定期对患者做眼部检查以监控糖尿病视网膜病变的任何可能发展。足科医师会对患者做足部护理。营养师(营养专家)能帮助患者制订适合自己治疗需要的饮食计划。肾脏功能退化的患者则需要肾病学家(肾脏专家)的帮助。对糖尿病治疗的直接目标是使血液中的葡萄糖含量得以正常,而长期目标则是预防并发症以及延长寿命。

一些患有严重糖尿病的患者可能从胰腺移植中受益。患者的胰腺必须与捐赠者的高度匹配,患者同时需要服用强有力的抗排斥药物,而这些药物会有很严重的副作用。

1 型糖尿病 对于 1 型糖尿病患者,有三种办法能够使血液中的葡萄糖含量恢复正常:通过每日注射胰岛素补充身体不能分泌的胰岛素、营养计划,以及定期锻炼身体。患者可能需要在一天内数次测量自己的血糖水平,医生也会定期对患者进行测量。

胰岛素 1 型糖尿病患者可能需要在一天之内数次注射胰岛素,这种注射患者可以自己完成。很快这些皮下注射会变成无痛的例行公事。

供注射的胰岛素最初提取于猪或者牛的胰腺，而今天的注射用胰岛素越来越多地使用基因工程所制造的人胰岛素。这种胰岛素可能采取超短时效应的形式（赖脯胰岛素），或短时效应的形式（普通胰岛素），或中效形式（低精蛋白锌胰岛素以及混合锌胰岛素悬浮液），或长效形式（稀释锌胰岛素悬浮液）。

胰岛素在注射后 30~60 分钟（短效），或 2~4 小时（中效），或 4~8 小时（长效）起效。大多数人采取短效胰岛素注射和中效胰岛素注射相结合的方式。

胰岛素的类型和注射量取决于患者的血糖水平以及血糖的波动水平。血糖与患者的体重、饮食（类型，数量和进食时间）、运动水平、情绪状况、感染情况以及其他的身体上的压力相关。患者每天所需的胰岛素均不相同。

典型的 1 型糖尿病患者需要在餐前注射短效胰岛素，并在两餐之间注射长效胰岛素。此外，患者还可以携带一个胰岛素泵，能自动持续地通过腹部的针头提供短效胰岛素。

治疗目标是向体内注射足够的胰岛素，使患者体内血糖水平正常，或者说防止血糖水平太高或太低。这通过一个简单的血糖检测（在家实施）就可以完成。

医生正在研究用吸入性胰岛素代替注射胰岛素的效果和可能出现的副作用。胰岛素在餐前被吸入，很快便进入血管。此时，血液中的糖分也正在上升。第一阶段研究的结果是令人振奋的。未来某一天，吸入性胰岛素可能会普及，特别是对于那些患有 2 型糖尿病的患者。

节食会带来双重益处：控制血糖水平以及控制体重。糖尿病患者健康的饮食和非糖尿病患者的饮食是一样的，但是饮食方式控制得更严格，以此来保证血液中葡萄糖的含量保持稳定。通过监控食用的碳水化合物含量来确保饮食均衡。你的营养学家会提供具体的指导。

有规律的饮食时间表能避免血糖水平剧烈的上升和降低。每日进食相同数量的食物，在相同的时间吃饭和吃零食，不要漏过任何一餐。如果医生建议你减肥，你需要按照医生或营养学家制订的计划进食。

运动不仅对于保持体重很重要，对于保持血管健康也很重要，因为血管是非常脆弱的。通过运动，肌肉中的葡萄糖可以被转化成能量，因此能自然地控制血液中的糖分。此外，运动能提高细胞对于胰岛素的敏感度，提高糖分的利用效率。

运动时切记不要过量。运动过量会造成低血糖。运动的时间很重要。尝试吃完一点零食后（如面包、意大利面或土豆）运动 30 分钟。如 4 小时内未进餐应避免运动。医生会帮助患者协调饮食、运动和胰岛素注射。

2 型糖尿病 对于 2 型糖尿病患者,你可以通过运动和饮食来控制血糖水平。

减轻体重对于 2 型糖尿病的治疗非常关键。患者可以通过减少饮食中的热量、增加运动或两者同时来减轻体重。对于超重或肥胖人群,第一步是减肥。这样做可以降低胰岛素抵抗,提高身体对于体内胰岛素的使用效率。

运动能通过提高肌肉活力和减轻体重来降低胰岛素抵抗。运动对于患有 2 型糖尿病的患者比对 1 型糖尿病患者更为重要。运动能帮助患者将血糖水平控制在更稳定的水平,减小患心脏病的风险。和你的医生或糖尿病教育者讨论对你有益的运动课程。

如果患者的血糖在减肥、定期运动以及严格的饮食控制后仍保持较高的水平,应当口服降糖药。这些药物通过刺激胰腺分泌更多的胰岛素以及提高细胞对胰岛素的敏感性产生效果。服药时间为餐前,一天一次或两次。如果口服降糖药不能控制血糖,且患者出现高血糖症状,应立即注射胰岛素。

2 型糖尿病患者的口服降糖药包括:

■磺脲类药物 这种药物能增加胰岛素的分泌量,增强组织对胰岛素的敏感度。磺脲类药物包括:优降糖、格列吡嗪、格列美脲以及其他几种效果较差

的老药。这些药物对于患有 2 型糖尿病患者的有效性约为 65%。如果这些药物的使用量太高(与患者进食的糖水化合物相比)会造成低血糖。

■双胍类 这些药物能降低肝脏产生和分泌葡萄糖的量,提高组织对于胰岛素的敏感性。单独使用的话,这些药物和磺脲类药物的效果一样。但这些药物可以和磺脲类药物结合使用,适用于那些对于这两种药物单独治疗效果不好的患者。目前仍在使用的最主要的双胍类药物是二甲双胍。二甲双胍不适用于过量饮酒、患有肾病、肝病或充血性心脏衰竭的患者。

■噻吡烷二酮类 这是一种相对较新的药物,能降低细胞(尤其是肌肉细胞)对于胰岛素的抵抗,从而使细胞从血液中吸收更多的糖分。这种药物还会造成肝脏减少合成糖分,因此能降低血糖水平。这些药物通常和其他药物或胰岛素结合使用,尽管它们也可以单独使用。曲格列酮是市场上出现的第一种噻吡烷二酮类药物。由于这种类型的药物会造成肝脏损伤,医生建议只有当其他药物没有效果时才使用此类药物。同样,服用该药的患者需经常进行肝脏检查。

■格列奈类 这些药物的作用原理和磺脲类药物类似,通过刺激胰腺来分泌胰岛素。这种药物可以和其他药物结合使用。目前我们使用的格列奈类药物是瑞格列奈。

■阿卡波糖 这种药物通过抑制肠道酶而起作用。肠道酶的重要功能是从食物中吸收糖分。阿卡波糖对于进餐后血糖立即剧烈上升(这通常是2型糖尿病早期患者的常见问题)的患者,以及患病时间较长的患者有较好效果。

■杂环药物 杂环药物能帮助减轻糖尿病性神经病的不适感,但不会影响血糖。目前很多有良好前景的新药正在研发中,这些药物的效果将会更好。

## ●患糖尿病后如何保证生活质量

很多人发现他们为了将血糖控制在严格的范围内所采取的措施给他们带来了直接的好处——减肥、更加健康、精力更旺盛以及更好的个人形象。但要平衡饮食、运动和治疗却不是一件容易的事。下面有一些建议:

■了解糖尿病。尽可能多地学习你所患的这一类型糖尿病的知识,并且了解如何控制病情。

■了解自己的身体。了解酮症中毒的迹象(如果你患有1型糖尿病)、高渗性昏迷的迹象(如果你患有2型糖尿病),以及低血糖的症状。此外还要了解如何治疗(见"糖尿病患者的紧急情况")。

■学习护理糖尿病的技能。确保测量血糖已经成为你的日程之一。学习自己注射胰岛素。

■每天运动。选择一项你喜欢的运动,每天坚持。每天的运动量保持一致

是非常重要的。即便最轻松的运动也能帮助控制血糖。

■控制压力。情绪和身体上的压力(比如感染)可能使血糖水平飙升。寻找适合自己的减轻压力的方法,如瑜伽、步行、冥想、雕塑或听音乐。发现感染时立即联系医生。

■性生活重回正轨。糖尿病会影响患者的性功能和性欲。由于血管和神经发生变化,对于女性患者,由于酵母菌感染阴道会造成性生活不适感。和配偶以及医生讨论这些问题。医生会给出解决方法,包括治疗性无能和酵母菌感染的药物以及使用阴道润滑剂来减轻不适感等。

■紧急情况时的准备。戴上一个医学确认手环。

## ●低血糖(血糖过低)

低血糖又被称作血糖过低症,指的是血液中的葡萄糖水平降到很低的水平以致无法维持人体正常的活动。

这种病情常见于糖尿病治疗的并发症。患者使用的胰岛素剂量或药物过量或者患者延迟或遗漏进食。不是所有的糖尿病药物都会造成低血糖。这主要是由格列奈类药物和磺脲类药物造成的。

较为罕见的情况还包括怀孕早期妇女、长期节食、过量运动(能减低血糖)或胰腺肿瘤造成的低血糖。

*症状*

低血糖的症状因不同患者会有很

## 糖尿病：何时就医？

和你的医生讨论的问题：

■你每天记录自己的血糖水平吗（日期、时间、血糖水平的记录）？你的血糖水平低于4.44毫摩尔/升或高于6.66毫摩尔/升的情形有多少次？

■你体重有增加或降低吗？你出现过极度口渴的征兆吗？你排便频率正常吗？你出现异常的饥饿感吗？你视力模糊吗？这些都是血糖升高的症状。

■你随时都穿鞋来保护自己的脚吗？你每天检查脚上的伤口或酸痛吗？糖尿病会造成脚上感觉的减退，从而造成你感觉不到的酸痛。

■你在休息或用力时感觉到胸痛或呼吸短促吗？糖尿病会增加患心脏病的风险。胸痛或呼吸短促可能是早期的预警症状。

■你在服用哪些治疗糖尿病的药物？你曾经弄错过剂量吗？

■你在用饮食控制糖尿病方面进行得怎么样？

■你的运动量有多大？

■你出现过颤抖、盗汗、头晕或混沌吗？这些都是低血糖的症状。

■你知道当血糖较低时应当怎么做吗？

■你上次拜访眼科医生是什么时候？你应当每年进行一次全面的眼睛检查。

■你的脚上有灼热感吗？这可能是由神经损伤造成的。

■如果你是女性，你准备怀孕吗？如果你性生活较活跃，你在避孕吗？在孕前和孕期控制好糖尿病非常重要。

■你知道如何减少糖尿病并发症发生的风险吗？

■你知道怀孕将如何影响糖尿病或者怎样做才能降低并发症的风险吗？

医生可能会检查下列的器官或功能：

■心率和血压

■眼睛

■心脏和肺

■脉搏

■脚（皮肤上的伤痕、溃疡以及感觉）

■反射作用

医生可能会采用下列的化验或研究方法：

■糖化血红蛋白（一种测量过去3个月你的平均血糖水平的化验方法）。确保你知道每次化验的结果以及正常值的水平。

■每年一次尿检。尿中出现蛋白质意味着糖尿病正在影响你的肾。

■手指取血或抽血化验来检查血糖水平

■血胆固醇检查

大不同。有些患者可能会感觉虚弱、发热、多汗、昏沉、混沌、饥饿感或眩晕。其他的症状还包括易怒、颤抖、心跳加速、视力模糊以及湿冷感。严重的低血糖会造成昏迷。

### 治疗方法

如果你出现低血糖症状，且同时在接受糖尿病治疗，请阅读关于血糖控制的内容。如果你并不是糖尿病患者，应立即就医。医生会参考你的病史，在饭后的不同时间测量你血液中的葡萄糖含量。对于确诊的低血糖患者，医生可能会进行特殊的诊断测试来确定病情。

治疗取决于病因以及严重程度。例如，如果病情是由正在服用的药物造成的，医生可能会换一种不会造成低血糖症状的药物。

对于定期发作的低血糖患者，应注意早期的迹象，并立即进食或饮用含糖的食物或饮料。如果患者的病情非常严重，在过去有昏迷的现象，应要求注射胰高血糖素（这是一种由胰腺分泌的激素，能提高血糖水平）或静脉注射糖水。

让你的家人和朋友了解这种病症。他们应当了解你可能处于混沌或昏沉状态从而无法想到吃下含糖的食物来减轻症状。此时，他们应当帮你静脉注射胰高血糖素。

## 糖尿病患者的紧急情况

如果你或你身边的人患有糖尿病，了解下列有关糖尿病患者的紧急情况：

**酮症酸中毒**　这种病情是由于人体内没有足够的胰岛素造成的。常见于1型糖尿病患者。胰岛素不足造成血液中血糖和酸的水平偏高。患者出现虚弱、混沌、疲劳、呼吸急促等症状。除非得到及时的静脉输液和静脉注射胰岛素治疗，否则患者会最终进入昏迷状态。

**高渗性昏迷**　这种病情是由于人体部分缺少胰岛素造成的。主要发生于2型糖尿病患者。患者血糖水平会缓慢上升到一个非常高的水平，造成大量的排尿并最终引起非常严重的脱水。和酮症酸中毒不同的是，患者血液并没有呈很高的酸性。患者出现虚弱、混沌等症状。除非得到及时的大量的静脉输液和静脉注射胰岛素治疗，患者会最终进入昏迷状态。

**低血糖症**　这种病情是由摄入过量胰岛素或磺脲类药物，或从饮料和食物中摄入的热量不足造成。对于使用胰岛素的患者，低血糖症发生于胰岛素作用处于峰值的时候。对于那些使用长效性胰岛素的患者，药物的效果在注射后6~8小时达到峰值。

症状包括心跳加速、盗汗、颤抖以及饥饿感。如果你的体内没有糖分会出现昏迷。随身携带一小块糖。在感觉症状出现时，喝一杯含糖的饮料如橙汁等。

# 甲状腺疾病

甲状腺疾病表现为甲状腺产生分泌甲状腺激素功能异常或者甲状腺的大小和形状异常，抑或两种症状同时发生。

## ●甲状腺功能亢进

甲状腺功能亢进指甲状腺过度活跃，导致体内的甲状腺激素过量。过度活跃的甲状腺产生的激素比正常腺体产生量大。甲状腺激素造成所有体内器官的代谢速率增加。如此一来，过度活跃的甲状腺导致身体内的其他器官也变得更加活跃。

格雷夫斯病正是一种造成甲状腺亢进的常见疾病，常见于40岁以下人群。这是一种自身免疫性疾病，体内的一种称之为促甲状腺抗体的异常蛋白诱发甲状腺产生过量甲状腺激素。

格雷夫斯病的发病概率为千分之一，大多数为年轻或者中年女性。格雷夫斯病呈现遗传发病迹象，但是这种遗传联系并不十分明显，不是所有的家庭成员都会患上这种疾病。有时，甲状腺炎症也能造成急性甲状腺功能亢进，这些甲状腺炎可能由于细菌感染或者桥本甲状腺炎初期引发。

*症状*

体内的所有细胞和器官的正常运转都需要甲状腺激素分泌正常。甲状腺分泌过量易造成体内众多系统的更快

速的活动：肠道快速蠕动造成排便次数增加；心率加快；汗腺超时负荷，造成掌心盗汗、皮肤温暖潮湿。中枢神经系统因为频繁刺激，引发易怒等情绪。

患者会多食而消瘦，肌肉也变得虚弱无力。患者耐热能力下降，甲状腺增大，四肢震颤。常见症状还有焦虑和其他神经症状，睡眠障碍，月经不规律、次数减少。1/5的格雷夫斯病患者会有眼球突出症，表现为眼球突出、红肿和易流泪。患有其他甲状腺功能亢进类型的患者不会有这种眼部问题。在这部分的病患中，唯一可能出现的病症有易怒、冷漠、注意力分散、不明原因的体重减轻、快速或不规则的心跳。

*治疗方法*

如果你有上述症状，应该及时向医生咨询，医生会检查你的甲状腺，测量心跳，查看是否有震颤迹象，并询问其他症状如腹泻和怕热等。医生也会抽血检查，以检测其中的甲状腺素含量和促甲状腺激素。如患有甲状腺功能亢进，血液中的甲状腺素含量会升高，但是促甲状腺激素含量非常低。同时，你还需要进行一项放射性碘摄入检查。检查前要吞入少量放射性碘。24小时后，医生将进行甲状腺扫描，测量你的甲状腺密集度。如果你患有格雷夫斯病或者甲状腺结节，放射碘将会明显较高。格

雷夫斯病的治疗目的是减少甲状腺体分泌甲状腺激素以减轻血液中甲状腺素增加引发的症状。医生可以通过让你服用抗甲状腺剂、放射性碘治疗或者手术来减少甲状腺素的分泌。

● **抗甲状腺药**

这些药物用于防止甲状腺分泌甲

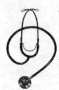

## 甲状腺功能亢进：什么时候需要看医生

需要和医生讨论的问题：

■你是否经常感觉到发热、腹泻、紧张、或者心跳过快或者其他剧烈的表现，或者有多食消瘦的症状？这些症状可能意味着你服用的抗甲状腺药量不够。

■你是否经常感到疲乏或发冷、经常便秘、或者皮肤发干，或者毫无征兆的体重增加？这些症状可能意味着你的抗甲状腺剂服用过多，或者你刚进行手术导致了甲状腺功能降低。

■有没有发热，长时间的喉咙痛，或者有其他的发炎现象？这是极少数情况下由于服用抗甲状腺药物导致的白细胞减少。

■有没有药物交叉作用的情况？如果在服用抗甲状腺剂的同时还服用其他药物是有可能出现这种情况的。

■你是否有孕在身（或者在计划要孩子）？如果是的话，拒绝放射性碘治疗；如果有孕在身，更需要改变药物的剂量。

医生可能需要检查身体以下部位或者功能：

■心率和血压

■眼部

■头发和肤质

■甲状腺体(察看大小、相容性、轮廓是否有异常)

■心脏和肺脏

■条件反射

医生可能需要进行的实验室检测或研究：

■几乎每月需要进行一次甲状腺功能检测(抽血化验)直至甲状腺功能稳定之后(之后检测频率减少)

■完整的血细胞计数(在进行抗甲状腺药物治疗前)

■如果甲状腺形状或规则显示异常，医生会对甲状腺进行超声波检查或者进行甲状腺核素扫描状腺素。通常是治疗格雷夫斯病的首选方案，大多能在几周内产生效果。在某些人身上，这些药物会产生皮疹、瘙痒和发热等症状。某些个别病例会出现肝功能损害或者白细胞减少的症状。如你在服用药物期间出现发热或喉咙发酸或者皮肤发黄的症状要及时告知医生。尽管抗甲状腺药见效快，但是一旦停用，症状又会反弹。因此，医生可能建议你采取一劳永逸的办法（通常情况下是采取放射性碘治疗）来应对功能亢进的甲状腺。

● **放射性碘治疗**

利用放射性碘来治疗甲状腺和用于检测的放射性碘摄入稍有不同，放射性碘检测时摄入碘是为了扫描需要。这样，检测时摄入的碘只会在身体内快速排掉，但是采用放射性碘治疗会损伤甲状腺细胞。治疗时，你需要服用放射性碘药片，这些碘被积累在你的甲状腺内，并杀死大部分甲状腺细胞。而其他位置不会受到影响，因为除甲状腺外的其他器官或组织不会吸收碘元素。几个月后，甲状腺体只能分泌很少量的甲状腺素了。一小剂的用量便能解决大多数病患的甲状腺功能亢进。极少数的情况下，可能需要第二剂。医生会在治疗后的几个月内连续观察甲状腺功能是否亢进。如果血液测试还显示甲状腺功能不足，那么医生会开出甲状腺替代药的处方。放射性碘治疗的优势在于一次治疗通常能解决一生的难题，但是它很有可能造成甲状腺功能不足，如果这样，可能一生都需要甲状腺药物来维持体内功能。

● **手术疗法**

另一种治疗方法是通过手术方法来摘除部分腺体以达到减少甲状腺素的目的。一般情况下，医生在抗甲状腺药物、放射性碘治疗不能起效时才会采用这种办法。但是，20岁以下的格雷夫斯病患者一般也加以手术，是因为抗甲状腺药物在他们身上一般不能有效减轻症状。除此之外，医生也会经常建议因甲状腺肿大而阻塞气管或食管的患者进行手术。手术不大，通常只需住院一夜就好（手术一般在全身麻醉下进行）。

手术是仅为了移除所需切除的腺体部分，来达到解除功能亢进的目的。但是，术后的甲状腺体通常不能分泌足够的甲状腺素，后半辈子基本需要甲状腺药物维持。

进行以上的疗法后，体内的甲状腺激素分泌减少，格雷夫斯病患者的突眼症能够恢复。但是也有部分人的症状不能好转甚至更加严重。个别情况下（眼部症状严重或者持续变化），眼科医生会建议你服用类固醇药物、进行放射治疗或者手术治疗。

● **甲状腺功能减退**

甲状腺功能减退指的是甲状腺不

能分泌足够的甲状腺激素。这减缓了人体的新陈代谢，会让你感到昏昏欲睡和精神疲乏。甲状腺功能减退是常见的甲状腺功能紊乱症。女性发病率高于男性5~10倍，并随年龄增加而上升。65岁以上的女性中，甲状腺功能减退的发病率粗略估计为6%，即使难以发现或难以检测的最轻微的病变日后也会引起严重的甲状腺问题。

在美国，桥本甲状腺炎（也称为自身免疫性甲状腺炎）是甲状腺功能减退的最常见原因。桥本甲状腺炎发病时，免疫系统攻击甲状腺细胞，致使其红肿或被破坏。一般因为妊娠或是服用干扰素、白介素等强大免疫系统药物造成。在罹患其他免疫系统疾病的患者中，患桥本甲状腺炎的可能性更大。这些疾病如1型糖尿病、恶性贫血或原发性肾上腺皮质功能减退症。

其他病因很少见。甲状腺摘除术也能造成甲状腺功能减退。如果脑下垂体不活跃，产生的促甲状腺激素不足，那么常规的甲状腺素也将不足，导致甲状腺功能减退。新生儿无甲状腺或是甲状腺素水平低下（先天性甲状腺功能不足），发病率约为四千分之一。除非病症及时被发现并被治疗，否则患儿的智力发展和身体发育将受限。

**症状**

如果你有轻微的甲状腺功能减退，可能没什么症状。如果确有症状出现，一般症状模糊并逐步发病。主要症状有

感觉迟钝，反应减缓，情感迟缓，发冷，便秘，肌肉疼痛，皮肤发干、粗糙、发胀，脱发，体重增加，手指甲和脚趾甲有疼感，活动耐力下降，关节疼痛，嗓子嘶哑，月经不规律。桥本甲状腺炎常诱发甲状腺肿，造成甲状腺水肿。当甲状腺功能减退未经治疗严重时，黏液性水肿昏迷是常见的并发症。发病时，患者会感到昏昏欲睡、寒冷、失去意识，情况发生时需要送去急诊。患者的胆固醇或血压还会上升。

**治疗方法**

如果你发现有甲状腺功能减退的症状，及时就医。医生会详询症状、进行检查，抽血化验其中的促甲状腺素含量。如果含量偏高，说明甲状腺功能减退。因为桥本甲状腺炎是造成甲状腺功能减退的最主要原因，所以通常无须进一步检查。很少时候会进一步检查（比如甲状腺抗体水平检查）。如果医生诊断为甲状腺功能减退，他（她）会开出甲状腺素替代药，一种根据体内所缺乏激素而合成的模拟自然分泌的甲状腺素（$T_4$），或者合成的三碘甲状腺氨酸（$T_3$），抑或是两者一起。老年人或者心脏有问题的患者最初服药时剂量要小，否则会造成心脏的压力。甲状腺素会和这些药物有交叉反应。医生会通过你近六周的促甲状腺素含量来检测你的甲状腺素水平（来决定最佳的剂量），一旦剂量确定，促甲状腺激素水平检测次数将减少。当甲状腺素剂量需要改变时，你的

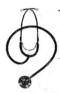

## 甲状腺功能减退：什么时候需要看医生

需要和医生讨论的问题：

■你在服用其他甲状腺药物吗？有没有什么副作用？

■你是否感到疲惫或怕冷，或经常便秘，或者皮肤发干，或者毫无征兆的体重增加？这些症状可能意味着你的抗甲状腺剂服用过多。

■你知道你正在服用的任何药物会可能和甲状腺素替代物产生反应吗？

■你是否有孕在身，如果是的话更需要改变药物的剂量。

■你知道怀孕会怎样影响你的甲状腺功能吗？

医生可能需要检查身体以下部位或者功能：

■心率和血压

■头发和肤质

■甲状腺（察看大小、相容性、轮廓是否有异常）

■心脏和肺脏

■条件反射

医生可能需要进行的实验室检测或研究：

■每年进行一次甲状腺功能检查（抽血化验），尤其是在刚改变抗甲状腺剂服用剂量后或者怀孕时。

■甲状腺超声波检查查看大小和形状是否异常。

身体也许会告诉你：如果剂量过低的话，症状和你刚开始发现甲状腺功能减退的症状一样。剂量过高会造成甲状腺功能亢进的症状，包括心跳过快、紧张不安、震颤、食量增加却体重下降。

### ●甲状腺结节

甲状腺结节表现为在甲状腺处长有硬块。发病原因不详，大多甲状腺结节为非致癌性结节；成人中的甲状腺结节一般只有5%的概率致癌（见"甲状腺癌"）。如果患者年龄尚幼，对头部或颈部进行放射性治疗（比如为了治疗病痛或者癌症），患甲状腺癌的可能性则会增加。

甲状腺结节根据甲状腺扫描成像不同可分为两种类型："冷结节"，不产生甲状腺激素；"热结节"，产生甲状腺素。大多结节为"冷结节"，而且"冷结节"一般不致癌。但是确有一部分"冷结节"致癌。"热结节"一般为良性,不致癌,所以不需要进行是否癌变的检查。

症状

大多数甲状腺结节因为结节部分细小,而不易发现。但是医生在体检时能感觉到结节。一些甲状腺结节有痛感,而且一部分会因为结节体积肿大,造成吞咽困难。

治疗方法

大多数甲状腺结节在常规体检时被医生发现,而且大多为良性。为了判定结节是否致癌,医生会进行诊断试验来排除癌症的可能性。通常,医生会先抽血检测其中促甲状腺素的水平并进行穿刺提取活组织切片检查。良性的结节不需要治疗。

大的囊肿,医生会选择用注射器吸取其中的囊液破坏囊肿。如致癌的结节需要切除甲状腺。良性的结节如果产生过多的甲状腺素造成甲状腺功能亢进,通常医生会选择放射性碘治疗,而且很少会用到手术治疗。

● 甲状腺炎

甲状腺炎,即甲状腺体炎症,发病原因很多。最常见的甲状腺炎是自身免疫系统疾病,又称桥本甲状腺炎,发病时自身的免疫细胞和抗体攻击甲状腺体的细胞。最初的几周或者几月表现为急性甲状腺功能亢进,随后表现为甲状腺功能减退。部分患者的甲状腺功能减退现象可能是永久性的。

怀孕后的甲状腺炎称为产后甲状腺炎。产后甲状腺炎在产后的妇女中,有 5% 的发病率,并且在 1 型糖尿病患者中,有着 25% 的发病率。

另一种比较不常见的病况为亚急性甲状腺炎,发病时甲状腺疼痛肿大,甲状腺功能亢进和甲状腺功能减弱的症状都会暂时出现。几周或数月后,病症消失。亚急性甲状腺炎一般为病毒感染引起,常伴随有上呼吸道感染。

症状

甲状腺炎症状因甲状腺炎类型不一而临床表现各异,而且随着时间变化而发生改变。

桥本甲状腺炎通常会产生甲状腺的肿胀,颈部随之"肿大",极少数还会造成呼吸、吞咽困难。

亚急性甲状腺炎会造成甲状腺局部疼痛,疼痛波及下颚、耳腔、头后部。

## 甲状腺肿

甲状腺肿表现为甲状腺体积肿大,如图所示,导致颈部肿胀。

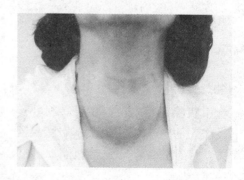

## 甲状腺肿

甲状腺肿表现为甲状腺体积肿大,导致颈部下方肿胀。一般无痛感,尽管该病症看起来严重,但是大多很容易治愈。

甲状腺肿经常伴随甲状腺功能亢进或甲状腺功能减退产生——这两种病情有各自的一套症状。甲状腺肿的病患血液中的甲状腺激素水平可能也正常。甲状腺肿常见于食谱中缺乏碘的地区。

甲状腺肿容易造成颈部压迫。症状和甲状腺的大小有着直接关联。少数情况下,大的甲状腺肿会因为压迫食管和气管而造成吞咽或呼吸困难。治疗方法因发病原因而异。

发热和疲劳也是亚急性甲状腺炎的常见症状,而且症状常持续数月后自行消失。

*治疗方法*

如果发现有甲状腺不适、甲状腺功能亢进或减退的症状要及时就医。查看病史,进行初步查看后,医生可能会检查你的甲状腺体,测量血液中的甲状腺素,如果疑似桥本甲状腺炎的话,医生还会检查你血液中的抗体水平。治疗方法和甲状腺功能减退的治疗方法一致——需要一直服用甲状腺素药物。

### ●甲状腺癌

甲状腺癌由甲状腺体内的恶性肿瘤细胞造成。在美国每年约有11 000例新生甲状腺癌出现。女性的发病率比男性高出3倍,而且病症常见于30岁以上的女性。甲状腺癌的临床表现多样,最常见的两种为乳头状癌和滤泡状癌,患者存活率也高。

乳头状癌占所有甲状腺癌的70%。癌变通常会扩散到颈部的淋巴结,但是大多不会再扩散到其他位置。病患10年以上存活率达到90%以上。

滤泡状癌是第二大常见类型。滤泡状癌较之乳头状癌更容易扩散到颈部以外的其他位置。病患的存活时间根据查出时的扩散程度而不一。

甲状腺髓样癌占甲状腺癌病患的8%。甲状腺髓样癌常从产生激素降钙素的细胞开始,血液中的降钙素是术前术后甲状腺髓样癌病情的重要指标。

### ●甲状腺末分化癌

占所有发病的5%,存活率低。扩散迅速、极度恶性。这些癌症常见于60岁以上的病患中。

淋巴瘤也常发病于甲状腺上,这种甲状腺癌很少见。

症状

甲状腺癌的主要临床表现为腺体出现一个或数个硬块或结节。年轻的患者身上，病情扩展缓慢。结节随着时间增长，变得形状不规则而且变硬。一般无痛感。除此之外的其他症状有喉咙嘶哑、吞咽困难，有时表现为结节压迫神经或喉头。

治疗方法

如果发现甲状腺体上长有硬块，需要及时就医。医生一般会建议做穿刺组织活片检查，检查一般在显微镜的引导下利用极小的针在结节上提取部分组织。如果结论仍然不确定，医生可能会对结节部分进行超声波检查或者进行放射性碘摄入扫描。

治疗甲状腺癌一般采用甲状腺手术，甲状腺切除术可能切除部分或者全部甲状腺。如果癌变没有扩散到甲状腺以外的其他位置，甲状腺切除术后会痊愈。但当乳头状甲状腺癌或滤泡状甲状腺癌有扩散或有可能已扩散时，术后还要进行放射性碘治疗。因为只有甲状腺细胞才能吸收碘，恶性的细胞如扩散到身体的其他部位吸收到碘后会被其杀死。

# 甲状旁腺紊乱疾病

## ●甲状旁腺功能亢进症

甲状旁腺功能亢进症是一种功能性紊乱疾病，其中甲状旁腺（由四个豌豆大小的腺体组成，但是同甲状腺分离，位于甲状腺边囊之外）分泌过多甲状旁腺激素（PTH）。甲状旁腺激素有助于保持身体内钙、磷的平衡。

产生过多甲状旁腺激素会导致血液中钙浓度的升高（主要是由于甲状旁腺导致骨质脱钙）和磷浓度的降低。

甲状旁腺功能亢进症的缓性症状比较常见，而更严重慢性类型会导致严重的并发症，这则是罕见的。

甲状旁腺功能亢进症经常发生在40岁以上的成年人当中，其中40岁以上女性的发病率更为普遍，是一般成年人的两倍。这种情况产生的主要原因（通常）是由于一个甲状旁腺上的非癌性肿瘤，或者更罕见的情况是由于全部四个甲状旁腺增生造成的。

症状

轻微疾病情况下，有一些人没有任何症状。症状出现时，通常患者会出现如虚弱、抑郁、腹部疼痛，或疼痛和痛苦的感觉。有一些人的症状是在进行另一个功能紊乱测试过程中发现血液中的钙含量水平高而被偶然检测出来的。

另一些人由于钙从骨骼中流失引起骨折（见"骨质疏松"）。

更严重的疾病会引起食欲不振、口渴、排尿增加、呕吐、恶心、便秘、精神错乱、记忆力减退。肾脏应对血液中钙含量过载是通过尿液排出高量钙,可能由此引起肾结石。

### 治疗方法

你的医生可能会进行血液测试来衡量钙、磷和甲状旁腺激素水平,以此提供一个明确的诊断。医生可能会请你到内分泌专家(激素专家)和/或肾脏专科医师(肾病专家)那里作进一步评估及护理。

其他测试可能包括超声或甲状旁腺放射性同位素扫描,确定四个甲状旁腺中的哪一个有肿瘤,或是否所有腺体都增生。如果有必要手术,这些信息将帮助外科医生完成手术。

有些人只需要对肾脏进行定期监测(确保肾结石不恶化)和通过骨扫描监测骨质流失。

如果有甲状旁腺肿瘤或腺体整体增生,医生可能会建议进行手术。如果切除过多腺体,可能会导致患者甲状旁腺激素不足,无法维持足够的钙水平(见"甲状旁腺功能减退症")。在这种情况下,患者的余生都将需要钙和维生素D补充剂来增加钙的吸收。

### ● 甲状旁腺功能减退症

甲状旁腺功能减退症是一种罕见的疾病,用来调节人体钙使用的甲状旁腺,无法产生足够的甲状旁腺激素。

没有足够的激素,你血液中钙的水平将下降低于正常水平,而磷含量增加。

更多时候该病产生是由于甲状旁腺(位于甲状腺背面的四个豌豆大小的腺体)在甲状腺或甲状旁腺功能亢进症手术中被意外切除。

其主要症状是手、胳膊、脚、喉咙的疼痛痉挛,这种症状被称为抽搐条件。其他症状包括手或脸部的麻木刺痛、头发稀薄,易患阴道真菌感染、皮肤干燥、鹅口疮。

如果你有甲状旁腺功能减退症的症状,医生会进行血液测试,以衡量甲状旁腺激素。注射钙对于抽搐症状的缓解立竿见影。终身补充钙与维生素D以增加钙吸收,可以完全消除症状。

你的医生将定期监测你血液中的钙含量,以确保你体内的钙含量处于正常水平。

# 代谢失调紊乱

### ● 超重和肥胖

"超重""肥胖"和"病态肥胖"是指体重(关系到你的身高)处在一个不健康的范围之内,体重上升增加了患许多严重、慢性疾病和过早死亡的风险。体重越重,所患许多疾病的风险就越大。在这三类中,在美国,近一半的人属于超重或肥胖。如果要看你是否属于其中一类,请确定你的体重指数。

体重超重是人体内摄入的热量和

消耗的热量不平衡的结果,人吸收的热量一旦超过了身体消耗的热量,体重就会增加。

即使你睡着了,你的身体也在不断地消耗使用热量。密集强度的体力消耗可以增加热量的消耗使用。

超重肥胖的原因

为什么有些人会超重?诚实的回答是,科学家们也才刚刚开始弄清楚。多年以来,人们一直认为超重总的说来就是意志力上的失败,运动锻炼没有规律性、暴饮暴食,或两者兼而有之。

今天,人们发现还有其他物理因素在决定体重上可能也发挥了重要作用。在动物和人类体内已发现影响食欲和身体使用热量效率的基因。

目前还不清楚有多少人是由于这些物理因素导致超重,又有多少人超重的主要问题是由于缺乏意志力。

当然,意志力仍然是重要的。你生活的方式——你吃的食物种类和你的运动量,在决定你的体重问题上也起着很重要的作用。

心理因素也可能会影响饮食习惯。许多人吃东西是无聊、悲伤或愤怒的情绪反应。在约30%对自己的体重问题寻求帮助的人中,暴饮暴食是一个重要的因素。

肥胖的不良后果

不论是否有身体或心理的原因,肥胖大大增加了你患一些慢性疾病和过早死亡的风险。

超重40%的人过早死亡的可能性是一般正常人的两倍。

超重会大大提高你患2型糖尿病的风险。同时也提高了你患心脏病、高血压和脑卒中的风险。它同时也与某些类型的癌症率较高有所关联。

超重的女性容易死于乳房癌和子宫癌。

超重的男性和女性更容易患结肠癌和直肠癌、胆囊疾病和胆结石、骨关节炎、痛风。

超重的风险也和身体的脂肪分布密切相关。

女性身体的脂肪通常堆积在其髋部和臀部,使她们的体型呈梨形。

男性身体的脂肪通常堆积在其腹部周围,让他们体型更像苹果。不论是男性还是女性,脂肪如果大多集中在腹部,更容易患上许多与肥胖有关的健康问题。医生已经研究出一种简单的方法来衡量一个人的体型是苹果形还是梨形。这种测量方法被称为"腰臀围比值"。

伴随肥胖所产生的情感和心理上的痛苦问题意义深远,特别是在一些文化中,强烈地将身材苗条等同于吸引力。肥胖的人经常会遭遇到偏见和就业歧视。被拒绝、羞辱和孤立感在肥胖人群中是很常见的。

治疗方法

治疗通常包括饮食、运动和行为矫正的联合疗法,有时需要服药。在严重的情况下,需要手术。但治疗方案的主体是饮食和锻炼。

为了减肥,你必须吃得少些。一般来说,为了减肥,每天应该摄入 2100~4186 焦热量,比根据你的身高和年龄所正常需要的能量要少,你的医生或营养师可以帮助你设计一个营养丰富的低脂低糖饮食配餐。

运动也是减肥计划中一个基本组成部分。最有效的燃烧卡路里的运动方式是有氧运动,如慢跑、快速步行或打网球。

有些人通过接受心理辅导从中受益,以帮助解决自己情感造成的肥胖问题。肥胖是一种慢性疾病,控制体重必须被视为终身努力的目标。

为了保证安全有效,任何减肥计划都必须采取长期的方式实施。应彻底调查保证迅速或立竿见影的减肥计划(见"如何评估一个商业减肥方案")。

极低热量饮食(每天少于 3 350 焦)可以帮助你减肥,但只应在医生的监督下进行尝试。低热量饮食可能引起你身体内钾及其他矿物质水平的失衡,并可能导致严重的健康问题。

有些药物可以帮助降低食欲(见"减肥药")。所有目前可用的药物药效温和,结合饮食和运动,可多减少体重5%~10%。

然而,所有药物都有副作用,没有任何药物被证明在使用一年或一年以上时是安全的,一些已经证明不安全的

药物,不能再被作为处方开给患者以帮助他们减肥,或者已经退出了市场。

病态肥胖的人,如无法采用任何传统治疗方法减掉足够的重量,可以进行胃和肠道手术。这些手术有时可以减少他们所吸收的营养和热量。手术可以让体重长期减轻,但约 1%的人因手术死亡。其他的人会患有贫血、维生素及矿物质缺乏,通常可以进行纠正治疗。有些人可能会感到虚弱头晕,用餐后大便稀软。

## 减肥药

■右苯丙胺和甲基苯丙胺不再被用作减肥药,因为它们无法持久促进减肥效果,并可能引起严重的副作用,甚至可导致服用成瘾。

■芬特明可抑制食欲,但目前尚不清楚此药如果长期服用是否安全。

■西布曲明可抑制食欲,但目前尚不清楚此药如果长期服用是否安全。

■奥利司他能减少脂肪的吸收(并因此减少热量的摄入),但经常会导致更加频繁的脂肪排泄和肠道气体的排放。目前尚不清楚此药如果长期服用是否安全。

■芬氟拉明和右芬氟拉明可长期抑制食欲,但有严重的副作用(损坏心脏瓣膜和肺部动脉)。产品已经退出市场。

■"中草药啉芬"是一种含有潜在危险化学物质(麻黄素)的草药组合。它还未被证明是有效的。

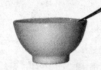

## 减肥的家庭疗法

有些人发现，用几乎不含任何热量的食物填充肚子可以减少食欲，有助于减肥。这样的食品有明胶，不含糖，但可能含有一些调味料。将一包明胶溶解在水中，搅拌彻底，饭后2~3小时饮用，似乎可以减少一些人下一餐的食欲。这种方法可以一天做2~3次。这种家庭疗法从来没有经过科学研究。

## 如何评估一个商业减肥方案

流行的节食减肥方案，承诺迅速且明显减肥，在市场上很普遍但效果都不好。想要有效减肥，减肥方案应符合下列条件：

**安全性** 确保食品包括足够的日摄食量所含的维生素、矿物质和蛋白质。减肥饮食只应以低热量为准，而不是基本食品。

**缓慢而稳定的减肥** 预期每周只减掉0.5千克的体重。耐心等待。减掉0.5千克的脂肪需要燃烧14.7千焦的热量（或不吸收）。为了每周只减重0.5千克，你需要每天燃烧（或不吸收）2.1千焦的热量。

**医生认可** 如果你打算减掉超过9千克的体重，如果你有其他健康问题，或者如果你正在服用任何药物，先和你的医生谈一谈。他或她可以帮助你评估减肥计划并根据需要为你量身订制减肥计划。在服用任何类型的液体配方减肥饮食前，一定要先咨询你的医生，这些食品可能是危险的。

**保持计划** 所有良好的饮食都应包括保持计划，可以帮助你远离肥胖。该计划应包括行为矫正、体力活动和合理的营养膳食计划。

**不含任何隐藏费用** 任何商业减肥方案应该自愿提供详细的膳食补充剂或购买所需的食物说明，及所有的服务和项目的收费及费用的详细说明。

# 肾上腺疾病

## ● 肾上腺皮质功能减退

肾上腺皮质功能减退病是一种罕见的激素紊乱,即肾上腺无法产生足够的激素皮质醇和醛固酮。大多数情况下,肾上腺皮质功能减退是由自身免疫性疾病引起的,免疫系统产生抗体,攻击和摧毁肾上腺外层(皮质),减少激素的产生。

某些情况下是由癌症从身体的其他部位如肺部或胸部扩散(转移)到肾上腺。其他情况是由感染造成的,如结核,这可能会影响肾上腺。

在极少数情况下,脑垂体激素未能产生促肾上腺皮质激素(ACTH)——这种激素会促使肾上腺分泌皮质醇——肾上腺皮质激素可能会导致皮质醇减少,十分危险。这不是肾上腺皮质功能减退,因为肾上腺是健康的,只不过因为垂体腺功能故障使得肾上腺没有得到足够的刺激。

### 症状

肾上腺皮质功能减退的症状是逐渐发展的。你可能会感到疲乏无力,没有食欲。体重减轻、恶心、腹泻、呕吐是常见的反应。可能产生的头晕或晕厥是由血压降低引起的。因为病情的恶化,你的肤色可能会变暗。

由脑垂体产生的激素,刺激皮肤色素(黑色素)的产生。你也可能变得急躁和沮丧及月经不规律,并有低血糖的症状。

遇到如受伤或感染这样的突发压力事件可以引发原发性肾上腺皮质功能减退症的症状,典型症状有恶心、呕吐、腹痛、脱水、血压低、神志不清、意识丧失。

这种危机产生的原因就是,原本在压力紧张时期正常增加产生激素的肾上腺不再产生激素。这种情况下肾上腺皮质功能减退可能危及生命。

### 治疗方法

如果你怀疑自己得了肾上腺皮质功能减退,去看医生,医生会安排你进行促肾上腺皮质激素(ACTH)的兴奋试验检测。促肾上腺皮质激素由脑垂体生成,并触发肾上腺释放肾上腺激素。如果你的肾上腺对促肾上腺皮质激素注射没有反应,未生成肾上腺激素,即可确诊此病。

治疗包括采用皮质激素类药物替代激素。

肾上腺皮质功能减退中有两个非常重要的皮质类固醇缺陷(需要更换):皮质醇和醛固酮。药物中最常用来替代缺少的皮质醇的就是氢化可的松,氟氢可的松用来取代缺少的醛固酮。你的医生也可能建议你增加盐的摄入量。

每当你面临重大的压力时,如手

术,医生就会给你静脉注射额外的氢化可的松、盐溶液和葡萄糖。你的医生会向你解释如何增加你体内皮质类固醇的剂量,以维持在感染或受伤时候身体的正常运行。

所有患肾上腺皮质功能减退的人都应该佩戴医疗身份鉴别胶带,这样如果他们被发现昏迷不醒时,医生会知道及时给予皮质类固醇治疗。

## ●醛固酮增多症

醛固酮增多症,也称为高醛固酮症,是由肾上腺皮质分泌过多醛固酮造成的。

醛固酮过剩导致身体内盐分含量过多,可引起体液潴留、高血压和低血钾。

很少情况下,醛固酮增多症是由肾上腺皮质腺肿瘤或增生引起的,这被称为原发性醛固酮增多症或康恩综合征。

更多情况下,醛固酮增多症是由流过肾脏的血液流动减少造成的,如肝硬化或心脏衰竭。这被称为继发性醛固酮增多。

### 症状

其症状包括高血压(这是由钠含量较高引起的),以及疲劳和肌肉无力(这是由钾含量较低引起的)。

### 治疗方案

向你的医生报告你的症状,他们将进行测试,以衡量你的血液和尿液中钠和钾的水平。如果怀疑是原发性醛固酮增多症,通常在你改变饮食或服用药片之后,可能造成异常反应时,需要反复进行血液检查以测试钠、钾、醛固酮和肾素(由肾脏分泌的另一种化学物质)。

医生可能也为你安排计算机 X 线断层扫描,以确定是否是由肾上腺肿瘤引起的症状;如果有肿瘤,就应切除。

继发性醛固酮增多症的治疗包括控制盐的摄入量,增加含有丰富钾的食物的摄入。你也可以服用利尿药安体舒通,此药干扰醛固酮对肾脏的影响,从而增加钠的排泄量,减少钾的排泄量,以此降低血压。

## ●库欣综合征(皮质醇增多症)和库欣病

库欣综合征是一种罕见的疾病,是由于你的血液中含有太多的皮质醇和应激激素。很多人患库欣综合征的原因是由于长期服用皮质激素类药物。在健康人群中,肾上腺会产生适量的皮质醇。

在有些情况下,库欣综合征是由身体某处的肿瘤引起的,肿瘤产生促肾上腺皮质激素(ACTH),这种激素到达肾上腺,刺激肾上腺产生皮质醇。

肿瘤在脑垂体中产生促肾上腺皮质激素的这种紊乱疾病就被称为库欣病。

### 症状

库欣综合征和库欣病的典型症状包括体形和面部特征的变化。上半身积聚脂肪(有时在肩胛骨之间),但手臂和腿部会因为肌肉萎缩而变细。脸上同样也积聚脂肪，变得圆而红。皮肤可能会变薄，容易擦伤；腹部、胸部和大腿上的紫色纹路可能加深加重。

女性经常会有过量毛发（见"多毛症"）。骨骼变薄，骨质疏松，而且容易骨折。疲劳、肌肉无力、高血压、高血糖都是常见的症状。你也可能感到烦躁、抑郁和焦虑。

治疗方法

治疗取决于潜在的病因。如果你的症状是由于长期服用皮质激素类药物引起的，医生会慢慢减少药物剂量。

在没有咨询你的医生的情况下，不要改变你服用的皮质类固醇激素剂量；如果你减少药物剂量，低于人体需要的水平，可能导致原发性肾上腺皮质功能减退症危及生命。

其他原因是根据你的症状和化验结果确定的。你的主要保健医生或内分泌专家可能会先给你做一个地塞米松抑制测试。通常情况下，在大脑中的下丘脑中，会产生一种促肾上腺皮质素释放激素（CRH），这种激素会导致大脑中的脑垂体释放促肾上腺皮质激素（ACTH）。促肾上腺皮质激素会导致肾上腺产生皮质醇。上述三种激素间由负反馈控制的。

为了进行检验，你需要在夜间服用一种医学上称为地塞米松的类皮质醇药物。如果你没有库欣综合征，地塞米松会通过负反馈，造成下丘脑产生较少

的促肾上皮质素释放激素，脑垂体腺产生较少的促肾腺皮质激素，肾上腺产生较少的皮质醇。因此，第二天早晨，你血液中的皮质醇水平将会变低。

如果你患了由产生促肾上腺皮质激素的肿瘤（在脑垂体或其他器官如肺里）所引起的库欣综合征，肿瘤将继续产生促肾上腺皮质激素。早晨，你血液中的促肾上腺皮质激素水平和皮质醇水平会很高，因为肿瘤不会回应地塞米松的负反馈，它们继续产生促肾上腺皮质激素。

如果你的肾上腺中有肿瘤，会引起腺体产生过多的皮质醇，在血液中的皮质醇水平会变高，但促肾上腺皮质激素的水平会变低。这是因为下丘脑和脑垂体对负反馈正常回应的结果。

如果你已经确定你所患库欣综合征可能是由于肿瘤造成的，医生会给你的脑垂体、胸部、肾上腺和你身体的其他部位进行胸部 X 线检查、磁共振成像和计算机 X 线断层扫描。

如果你有垂体瘤，可以切除；有时在肿瘤切除后会进行放射治疗。如果你有肾上腺肿瘤，医生也会建议进行手术切除。

如果双侧肾上腺都必须切除，你会需要皮质激素类药物来取代你身体不再自然产生的激素。

● **嗜铬细胞瘤**

嗜铬细胞瘤是肾上腺上一种罕见

的肿瘤类型，会产生过量的肾上腺素。

该肿瘤通常位于肾上腺髓质（肾上腺的中央部分，产生肾上腺素）。在极少数情况下，该肿瘤会位于身体的其他部位。

你的身体需要肾上腺素，以应对压力应激，并保持正常的血压。然而，当嗜铬细胞瘤产生过多的肾上腺素时，会导致血压上升，十分危险。

这种肿瘤的症状包括出汗、头痛、感到十分焦虑。你可能也会心跳加快、震颤、恶心（有时伴有呕吐）和体重减轻。

你的医生可能会对你进行尿液检验，以寻找所有形态的儿茶酚胺类物质，包括肾上腺素、去甲肾上腺素和多巴胺。医生可能会因为肾上腺素高于正常水平而检验你的血液，也可能使用 X 射线进行肾上腺检测。

如果你有肿瘤，则需要进行切除。可以通过使用腹腔镜完成切除，这样可以最大限度地减小风险。

## 垂体疾病

### ●肢端肥大症和巨人症

肢端肥大症是一种罕见的疾病，脑垂体分泌过多的生长激素，经常会产生非癌性肿瘤。它会导致脚、手、头骨和下巴生长异常。

由于其内脏器官也扩大，肢端肥大症和巨人症会引起严重的并发症，包括糖尿病、高血压、心脏病、结肠息肉和关节炎。如果垂体瘤压迫了视觉神经，则会导致失明。

患肢端肥大症的人可能会首先注意到他们的手和脚长得巨大，四肢开始软性肿胀。之后，这种情况变得明显，头、手、脚不断增大，下颚变得更加突出，声音可能会变深沉。

如果你有此类症状，去看医生。医生将在你摄入葡萄糖前后两次分别检测你血液中的生长激素量（或其他化学物质——胰岛素样生长因子 I，在肝脏中产生受生长激素的调节）。

血糖正常通过负反馈运转活动，用来降低生长激素水平。如果血糖不能降低血液中的生长激素量，你的医生会怀疑你的脑垂体肿瘤释放了大量的生长激素（因为肿瘤对负反馈信号不回应）。

磁共振成像和计算机 X 线断层扫描可以显示肿瘤，可以通过手术切除或者放射移除。

如果手术或放射治疗不完全成功，你可能需要吃药来抑制生长激素的产生。如果垂体在手术或放射治疗中受损，你可能需要在余生接受以下治疗方法，如甲状腺激素、性激素和皮质类固醇。

### ●尿崩症

尿崩症是一种罕见的疾病，是由于抗利尿激素（ADH）的产生和作用发生障碍引起的,特点是持续口渴,小便频繁、量多。抗利尿激素 ADH 是在大脑中的叫作下丘脑的部分产生的,然后到达脑垂体进行储存和释放。

抗利尿激素 ADH 使肾脏保留水分。当不足量的抗利尿激素循环时,肾脏产生比正常情况下更多的尿液,身体开始脱水。因此,与糖尿病的临床表现相似,尿崩症的一个特点就是排尿过多,从而导致过度口渴。但尿崩症中过度排尿的原因和糖尿病中过度排尿的原因完全不同。

大多数情况下,尿崩症是下丘脑异常(原因不明)的结果。有时,垂体的损坏是由于受伤、肿瘤或手术造成的。

在一小部分人中,下丘脑和垂体正常,但肾脏未能对抗利尿激素 ADH 做出反应。这被称为肾性尿崩症,有时是先天性的。有时是在生活中因为疾病或紊乱造成肾脏损坏引起的,或是服用某些药物的结果,如用来治疗躁郁症的锂盐。

*症状*

十分口渴且尿量很大(如果你持续摄入液体,最多每天会排出约 19 升的尿液)是主要症状,有些人必须每半小时小便一次。婴儿可能在夜间醒来喝水,或可能喝洗澡水甚至是水坑里的水。缺乏足够的液体摄入会导致渐进脱水,除非得到治疗,否则可导致昏迷和死亡。

*治疗方法*

根据症状,医生会对你进行抽血化验和禁水测试。在这个测试中,你几个小时内不能喝水。禁水后的正常反应是脑垂体释放抗利尿激素 ADH,使你的肾脏保留水分(让你不脱水)。尿浓度因此变高。

然而,如果你有尿崩症,禁水不会造成抗利尿激素在血液中的水平升高,尽管液体摄入量不足,你仍将继续排出大量的稀释尿液。

如果你的病情是由于脑垂体肿瘤造成,你可能需要接受手术或放射治疗。大多数人需要抗利尿激素进行终身治疗(通过鼻腔喷雾或注射药物去氨加压素)。然而,一些人的脑垂体因为受伤或手术受损,会在一年之内恢复正常功能。肾性尿崩症的人必须限制盐的摄入量,并采取噻嗪类利尿剂,以帮助保持水分。

## ●垂体功能减退

垂体功能低下发生时,脑垂体的前叶无法生成一种或多种垂体激素。所有这些垂体激素对于身体发育是必不可少的,包括性成熟和许多重要的功能。垂体功能低下可能导致严重甚至致命的后果。

对成年人,它可以导致甲状腺功能减退症,肾上腺皮质类固醇激素水平低下,如皮质醇、醛固酮,以及性功能减退或无法生育。

这些症状反应了甲状腺、肾上腺、性激素的障碍:疲劳、虚弱乏力、头晕、怕冷、没有月经、性欲减退和阳痿。

垂体功能减退可以在出生时出现，但通常是由脑垂体肿瘤或炎症手术损伤、放射，头部受伤，或出生时缺氧引起的。

血液和尿液检查通常可以确诊是否为垂体功能减退。为了找出脑垂体肿瘤是否为病因，可以通过对脑垂体计算机 X 线断层扫描或磁共振成像进行诊断。

治疗方法包括终身口服药物或进行注射，以此取代体内生成不足的激素。

## ●垂体瘤

垂体瘤是很常见的脑垂体增生，它们通常位于前叶。

垂体瘤有两种类型：腺瘤和颅咽管瘤。腺瘤是良性（非癌）肿瘤。最常见的形式是泌乳素瘤，分泌过量脑垂体催乳激素。这些肿瘤如果分泌其他激素则是十分罕见的。

颅咽管瘤从不分泌激素，但可以增生变得很大并压迫垂体的前叶或后叶。

垂体瘤中的大部分是微小的。然而，只有约万分之一患有垂体瘤的人会病情恶化。

### 症状

小的肿瘤生成大量的催乳激素会导致没有月经和不孕不育，这种情况是可以进行治疗的。肿瘤也可能导致女性怀孕和分娩时没有母乳。

产生其他激素的垂体瘤可引起库欣病或肢端肥大症和巨人症。

垂体瘤变大时会压迫周围的神经，导致视力问题和头痛。大型的颅咽管瘤，因为它可以破坏脑垂体中许多激素的生成，会引起垂体功能低下或尿崩症。

### 治疗方法

如果你有任何症状显示可能患有垂体瘤，就要咨询你的医生。医生将对你进行血液和尿液测试，以测量垂体激素或其他激素水平。如果你的催乳素处于高水平，医生可能要排除催乳素水平增高的其他潜在原因，如多种处方药可以提高催乳激素水平（包括多巴胺、氟哌啶醇、胃复安和三氟拉嗪）。

如果医生怀疑你有肿瘤，你将会接受脑磁共振成像或计算机 X 线断层扫描，以确定肿瘤的大小和位置。

一旦确诊，泌乳素通常可以用药物溴隐亭或卡麦角林治疗，以降低其血催乳素水平。

对于其他肿瘤，手术是最常见的治疗方法，有时可以通过鼻子里的一个小切口进行手术。一部分脑垂体不可避免地随着肿瘤切除而被去除。有时，几乎所有的腺体都在手术过程中被破坏。在这种情况下，因为脑垂体已经受损，你需要服用药物恢复不再自然生成的甲状腺、肾上腺和性激素。

有时，放射治疗可以成功地摧毁肿瘤。辐射来自一台发送辐射光束的机器,穿过头部(主要扫描肿瘤)或将一个小的放射性物体植入肿瘤(这需要进行小手术,使辐射直接作用于肿瘤)。虽然放射治疗通常可以保留脑垂体最初的正常功能,但随着时间的推移,这种功能常常会减退。

## 超级激素

人们对一些"超级激素"已经显示出了相当大的兴趣,将超凡的能量归因于这些"超级激素"。总的来说,这些声明并未获得科学证据的有力支持,至少现在还没有。当前对超级激素的认知在这里做简要的归纳总结。

### ●生长激素

由脑垂体产生生长激素(GH)。在童年时期生长激素水平低,但在青春期会大幅上升,在你进入 30 岁时又再次下降。

生长激素被允许使用在因为脑垂体疾病而无法生成足够生长激素的患者身上。它也被允许帮助患有艾滋病的人们与肌肉萎缩作斗争。人们正在研究其在各种其他情况下的作用,但尚未证明是有用的。

需要更多的研究,以确定哪些人缺乏生长激素,他们是否会从治疗中获益,是否会有长期的风险。那些血液中生长激素处于正常高水平的人可能患某些癌症的风险更大。

### ●脱氢表雄酮

脱氢表雄酮是由肾上腺生成的类固醇激素。人们对其在健康或疾病中的作用知之甚少,但其低水平状态与 50 岁以上人群增加患心脏病的风险有联系。在一些非常小规模的研究中,表明在服用脱氢表雄酮药片之后健康状态提高,肌肉质量和力量都有所增加。

脱氢表雄酮可以改善休克或严重感染的人的生存状态。一项研究发现,脱氢表雄酮帮助人们对抗严重的感染。然而,有人声称的关于脱氢表雄酮可以提高记忆力、提高免疫系统的功能、治疗糖尿病、扭转阿尔茨海默病都未得到证实。

虽然脱氢表雄酮无须处方即可获得,并得到大力推广,但很少有医生建议任何年龄的人都可服用。

因为脱氢表雄酮被分类为膳食补充品,而不是一种药物,所以食品和药物管理局并没有规范它的制成生产,因此在质量、纯度或剂量上都无任何标准,其在安全性上也无任何保证。

### ●褪黑素

褪黑素是由大脑中的松果体分泌的,并在夜间释放以调节人体的睡眠—觉醒周期的时间。随着年龄增加,褪黑素水平会下降直到年老时几乎消失,这也可能解释了为什么失眠随着年龄的增长变得更加常见。

在了解安全服用剂量、可能带来的好处的情况下,限量且谨慎使用褪黑素治疗失眠或时差是合理的。潜在的副作用尚未确定,可向你的医生做进一步咨询。

由于褪黑素被归类为膳食补充剂而不是一种药物,所以食品和药物管理局并没有规范它的制成生产,因此在质量、纯度或剂量上都无任何标准,在其安全性上也无任何保证。这就产生了一个问题:在目前可获得的褪黑素制备过程中可能产生污染物。

20 世纪 90 年代,色氨酸——另一种帮助睡眠并且无需开处方便可获得的物质,它里面所含的杂质造成了严重的疾病,这种疾病称为嗜酸性粒细胞增多——肌痛综合征。

# 感染和免疫系统疾病

从出生那一刻起,我们就开始接触世界上的各种微生物（如细菌和病毒）以及可能伤害我们的自然和人造化学物质。为了生存,健康的人体配备一套永不疲倦、复杂的防御系统——免疫系统。

免疫系统通过免疫反应过程攻击并消除大多数进入身体的外来微生物和物质。但是,免疫系统首先必须区分它认为的外来侵略者以及组成身体的细胞和化学物质。

我们想要免疫系统攻击外来入侵者而不是攻击我们自己（见"自身免疫性疾病"）。实际上,我们身体上的每个细胞都有标记表明它属于身体的一部分而不是外来入侵者。在生命早期,免疫系统就学会如何识别这些"自己"的标记。

在我们整个生命中,我们的免疫系统一般都能成功摆脱侵略者并维护我们的健康。然而,有时免疫系统也会失败,可能是因为侵略者战胜了免疫系统,也可能是因为免疫系统在攻击和杀害侵略者的同时也伤害了自己的组织。

## 病毒感染

### ●艾滋病病毒和艾滋病

人类免疫缺陷病毒（HIV）是一种逆转录酶病毒。它是真正意义上人类所遇见的少数新病毒之一。在刚刚过去的几十年内,发生了人类已知的第一次感染。尽管该病毒在几十年前才开始感染人类,现在全世界已有 3 000 万人感染 HIV,并且很多人已感染获得性免疫缺陷综合征（AIDS）。

HIV 首先感染称为 CD4 淋巴细胞的白细胞。这些细胞在指挥免疫系统的斗争中起着极其重要的作用。它们一直被称为是指挥一支其他免疫系统细胞军队的"将军"。

HIV 通过附着在细胞外面的受体上进入细胞,然后利用该细胞的能量繁殖。该细胞本质上就成为繁衍病毒新复制品的工厂,并随之死亡。成千上万的病毒复制品离开死去的细胞后,又去感染其他细胞。这些细胞同样也被 HIV

杀害。

在认识到自己免疫系统细胞正在死亡的时候，身体开始大量增加该细胞繁殖，以求保持平衡。然而，在没有杀死病毒的情况下，免疫系统细胞开始慢慢地在与 HIV 的战斗中落败。随着 CD4 淋巴细胞数量的减少，感染的易感性也随之增加。

HIV 通常在阴道性交、肛交或者口交的时候进入身体。它通过直接接触受感染的体液传播，包括血液（虽然在美国，血液筛查已经完全消除通过输血传播）、精液或阴道分泌物；由母亲通过子宫或母乳喂养传播给孩子。最常见的传播方式是共用被感染的针头或者注射器。

不同人体分泌物包含不同的病毒含量。通常而言，精液、血液和母乳的病毒含量最高。肛门和阴道液体中含量偏低，眼泪、尿液和唾液中含量最低。然而，在一定情况下，所有这些都可以传播 HIV。

传染或获得 HIV 的可能性与危险因素有关，如暴露于病毒的组织脆弱性（例如，如果患有其他性传播疾病，再与另一名受感染的人性交时，更容易感染 HIV）、被感染 HIV 的品种以及暴露于病毒的持续时间。

当 HIV 通过一定途径（称为传播途径）进入人体后，更有可能导致传染（参见"HIV 是如何传播的？"）。

目前还没有证据证明，被患有 HIV

的人随意的触碰、亲吻或拥抱，或咳嗽到身上，或与其一起上学，或一起工作这类行为会传播 HIV 病毒。你不会通过昆虫或共用餐具、毛巾、电话、淋浴或泳池感染 HIV。像牙刷和耳环这类物品不应该共用，因为它们可能被血液污染。

● HIV 对人体的影响

HIV 比任何其他已知的微生物对免疫系统造成的破坏都更严重。正因如此，拥有健康免疫系统的人很容易抵抗的病情都会令携带 HIV 病毒的人变得十分脆弱。

这些包括机会性传染——由细菌、病毒、真菌和寄生物引起——例如巨细胞病毒（CMV）传染以及卡氏肺囊虫肺炎。在感染 HIV 的人群中，各种癌症，如淋巴瘤以及卡波西肉瘤也很常见。

当免疫系统严重受影响——每微升的 CD4 细胞数少于 200 时（健康人超过800）以及这些与 AIDS 相关的机会性传染与癌症被诊断时——携带 HIV 患者将发展为患有 AIDS。

症状

HIV 的症状根据病情阶段有所不同。刚开始感染时，很多人出现发热、疲劳、头痛、肌肉疼痛以及腺体肿大。而其他人却没有任何症状。第一次感染的时候，体内病毒水平非常高，此时很容易将病毒传播给其他人。

在这个阶段，药物治疗 HIV 以保

护免疫系统可能显得极为重要。在免疫系统已经非常脆弱且与 AIDS 相关的症状开始出现之前,症状会在几个月或几年之内消失。

鹅口疮(由酵母菌感染引起的一种舌头或嘴上白色似凝乳状的黏膜)是免疫系统严重破坏后所出现的第一症状。

## HIV是如何传播的?

与大多数感染不同,人类免疫缺陷病毒(HIV)不是通过空气、虫咬或咳嗽、喷嚏,或者其他随意触碰传播的。HIV可以通过以下途径传播:

■与携带有该病毒的人进行无保护措施阴道性交、肛交或口交

■从携带有该病毒的捐赠者处接受输血

■与携带有该病毒的患者共用针头或注射器

■将疮口暴露于含有该病毒的精液、血液或阴道分泌液中

■通过携带有该病毒的男子精子或精液进行人工受孕

■被该病毒污染的利器刺伤(如针头或手术刀)

■母乳喂养(从受感染的妇女传播给婴儿)

■怀孕(从受感染的妇女传播给胎儿)

■从携带有该病毒的捐赠者处接受器官或组织移植

阴道内部也会发生酵母菌感染(但是,鹅口疮和阴道酵母菌感染十分普遍;没有感染 HIV 的人们也会出现此病)。

可能还会感觉特别疲劳、头痛、不断腹泻、呼吸短促、青肿、盗汗、发热、干咳、皮肤出血、手脚疼痛麻木以及淋巴结肿胀。由于脑部感染,可能出现精神衰退和性格改变。被称作"卡波西肉瘤"的癌症可能会引起皮肤或者口腔黏膜产生紫斑病。

*治疗方法*

HIV 验血已经在"哪些人应该接受 HIV 检查?"中进行了描述。如果患有 HIV 或者 AIDS,找一位经验丰富的医生治疗并建立一个可提供情感、身体和精神支持的支援系统是非常重要的。

如果患有 HIV,需要重复进行其他验血以测定感染严重程度以及治疗成功程度。

首次检查(病毒载量试验/病毒量检查)测量体内血液中 HIV 的循环流通量。第二次检查(CD4 计数)测量体内血液中 CD4 的数量。它评估免疫系统受影响的严重程度。病毒量越高、CD4数量越低,那么状况就越糟糕。通常,一次检查结果不理想的话,其他检查结果也会如此。

治疗必须个别化,并且权衡风险和收益。一般而言,当CD4 数量少于 200 时,通常会采取高效多种药物抗病毒疗法。

HIV 感染需要多种治疗方法:
逆转录病毒疗法涉及几种限制

HIV 繁殖的药物（通常是联合形式）。最成功的治疗需要服用至少三类药物。联合疗法能大幅度减少病毒量、提高 CD4 细胞数量并且提高预后。

如果 CD4 数量低于一定水平，需要药物治疗预防机会性感染。

接种各种能导致机会性感染包括乙型肝炎、肺炎和流行性感冒的微生物疫苗是很重要的。

虽然有治疗标准，但是药物疗法会因个人病情而不同。包括对机会性感染的暴露程度和脆弱性、积极参加治疗以及遵守治疗方案的能力、病毒是否对药物产生耐药性，以及是否产生副作用。

随着时间的推移，HIV 会产生抗药性，因此经常需要更换不同的药物。

## 哪些人应该接受HIV检查？

如果你有感染人类免疫缺陷病毒（HIV）的特殊危险——例如，如果没有使用避孕套发生性关系、如果与别人共用针头进行静脉注射药物，或者如果你是一位被别人用过的针头扎过的健康工作人员，那么你应该接受HIV检查。

可以通过医生、健康诊所、医院以及政府的卫生部门进行检查。同样也可以在家里进行检查。一些检查（包括在家里可以进行的HIV检查）可以匿名检查。检查结果不会将你的名字记入永久病史档案。

尽管在工作场所和对健康保险人的歧视是非法的，但是携带有HIV的人们在这些场所和其他地方都遭受过歧视。

两次验血的结果（加在一起考虑）可以表明你是否已经感染HIV。如果酶联免疫吸附测定（ELISA）结果是阴性，很有可能表示未被感染。然而，一般在你被传染平均45天（甚至长达6个月）后，该病毒才会在检查结果中显示阳性。如果你担心最近有可能感染（例如有过无保护措施的性交），需要过一段时间以后再次进行ELISA检查。

如果ELISA结果是阳性的，这也并不意味着肯定被感染了。这时会进行第二次检查——蛋白质免疫印迹法分析。如果该检查结果依然是阳性的，则意味着你有极大的可能已经被感染。

最初的血液检验只能告诉你是否被感染，并不能测定感染的严重程度。早期诊断和治疗是与HIV战斗并且阻止机会性传染的最好时期。另外，如果发现自己患有HIV，应立即采取措施预防将疾病传播给其他人（见"HIV是如何传播的？"）。

检查前后都可以获得咨询服务，该服务可以帮助你应对HIV呈阳性的可能性。

患有 HIV 感染的孕妇会将病毒传播给胎儿。但是，如果母亲服用抗逆转录病毒药物，并且孩子通过剖宫产出生，可大大降低婴儿感染 HIV 的概率。

如果患有 HIV，医生会向你解释如何服用药物并描述它们的副作用，副作用非常广泛。控制副作用和剂量可能是一个非常大的挑战。如果有严重副作用或停止用药，要及时打电话给医生。你需要经常去看医生，以便让医生测评身体的反应。尽管在工作场所和对健康保险人的歧视是非法的，但是携带有 HIV 的人们在这些场所和其他地方都遭受过歧视。

两次验血的结果（加在一起考虑）可以表明你是否已经感染 HIV。如果酶联免疫吸附测定（ELISA）结果是阴性，很有可能表示未被感染。然而，一般在你被传染平均 45 天（甚至长达 6 个月）后，该病毒才会在检查结果中显示阳性。如果你担心最近有可能感染（例如有过无保护措施的性交），需要过一段时间以后再次进行 ELISA 检查。

如果 ELISA 结果是阳性的，这也并不意味着肯定被感染了。这时会进行第二次检查——蛋白质免疫印迹法分析。如果该检查结果依然是阳性的，则意味着你有极大的可能已经被感染。

最初的血液检验只能告诉你是否被感染，并不能测定感染的严重程度。早期诊断和治疗是与 HIV 战斗并且阻止机会性传染的最好时期。另外，如果发现自己患有 HIV，应立即采取措施预防将疾病传播给其他人（见"HIV 是如何传播的？"）。

检查前后都可以获得咨询服务，该服务可以帮助你应对 HIV 呈阳性的可能性。

## 预防HIV和AIDS

由于无法治疗人类免疫缺陷病毒（HIV）和获得性免疫缺陷综合征（AIDS），因此预防是必不可少的。可采取以下措施进行预防：

- 发生性关系时一直使用橡胶或聚氨酯避孕套
- 只与熟悉的、没有携带病毒的且只与你一个人发生性关系的伴侣发生性关系
- 采取安全性行为
- 不要使用静脉注射药物；如果使用，不要共用针头
- 如果怀疑自己可能感染HIV，要进行检查并避免将该病毒传播给其他人，如果检查结果是阳性，就要接受早期治疗

# 性 病

## ●软下疳

软下疳是一种性传播疾病,特点是腹股沟淋巴结肿大以及生殖器溃疡,它是由杜克雷嗜血杆菌引起的。

软下疳使人类免疫缺陷病毒(HIV)感染的风险增高,因为开放性溃疡给病毒提供了一个入口。

症状在性接触后一个星期内出现。首先是生殖器上出现一个或几个红色皮肤包围着的脓包状疮。2天之内,脓包破裂成为疼痛出血性溃疡。腹股沟淋巴结可能会肿大并且有压痛。

由于软下疳溃疡很难区别于其他因感染引起的生殖器溃疡,如梅毒和生殖器疱疹,医生会取溃疡样品进行实验室评估。

治疗方法是口服抗生素。乳胶或聚氨基甲酸乙酯避孕套可以帮助减少在性交过程中感染软下疳的风险。

## ●生殖器疱疹

生殖器疱疹是一种在生殖器上产生间歇性疼痛的水疱或脓包的病毒感染。它由单纯疱疹病毒引起的。

生殖器疱疹是最常见的性传播疾病之一。在美国,大约有45万人感染性病(20%的成年人感染此疾病)。它是通过阴交、肛交或口交传播。

像很多性病一样,它通过皮肤裂缝进入体内。大多数人没有意识到自己感染有病毒,因为没有表现出任何症状。此外,如果有疱疹病毒,即使没有当前活跃的传染性生殖器疱疹也可以传染给性伴侣。

一旦受到感染,可以在显现(活跃的感染期)前几个月或几年毫无症状(潜伏期)。在潜伏期,病毒在神经细胞中处于休眠状态,未被免疫防御系统发现。情绪或身体压力可以激活它。

该病毒可增加患有人类免疫缺陷病毒(HIV)的性伴侣把疾病传染给你的风险。

如果是孕妇,在生产期间产生活跃的疱疹感染,医生可能会建议做剖宫产,以防止将病毒传染给新生儿,该病毒可导致失明、脑损伤甚至死亡。生殖器疱疹对免疫系统虚弱的人来说是非常危险的。

*症状*

首先可能会在生殖器区域的皮肤发痒、疼痛以及淋巴结肿大。有些人还会感到不适、头痛或发热。

充满液体的疼痛红色水疱渗出皮肤。水疱可出现在阴茎、阴囊、阴道或外阴的任何部分,以及大腿内侧、臀部或肛门。脓包愈合需要2~3周。

第一个周期(通常是最严重的)还可能包括发热、疼痛和疲劳。发生的频率因人而异。

*治疗方法*

将生殖器疱疹的症状报告给医生，医生可能测试疱液或脓包样本查询病毒。每天用肥皂和水清洗疮疱，然后保持干燥。

可以通过服用三种处方抗病毒药物（阿昔洛韦，泛昔洛韦，伐昔洛韦）中的一种来缩短感染的持续时间，减轻严重程度并阻断传播。

防止疱疹传播的最好办法是当发生疮疱时不发生性行为，即使是使用避孕套也不可发生性关系。即便没有疮疱，也应该在每次发生性行为时使用安全套。安全套虽能降低传播感染的可能性，但并不总是防止传染。

如果是孕妇，一定要将生殖器疱疹告诉产科医生，这样在生产的时候，可以为你提供特殊照顾。

## ● 生殖器疣

生殖器疣是一种由人类乳头状瘤病毒（HPV）所引起的性传播疾病。可发生在阴茎上、肛门周围、阴道里和子宫颈周围（子宫开口）。超过 2 400 万美国人有乳头状瘤病毒。

一旦皮肤、口腔内膜和生殖器官上产生乳头状瘤病毒，病毒会存活一生，定期活动引起疣并感染性伙伴。人类乳头状瘤病毒也可导致身体其他部位产生疣。

生殖器疣是引起宫颈癌症最重要的危险因素，这种癌症是由某些人类乳头状瘤病毒株引起的。

*症状*

在与受感染的人发生性接触后可能在几个月或几年都不会发现症状。疣的形状和生长在手或手臂上的疣很像。可见时，可能是单一的疣或花椰菜状集群在生殖器上的肿块，可能会痒并流血。在极少数情况下，它们会感染。

如果大量存在，疣可能会阻塞肛门或产道。宫颈上的疣不会引起任何症状。

*治疗方法*

可见的疣，通常根据产生的症状、性以及病史诊断。受感染的妇女每 6 个月应该接受一次宫颈涂片检查。如果子宫颈上有疣，医生可能会摘除它们进行实验室评估。

治疗方法包括由医生使用化学物质分解疣。生殖器疣不可使用非处方药，因其可能会严重损害生殖器娇嫩的皮肤。

医生也可能会使用电疗、冷冻、激光治疗，或手术切除疣。虽然疣可以切除，但是病毒依然留在被感染的皮肤附近并且在任何时候都可能复发。

在发生性关系时使用乳胶或聚氨酯避孕套有助于防止感染蔓延。

## ● 淋 病

淋病由淋球菌引起并在发生性关系时传播。美国每年大约有 60 万淋病新发病例。淋病有时可在分娩时由受感染的妇女传染给婴儿。

未经治疗的淋病可引起严重的并发症。如果细菌蔓延至输卵管和子宫，它们可能会导致瘢痕以及盆腔炎，从而导致不孕不育。

未经治疗的淋病也可能会导致尿道狭窄，从而减少尿流量并引起尿路感染。

淋病可感染肛门和直肠，导致直肠炎。

淋病如果不治疗，可以通过血液传播，引起骨骼、皮肤或关节感染。

*症状*

大多数女性没有任何症状，只有通过检查才知道感染了淋病。当症状发生时，往往会于暴露在细菌下 2~14 天之后发展，通常发生在月经期。

女性可能会从尿道或阴道产生脓性分泌物并且有尿痛和尿频。在性交过程中有的人会疼痛，如果淋球菌已经蔓延到输卵管可能会产生下腹部疼痛并发热。

对于通过口交或肛门性交接触被感染的男性或女性来说，可能会没有任何症状，或者有可能排便时产生直肠疼痛；口腔感染可能会导致喉咙酸痛。

*治疗方法*

如果认为患有淋病，请立即看医生。大多数医生可以通过表现的症状、体检以及分泌物实验室分析诊断淋病。

通常需要盆腔检验识别和检查宫颈或尿道分泌物。

如果没有分泌物（但仍然怀疑淋病），可检验第一滴尿测试细菌。

治疗方法是使用抗生素，可以治愈疾病并防止蔓延，虽然有些细菌株对杀死它们的抗生素产生抗药性。一定要通知性伴侣，使他们也能进行治疗。另一个好的选择是只与一个人、未感染疾病的人发生性关系。

在你和你的伴侣首次发生性行为前，可以测试是否有性病。乳胶或聚氨酯避孕套是预防性病的最好工具。按照文章中的安全性行为的建议行事。

 **预防性病**

防止性传播疾病（性病）的确定方式（但也许不是很实用）就是不发生性关系。另一个好的选择是只与一个人、未感染疾病的人发生性关系。

在你和你的伴侣首次发生性行为前，可以测试是否有性病。乳胶或聚氨酯避孕套是预防性病的最好工具。按照文章中的安全性行为的建议行事。

●衣原体

该性传播疾病是由微生物沙眼衣原体引起的。衣原体在美国是流行疾病，每年大约有 400 万新病例发生。

由于症状通常是模糊的或不存在，患该种疾病的 75% 的女性没有意识到自己的病情,没有接受治疗。

感染可导致严重的并发症,如盆腔炎(PID)、异位妊娠的输卵管瘢痕以及不孕不育。受感染女性生育的婴儿60%以上出生时也被感染,经常导致眼睛感染或肺炎。

性生活活跃的女性患病的风险最高,尤其是十几岁或20岁出头与多个男性发生没有安全措施性行为的女性。

### 症状

衣原体通常没有任何症状。如果症状出现,女性可能有阴道分泌物、排尿时有烧灼感或腹痛。

直肠感染(见"直肠炎")是由于肛交从而传播感染,可能会产生直肠分泌物或排便疼痛。进行口交的人很少会有喉咙衣原体感染。

### 治疗方法

医生会测试尿道分泌物诊断感染。对于女性,通常需要盆腔检查确定并检查宫颈或尿道分泌物。

即使受到感染,测试结果也通常显示为正常。因此,应定期进行测试。现在可以使用新的测试方法,无论是男性还是女性,通过测试第一滴尿可以发现细菌。

如果患有衣原体,必须告知性伴侣并让其接受治疗,否则会导致新一轮的感染。在治疗结束前避免性行为。通过口服抗生素治疗感染。

如果不及时治疗感染(或处理不当),女性可能感染盆腔炎,这会导致不孕、盆腔疼痛以及异位妊娠。

为了防止衣原体感染,使用避孕套和含有壬苯醇醚9的杀精剂,这对衣原体可能有一定效果。

近年来,衣原体微生物的每个基因都已确定。这一科学突破可能给衣原体感染诊断和治疗(以及对衣原体感染的免疫上)带来重大进展。

## 关于性病的事实

以下是有关美国性传播疾病(性病)的一些事实。

■每年有1 200万性病新病例发生,其中有300万是青少年。

■在工业化世界,美国的性病发生率最高。

■性病在人类免疫缺陷病毒(HIV)传播中发挥不可或缺的作用。

■大约有4500万美国人患有生殖器疱疹,大多数人不知道其存在。

■少数民族受性病影响比例更高。

■性病可以导致妇女患生殖道癌症、盆腔炎、不孕不育和异位妊娠。

■性病可导致智力迟钝、失明以及在子宫内或出生时被感染的婴儿死亡。其他性传播疾病可引起眼部感染或肺炎。

■性病经常一起出现。如果已经确诊有一种性病,应该进行其他测试。

# 预防性病

## ●非淋菌性尿道炎

非淋菌性尿道炎是一种性传播感染和尿道炎症，由导致淋病的淋球菌以外的其他生物体引起。

非淋菌性疾病比淋病普遍。像淋病一样，该性传播疾病对男性和女性都有影响。大多数病例是由称为沙眼衣原体（见前面的文章）的有机体引起；其他病例是由如生殖道支原体和滴虫等生物体引起的。

症状与淋菌性尿道炎相同：尿痛、尿频以及尿道产生分泌物。

治疗方法是用抗生素。所有性伴侣，包括没有表现症状的都应及时接受治疗。

## ●梅　毒

梅毒是由梅毒螺旋体引起的性传播感染疾病。虽然现在梅毒和过去相比已经不太常见，但每年约有 3 万人仍感染此病。在罕见的情况下，梅毒可通过母亲传染给婴儿。

除非接受梅毒治疗，否则细菌仍将留在身体内，并可在感染多年后引起严重的并发症。并发症包括视力减退、听力下降、记忆力减退、性格改变以及其他神经或心脏问题。

### 症状

未治疗的梅毒病情发展有以下几个阶段：

初期梅毒　感染后 3~90 天，生殖器（包括阴道或子宫颈）、直肠或口腔内出现硬下疳（无痛性溃疡）。可能伴有感染部位附近的淋巴结肿大等症状。

如果不治疗，硬下疳在 6 星期内会消失，但细菌仍留在体内。15%~30%的梅毒患者硬下疳可能没有继续恶化或没有引起注意。

二期梅毒　硬下疳消失后 2~8 个星期，可能会头痛、喉咙痛及发热。淋巴结可能再次肿大，可能会出现不痒的小红疙瘩皮疹；如果肤色暗沉，皮疹可能比正常肤色更暗沉。

皮疹可能出现在手掌和脚掌上，这是大多数皮疹不常出现的位置。

阴茎、口腔或外阴可能出现具有高度传染性的、无痛银色斑块。如果在这个阶段不接受梅毒治疗，症状在 1~2 个月会最终消退。然而，细菌仍然留在体内。

三期梅毒　多年以后，虽然没有任何症状，但细菌仍然留在体内，暗中伤害宿主的身体健康。然后，症状开始发展恶化。三期梅毒，可以造成毁灭性的不可逆脑损害（包括老年性痴呆和瘫痪），并损害心脏、骨骼、皮肤和内脏器官。

### 治疗方法

若有任何症状或者认为自己与携

带梅毒的人有过性接触，应及时就医。避免性行为；疮和斑块（第一和第二阶段出现在黏膜上）充满了细菌，并且很容易传播给性伴侣。

医生可以通过检测硬下疳里的液体或特殊的血液检测诊断梅毒。在第一阶段或第二阶段给患者注射青霉素治疗通常都很成功。后期阶段，疾病会对器官造成一些不可逆转的损害。治疗的目的是为了防止细菌造成更大的伤害。实行安全性行为可降低感染梅毒的风险。

未经梅毒治疗的女性生出的胎儿目前的死亡率约为 40%。10%~30%的婴儿，由于母亲未接受梅毒治疗，而出现梅毒感染的迹象（其中许多可能很严重）。

近年来，梅毒细菌的每个基因都已被鉴定。这一科学突破可能会在梅毒的诊断和治疗（还有对梅毒的免疫）上带来重大进展。

# 不孕不育、怀孕和分娩

每个人的生命都由单细胞开始,由女性的一个卵细胞与男性的一个精子细胞受精,然后,细胞在受控条件下进行分裂和再分裂,直到分裂出几万亿个细胞形成人体。

虽然科学家对该过程已经有了很深刻的了解,但是其中很大一部分仍然是生命的奇妙奥秘之一。

**精子产生** 一个健康的男性睾丸每天能产生数百万个精子。卵泡刺激素(FSH)启动精子的产生。受促黄体生成激素(LH)的刺激,睾酮帮助精子成熟。青春期的男孩通常在 10~14 岁就能够产生精子。

射精时,精液输送 2 亿~5 亿个精子进入女性阴道。在显微镜下观察,精子就像蝌蚪一样向子宫游动,寻找卵子。只有约 100 个精子能成功到达输卵管和卵子结合。大多数时候,它们并没有使卵子受精。

**卵子产生** 女婴出生时体内就带有约 70 万个未成熟的卵子。从出生到青春期,大部分的卵子已经死亡,只有约 30 万个留下。每个卵子位于称为滤泡的卵巢小泡内。

女孩进入青春期,每个月开始有月经周期, 长短不一, 但平均在 28 天左右。每个月经周期中都有几个卵子开始变成熟,但通常有一个卵子比其他卵子要更成熟。

在月经周期的前半段时间,围绕在成熟卵子周围的卵泡细胞产生雌激素。雌激素会导致输卵管收缩,子宫的内层(子宫内膜)增厚。

**卵子释放** 在月经周期中段,卵巢释放最成熟的卵子(排卵)。卵子居住的卵泡变化成黄体结构开始产生孕激素。

**孕激素** (每次月经周期后半段产生)随着血液前往子宫,在子宫内,孕激素会刺激新生血管为受精卵提供滋养及血液丰富的内膜,受精卵附着其上并开始生长。如果受精卵未能附着在子宫内膜上,黄体停止生成黄体酮。由于孕激素对子宫内膜刺激减弱,子宫内膜脱落(月经)。

卵巢如何知道卵子何时成熟,何时该释放?大脑的一个区域(下丘脑)是月经的时钟。它使促性腺激素释放激素(GnRH)前往脑垂体(大脑下方)导致卵泡刺激素(FSH)和促黄体生成激素

(LH)的生成。

每次月经周期开始时,脑垂体释放卵泡刺激素,卵泡刺激素通过血流进入卵巢并帮助含有卵子的卵泡发育产生雌激素。

大约在月经周期的第 11 天，脑垂体增加促黄体生成激素(LH)的产生。激增的促黄体生成激素随血液进入卵巢,触发卵泡释放卵子,并刺激黄体产生孕酮。在月经周期结束,如果没有卵子受精,脑垂体停止生成促黄体生成激素,卵巢停止产生孕酮,月经周期又重新开始。

如何控制月经周期使没有怀孕时每个月都能重新开始?答案又是激素与激素之间的联系。

正如脑垂体激素从下丘脑产生(FSH 和 LH)通过血液到达卵巢,使卵巢产生雌激素和孕激素,相反的情况也会出现。卵巢产生的激素——雌激素、孕激素以及抑制素,通过血液到达大脑并告诉大脑何时释放和抑制激素。

大脑激素和卵巢激素之间的沟通可启动生育年龄期间的女性每一个新的月经周期。

卵子的受精和着床　卵子释放后被输卵管末端许多细小的指状突起物(纤毛)包围。纤毛轻轻地将卵子引导进入输卵管,携带卵子的管道收缩使卵子向子宫接近。

同时,如果发生性关系,精子会向上移动到子宫进入输卵管。精子可以在发生性关系后 40 小时内使卵子受精。

精子和卵子通常在输卵管内相遇。如果精子细胞能成功地进入卵细胞并使其受精,受精卵继续通过输卵管进入子宫,在子宫营养丰富的内层种植(着床)并在那里开始发育。

怀孕—受精的过程——是一种结合。卵子和精子都包含一个完整的细胞所必需的一半基因并最终发育成为完整的人。精子和卵子的结合使这些基因合并且在精子使卵子受精后的 10 小时内完成。24 小时内,受精卵开始分裂并生长。

6 天后，子宫内开始存在细胞胚胎。如果一切顺利,该胚胎在接下来的 36~40 周会在子宫内生长,先由子宫丰富的内膜然后由胎盘提供营养。胎盘是从胚胎形成时和子宫内膜联合长成的器官。

8 周后,胚胎发展成胎儿。在胚胎发育成胎儿的过程中,胎盘提供了生命支持系统——供应氧气和营养物质并清除废物。胎儿的健康和成长与胎盘的健康和大小有直接关系。

未发生受精　如果没有发生受精则没有受精卵在子宫内着床,子宫内膜脱落,导致出血称为月经。

对大多数女性来说,这个过程大约每月重复一次,直到女性到了绝经期,这通常发生在 50 岁左右。

# 不孕不育

## ●不孕症的原因

大多数想要孩子的夫妻几乎都没有任何困难进行受孕，但有些夫妇却有受孕问题。约 1/3 的生育问题与男性有关，约 1/3 与女性有关。剩下的 1/3 是未知的原因，或可能是男女双方的关系。

对许多夫妇来说，怀孕不会立即发生。尝试怀孕大约 6 个月后，只有 60% 的夫妇怀孕。持续一年的规律性生活后仍无法受孕的称为不孕不育。10%~15% 的夫妇有这个问题。但是，也有许多夫妻在持续一年无法受孕之后又怀孕了。

不孕不育影响超过 600 万的美国夫妇。现在，随着如何改变生活方式可提高生育能力的知识增多（见"提高生育能力的自然方法：多马医生的忠告"）以及辅助生殖技术的改进，50% 的不育夫妇可以实现受孕。

## ●女性不孕问题

年龄是影响女性受孕能力的决定因素之一。女性在 30~34 岁，约 7 对夫妇中 1 位不育；在 35~39 岁，约 5 对夫妇中 1 位不育；在 40~44 岁，约 4 对夫妇中 1 位不育。

其他影响女性不孕的原因包括：

■输卵管问题（从卵巢运输卵子到子宫并且精子与卵子在此相遇），占将近 30% 的不孕问题。

输卵管可能由于瘢痕组织（粘连）被阻塞或拉离卵巢。这种输卵管损害可能是由盆腔炎、之前宫外孕、子宫内膜异位症或盆腔手术引起的。

■排卵不规律造成高达 20% 的女性不孕问题。它可能是由于体重过轻或超重或患多囊卵巢综合征导致的。其他产生激素的腺体（如甲状腺、垂体或肾上腺）的问题也会干扰排卵。

■子宫疾病在女性不孕中占约 20% 的比例。这些疾病可能会阻止卵子在子宫壁着床或者导致流产。子宫疾病包括非癌性肿瘤（如子宫肌瘤）、子宫腔粘连以及之前手术造成的子宫瘢痕。子宫内膜异位症可能导致有毒物质释放或卵巢囊肿，这些会妨碍卵巢释放卵子。

## ●女性不孕的检测和治疗

### 不孕史

当你去看医生进行不孕诊断时，医生首先会进行完整的病史研究，包括以前与所有伴侣的怀孕史、月经周期以及任何妇科问题，如子宫内膜异位或子宫肌瘤，这会导致怀孕困难。医生还可能进行检查并要求你进行以下检查。

### 检查

在家排卵测试　这有助于确定你

## 女性生育能力的关键因素

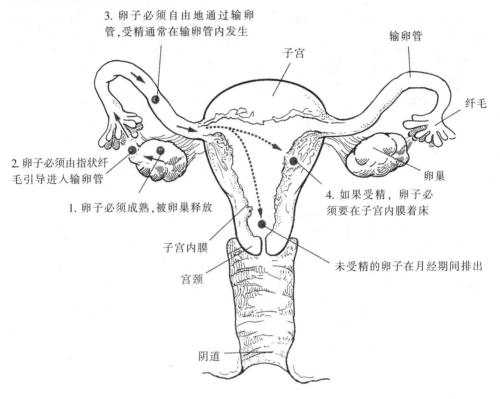

3. 卵子必须自由地通过输卵管，受精通常在输卵管内发生

输卵管

子宫

纤毛

2. 卵子必须由指状纤毛引导进入输卵管

卵巢

4. 如果受精，卵子必须要在子宫内膜着床

1. 卵子必须成熟，被卵巢释放

子宫内膜

未受精的卵子在月经期间排出

宫颈

阴道

女性怀孕的能力取决于多个器官的功能和相互作用。

是否排卵以及何时排卵。排卵在月经开始前2周左右发生，见血的第一天定义为月经开始。医生可能会建议你尝试下列方法之一来预测排卵：

■测基础体温　方法之一是使用敏感的基础体温温度计在睡醒后立刻记录每天的体温，连续几个月并做成图表。在几个月经周期的过程中，每天早晨第一件事就是绘制体温图表。

体温在排卵时上升并在整个月经周期的余下时间保持较高。几个月后，如果你的周期是规律的，就能估计每月排卵的时间。

最容易怀孕的时间是在排卵前5天。在这段时间，应该尽可能的每48小时进行性交，没有最高限制。在排卵期更频繁地性交不会伤害精子数量。

■在家尿检　在家尿检可以测量有多少促黄体生成激素(LH)在系统内循环。排卵前一天大脑内会产生大量的

## 手术治疗不孕

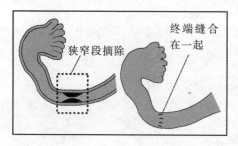

狭窄段摘除

终端缝合在一起

输卵管吻合术

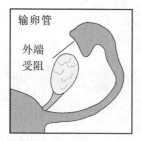

输卵管
外端受阻

输卵管造口术

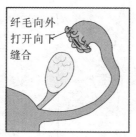

纤毛向外打开向下缝合

几种用来纠正导致不孕的解剖学原因的外科手术：

输卵管吻合术包括手术摘除部分阻塞的输卵管并重新缝合两端。现在只有在无法进行体外受精时才进行该项手术。

输卵管造口术可以纠正输卵管末端堵塞。它包括向外扩张纤毛，少数情况下，需要将其缝合到边缘上。

输卵管粘连分离是使用手术刀、加热仪器或激光手术切除输卵管粘连（条索状纤维组织将组织异常连接）。

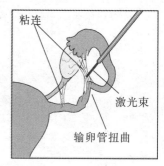

粘连

激光束

输卵管扭曲

输卵管粘连分离术

促黄体生成激素，它们在血液中循环，并进入尿液。每天在同一时间收集尿液将试纸浸在尿液中测试，如果连续5天显示LH水平上升，这意味着排卵即将到来。

一旦测试表明LH增加，建议每天进行性交并持续几天。

■阴道分泌物分析 有些女性发现白带像蛋清一样变得稀薄、透明时知道自己处在排卵期。预测排卵期的宫颈黏液法需要每天检查阴道分泌物的变化。

月经后会出现黏液（在此期间，一些女性是可以生育的，但大多数都不能）。在排卵前1~5天，子宫颈产生大量的稀薄、透明和湿滑的黏液，此时可能是最具生育力的时间。黏液在手指之间可拉伸成一条细线。

■抽血化验 如果上述方法不能明确表示在有规律的排卵，医生可以通过血液测试来衡量排卵后产生的孕激素量。

在月经周期第3天测量卵泡刺激素（FSH）和雌激素的水平可预测（一些

## 提高生育能力的自然方法：多马医生的忠告

你和你的伴侣可以通过做非常简单的事情来提高生育能力：

**■适度运动** 虽然经常锻炼可以给每个人带来好处，但是过于剧烈的运动实际上会减少女性排卵所需的雌激素水平和胚胎在子宫着床所需要的孕酮。经常进行剧烈运动的女性应该放慢到适度的水平（如每天散步3公里）。剧烈运动可能会减少男性精子的产生。此外，有一些证据表明，长期坐在自行车的坐垫上也可以导致男性不育。

**■避免泡热水澡** 男性的生殖器暴露在过热的环境中——如直接暴露在温度极高的热水池、浴缸、桑拿及长时间的高温浴，会减少有活性精子的产生。

**■吃有营养而健康的食物** 健康的饮食习惯和摄取有营养的食物对最大限度地提高男性的生育能力特别的重要。

**■服用营养素** 有一些证据表明，每天服用推荐剂量的锌可提高男性的生育能力。女性应该每天服用400微克的叶酸。

**■增重** 如果女性太瘦，体重指数（BMI）低于17，生育能力会降低。如果能增加足够的重量使体重指数达到至少20，可能会提高生育能力。

**■减肥** 如果女性超重，体重指数（BMI）高于27，生育能力会降低。如果能减肥将体重指数降到27以下，可能会提高生育能力。

**■避免酒精** 女性即使是适量饮酒（每天喝一杯）也可能会导致低生育率以及自然流产和胎儿酒精综合征。男性每天喝酒超过两杯可能会降低生育能力，但该看法仍然存在争议。

**■戒烟** 女性吸烟会导致怀孕能力下降并增加死胎的概率。男性吸烟可能导致阳痿。

**■避免服用草本配方药物** 一些草本配方药物，包括金丝桃素，可能会降低男性和女性的生育能力。

**■回顾你的用药情况** 以下处方药和非处方药（合法和非法）可以干扰生育能力：西咪替丁、洋地黄、抗抑郁药、降高血压药物、健身用类固醇、大麻和可卡因。

**■减压** 减压方法对一些夫妇非常有用。如果你有抑郁症的症状，应该先治疗抑郁症，再尝试怀孕。

爱丽丝·多马博士
贝丝以色列女执事医疗中心
哈佛医学院

女性)是否因为卵巢内卵子数量的减少而导致受孕成功率降低。

根据病史和体检结果,医生可能会进行其他检查(如测试催乳素、甲状腺素和睾酮水平),这些激素水平异常可导致不孕。

**子宫输卵管造影** 该检查通过造影剂给出内部结构的轮廓,帮助检测子宫和输卵管异常。它可以显示输卵管是否有开放的通道,以及子宫内是否有瘢痕组织或肌瘤。

在子宫输卵管造影中,妇科医生或放射科医生将一根细管插入到你的子宫颈注入一种造影剂,该造影剂在 X 线下是不透光的。造影剂流经子宫和输卵管,从而显示任何异常情况。

为了缓解痉挛并减少感染的风险,进行子宫输卵管造影前可能需要服用温和的镇静剂、止痛药和/或抗生素。

■**超声波** 医生可能会使用超声波检查卵巢和子宫内的异常。

■**子宫内膜活检** 活检,指切除一小块子宫内膜在显微镜下观察,这可以帮助医生确定子宫内膜是否有孕激素反应。

■**子宫镜检查** 子宫镜检查可替代子宫输卵管造影术来查看子宫腔。

■**腹腔镜检查** 腹腔镜检查可以使医生更好地观察输卵管、子宫或卵巢的外部,有助于子宫内膜异位症和盆腔粘连(瘢痕组织)的诊断。

患者在全身麻醉下在腹部切几个钥匙孔大小的切口,然后将具有照相功能的显像管通过其中一个切口插入。医生在监视器上检查盆腔器官。做手术的仪器通过其他切口插入。

**治疗方法**

医生可能会建议排卵不规律、很少发生排卵或无排卵患者服用下列之一的药物来诱发排卵:

**克罗米芬** 从月经周期第 5 天到第 9 天口服克罗米芬柠檬酸盐诱发排卵,可能对某些月经不规律的女性有作用。该药物通过刺激脑下垂体释放 FSH 和 LH 来刺激卵巢释放卵子。

该药物的副作用包括潮热及偶尔的情绪低落。6%服用克罗米芬进行治疗的女性怀有双胞胎(极少数怀有三胞胎)。虽然克罗米芬最初是针对不排卵的女性,现在通常用于帮助女性排出超过一个卵子从而增加怀孕的机会。

**溴隐亭** 溴隐亭针对因为脑垂体释放过多的催乳素导致排卵不规律的女性。溴隐亭可限制脑垂体释放催乳素。副作用包括恶心、头晕、头痛等症状。

**注射剂** 将药物注射到肌肉或皮肤下超过 1 周,这些药物包含 FSH 和 LH 或只含有 FSH。这些激素可刺激卵巢释放超过一个卵子(称为超促排卵的过程)。

副作用包括腹痛、乳房胀痛和情绪波动。在某些情况下,药物会引起卵巢过度刺激综合征,卵巢在排卵很长时间后仍然很大从而使多余的液体集中在腹腔。

其他药物，当不孕是由子宫内膜异位症或子宫肌瘤引起的，亮丙瑞林或达那唑可能会有帮助。

腹腔镜手术可用于打开输卵管阻塞、分离粘连、消除子宫内膜异位症或切除卵巢中阻止卵子从卵巢释放的囊肿。子宫镜检查可切除某些类型的子宫肌瘤和子宫内的一些异常。治疗子宫内膜异位症取决于其严重性和生长位置。

辅助生殖技术　当其他方法都失败时，可使用辅助生殖技术。这种技术可以帮助女性产生更多的卵子，并在正常月经周期将要出现时把更多的精子和/或胚胎放进子宫内。

### 检查

验血或尿道培养　泌尿科医生可能要求患者进行这些测试来衡量睾酮激素、卵泡刺激素及促黄体生成激素的水平并识别是否受到感染。

### 辅助生殖技术

在美国不足 5% 的不育夫妇使用辅助生殖技术（ART）。每年通过 ART 出生的婴儿大约有 4 万名。

ART 包括体外受精（IVF）、输卵管内配子移植（GIFT）、输卵管内合子移植（ZIFT）、卵胞浆内单精子注射（ICSI）和其他不经常使用的技术。绝大多数 ART 使用体外受精，因为已经证明体外受精比其他技术简单且成功率与其他技术一致。

### ART 过程

ART 所有形式的第一个步骤是使用药物促使卵巢产生多个含卵子的卵泡（称为超促排卵）。

有些女性首先进行促性腺激素释放激素促效剂（GnRH 促效剂）"关闭"天然激素从而更精确地管理人工激素。通过超声波检查和激素血液测量（每天或隔日）确定卵泡何时可以含有成熟的卵子（通常在 8~14 天）。

约 36 小时后通过注射胎盘产生的激素——人绒毛膜促性腺激素（HCG）来促进排卵。

排卵前和在排卵的同时进行一次或两次宫腔内人工授精（IUI）。如果你要进行体外受精（IVF）、输卵管内配子移植（GIFT）或卵胞浆内单精子注射（ICSI），通过简短的手术将卵子从卵巢中取出，该手术需要镇静或全身麻醉。

通过腔内彩超，医生将针插入阴道壁进入卵巢中并提取卵子，然后将卵子在理想的环境下放入实验室器皿中并且选择健康的卵子进行受精。

自此之后，下列所述的不同方法过程会不同。

## ●体外受精

对于体外受精（试管婴儿），男子的精子被放入含有女性卵子的器皿中，然后将该器皿放入孵化器。每隔 12~24 小时观察该器皿，以确定有多少卵子已受精以及胚胎是否正常分裂。

## 受孕准备

怀孕前后有良好的健康习惯，可以提高受孕以及怀有健康宝宝的机会。下表列出了你和你的伴侣在怀孕前几个月以及之后应该做到的事情。你的身体越健康，你的胎儿在发育最关键的前几周就会越健康。

| 注意事项 | 为什么重要 |
| --- | --- |
| 抽烟 | 使男性或女性生育能力下降；增加怀孕时出现如流产、胎盘问题、早产、低体重儿、婴儿猝死综合征等问题的概率 |
| 摄入酒精 | 增加不育不孕和流产的概率，导致出生缺陷、智力低下及低体重儿 |
| 服用非法药物 | 可能会降低生育能力，提高流产、早产、新生儿戒断综合征、低体重儿以及出生缺陷的风险，这取决于服用的药物 |
| 超重 | 增加排卵问题以及妊娠并发症，如妊娠糖尿病、高血压、剖宫产、感染及巨大婴儿的风险 |
| 体重过轻 | 干扰排卵，增加低体重儿和早产的危险 |
| 服用药物（处方、非处方，或高剂量的维生素） | 大多数药物对生育的影响尚不清楚，已知的一些药物对胎儿有害 |
| 家庭暴力 | 可引起流产或早产等不良后果 |
| 叶酸缺乏 | 这两种疾病可能对胎儿发育有害 |
| 水痘和风疹免疫接种 | 可引起神经管缺陷 |
| 锻炼 | 增强体质，提高怀孕的概率 |
| 营养 | 提高生产正常体重婴儿的概率 |
| 疾病情况，如糖尿病、高血压、癫痫 | 可以影响胎儿的健康和大小，可能会增加早产的概率 |
| 家族史 | 你可能携带某种遗传性疾病的基因会影响胎儿（特定的种族风险更高） |
| 环境暴露 | 在工作或爱好中使用的某些化学物质或其他物质可能对胎儿有害 |

采取措施

戒烟

戒酒

不服用非法药物

在医疗监督下减肥

在医疗监督下增重

告知医生服用的所有药物，并询问是否可以继续服用

永久解决该问题前避免怀孕

怀孕前1个月和怀孕后的前3个月每天服用含400微克（0.4毫克）叶酸的维生素

如果没有进行免疫接种，至少受孕前3个月进行接种

每周至少锻炼3次

健康饮食

与医生讨论病情，医生可能会建议调整药物并帮助你在怀孕前改善、控制病情

与医生讨论

与医生讨论

你需要就着床多少个胚胎做出选择。通常一个治疗周期使用 2~4 个胚胎，其余的可能被冷冻以备后用。医生将根据你胚胎的质量、你的年龄以及你对选择性减胎的态度（见下文 ART 的风险）给你提供建议。

通过宫颈口插入一个薄薄的塑料管（导管）到子宫内，胚胎通过导管传递到子宫内。然后，你需要服用几个星期或几个月的孕激素以帮助胚胎着床以及在子宫内膜内发育。

当正在发育的胎盘开始分泌人绒毛膜促性腺激素到血液里时，通常在 10 天左右才能进行最终的妊娠诊断。

### 输卵管内合子移植(ZIFT)

输卵管内合子移植(ZIFT)与体外受精非常相似，除了胚胎是通过腹腔镜手术转移到输卵管。这种门诊手术需要全身麻醉。

### 输卵管内配子移植(GIFT)

配子是卵子或精子。输卵管内配子移植(GIFT)与体外受精和 ZIFT 类似，除了成熟卵子不是由精子在实验室器皿内受精，而是由腹腔镜将卵子与健康的精子直接放进输卵管内受精。

### 卵胞浆内单精子注射(ICSI)

当男性不育是由精子数少或精子穿透卵子的结合问题造成，需要进行卵胞浆内单精子注射(ICSI)实验室程序。

生育专家采用显微操作技术将单个精子直接注入卵子内（卵子是通过 IVF 诱发和取出的），然后将任何发育成胚胎的受精卵放置在子宫内。

### 辅助生殖技术(ART)的风险

使用辅助生殖技术(ART)会导致流产(22%)和多胎(30%~50%)的风险增加。例如，在体外受精中，50%~70%的活产婴儿是单胎，25%~45%是双胞胎，还有约 5%是三胞胎(或高位多胞胎)。

夫妻可能面临做出选择性减胎即减少着床胚胎数量的决定，将某种药物注射到一个或多个胚胎的心脏使心脏停止跳动从而给其他胚胎更好的机会发育到足月。

通常在孕早期进行选择性减胎。最常见的是当有多于两个胎儿发育时，需要进行选择性减胎，只留两个胚胎在子宫内。哪个胎儿或哪些胎儿被减去取决于胚胎在子宫中的位置。

怀多个胎儿会使怀孕风险增高。婴儿通常会体重低、早产且出生后前 2 周死亡风险提高。

母亲的并发症包括先兆子痫、贫血和前置胎盘。如果怀有多胞胎，医生可能会建议定期超声波检查和卧床休息。

### 评价生育项目

找成功率最高的项目并在评估时考虑以下几点：

每个治疗周期活产率（相对于怀孕率） 许多项目宣传其高怀孕率，但更重要的是发现每个治疗周期"带回家的宝贝"率。同时还要注意流产率和多胎率。高倍数的出生率反映出没有必要为了增加怀孕的概率而将过多的胚胎放

## 收养

收养是许多受孕困难夫妇的替代选择。大多数收养是通过有资质的社会机构进行的。有些属于开放式收养，孩子的养父母和亲生父母之间保持联系。其他属于封闭式收养，社会机构为两对夫妇保护隐私。

其他选择包括家庭收养即收养亲戚的孩子及私人收养，即通过医生和律师与生母进行安排。

收养过程可能是漫长而昂贵的，每个州的法律不同。大多数机构都需要某种类型的面谈，一位社会工作者到你家来评估你们是否适合做父母，你可能需要支付服务费用。

置在子宫里。

**项目中的夫妇的类型** 为了解释活产率还必须考虑项目中人的属性。例如，年轻夫妇比年老夫妇更容易实现怀孕。成功率较低的夫妇接受更多的治疗周期，从而降低了整体的成功率。

**人员经验** 选择有合格生殖内分泌学家、技术人员和支持人员的项目。

**综合性服务** 如果你对某些服务感兴趣，如冷冻胚胎以备后用（通常是另外计费）、心理支持和辅导、卵子和精子捐赠以及先进技术，如卵胞浆内单精子注射（ICSI），综合性服务尤为重要。

每个周期项目的费用，包括药物还需要询问下列问题：付款时间表，如果治疗周期取消是否退款，以及必要的情况下询问是否提供住宿和住宿费用。

这些程序和计划必须符合美国生殖医学协会（ASRM）的标准，实验室应该由美国病理学院和生殖医学协会认可。此外，大多数专业项目需要将结果报告给疾病控制和预防中心（CDC）。

## 怀　孕

### ● 怀孕的准备

**营养和运动**

**营养** 一般来说怀孕需要更多热量和蛋白质。重要的是所吃食物种类繁多，包括蔬菜、水果、谷物以及乳制品、鱼、肉等蛋白质。

除非是严重体重不足或超重，大多数专家建议女性在怀孕期间增重11~15千克。在孕中期和孕后期，应该每天额外增加约1 260焦热量以满足胎儿的营养需求。

通过吃各类食物，可满足怀孕和哺乳期增加的营养需求，包括：

**蛋白质** 每天食用4种蛋白质，包括肉类、鱼类、家禽、乳制品或豆腐。

**钙** 每天喝4杯牛奶（最好是脱脂的），或等量的其他乳制品。

**叶酸** 新鲜的绿叶蔬菜含有叶酸。

许多谷物也可以补充叶酸。由于叶酸缺乏可能会引起神经管缺陷，医生会开处方让孕妇每天补充至少 400 微克的叶酸。

**铁** 下列食物中含有铁，如肉类、肝脏、蛋黄、赤糖、豆类和干果。

**水** 每天至少喝 8 杯不含咖啡因、不含酒精的水。

**运动** 运动对保持肌肉力量、有氧代谢能力和身体健康至关重要。运动还可以增强分娩时的体力。

许多女性发现，运动可以帮助她们保持在医生建议的体重增加范围内，并帮助她们减轻孕期常见的不适，如腰痛。

如果你怀孕前就有规律地锻炼，医生会鼓励你继续进行比较温和的日常运动。如果你在怀孕期间才开始锻炼，应缓慢增强运动强度。

每周适度锻炼 3~5 次，但是运动强度不能太大，如不能强烈到运动时不易说话。可以选择下列运动方式，如初学者的瑜伽、游泳、快走、骑健身自行车、跳孕妇健美操等。

许多产科医生建议在妊娠 20~24 周不要进行速降滑雪或剧烈的骑马运动。有关运动的建议请咨询医生或助产士。

● **产前保健**

产前保健的目的是定期检查以确保孕妇以及正在发育的胎儿的健康。严格遵循产前保健的女性怀孕的安全性和生出健康婴儿的概率会更高。

理想情况下，受孕前就要开始产前保健（见"准备怀孕"）。如果在准备和医生商议前已经怀孕，请尽快就诊。

**首次就医** 在首次就医中，医生或助产士将进行病史研究和孕妇体格检查，包括确认是否怀孕并查看是否有任何在怀孕期间可能出现问题的异常情况。

医生会询问以前的孕史、有无疾病（如糖尿病或高血压）、以往可能会影响怀孕的任何手术、家庭遗传疾病以及是否使用酒精、烟草或其他药物。

医生也会提出有关人类免疫缺陷病毒的危险因素并进行测试。

预产期可以确定。从上一次月经第一天起 40 周后即为预产期。如果你对何时排卵以及相对于正常情况下的子宫大小有任何不确定，可以通过超声波进行检查。

通过抽血化验检查血型和 Rh 因子、对乙肝和风疹病毒的免疫力、是否患有梅毒和贫血。对患染色体异常如唐氏综合征风险较高的女性还需要进行唐氏筛查血液测试。

通过尿检可测试感染、血糖（表示患有糖尿病）及白蛋白（蛋白质），如果患高血压，尿液中会出现白蛋白。

**随后的就医** 首次就医后，随后检查的时间取决于孕妇的健康状况。对于简单的怀孕，通常是 28 周前一个月检

# 胚胎和胎儿发育

2周(实际大小)　　3周(实际大小)　　4周(实际大小)　　5周(实际大小)

6周(实际大小)

8周

12周

2周

胚胎成为球形细胞,为将来不同器官和胎盘的发育形成基础。胚胎周围开始生长羊膜囊。

3周

细胞成为梨形且脊柱的雏形已经出现。

4周

胚芽组织——将来的肺、胰、肝、胆、四肢和背部开始形成。

5周

五官开始成型而且脐带开始发育。

6周

从原先盘绕姿势向人形化的形式展开,脚趾和手指开始展开。

8周

形成约2.5厘米长的有机体,现在可以正式称为胎儿。内脏器官已形成,血液开始循环。胎儿已经开始移动,但动作很小,母亲很难注意到。

12周

约7.6厘米长,胎儿手指、脚趾以及指甲已完全成形。同时已经具有外生殖器。

查一次,28 周后每两周检查一次。如果怀孕比较复杂(见"高危妊娠"),孕妇可能需要更频繁地检查。在怀孕的最后一个月,通常需要每周检查一次。

在随后的检查中,如果有任何疑问请与医生讨论。医生将测量孕妇体重和血压,评估子宫大小以及胎儿位置,通过听诊器或放在腹部的超声波设备监测胎儿的心跳。

还需要进行尿常规测试。妊娠 28 周时需要血液测试检查是否有糖尿病及贫血。

如果阴道出血,超声波检查可帮助确定原因。超声波检查还可确定子宫是否过大或过小,是否怀有双胞胎,胎儿过大或者过小以及羊水是否过少或过多。

在怀孕 18 周前进行超声波检查这种普遍做法的价值还未经证实。

## ●产前检查和遗传性疾病

遗传性疾病是从父母一方或双方传给胎儿的疾病。你或你的伴侣可能携带有缺陷基因而没有表现出来或其中一个家庭成员可能有疾病。

产前检查可提供胎儿健康信息。一般建议怀严重畸形胎儿风险较高的女性要进行产前检查。

但是,像所有的医疗测试一样,它们也只是提供结果供你和医生做出决定。是否进行检查是孕妇自己的选择。

染色体异常的风险随着孕妇年龄的增长而逐步上升。例如,女性 25 岁时怀的胎儿患任何染色体异常疾病的概率为每 500 人 1 位,35 岁时为每 200 人 1 位,45 岁时则为每 20 人 1 位。在美国,许多女性会进行验血以估计患最常见染色体异常的风险。

许多 35 岁以上的女性接受羊膜穿刺术从而准确地发现染色体异常。

如果产前检查表明,胎儿有染色体异常、出生缺陷或遗传性疾病,你可以通过遗传咨询服务获取更多有关该疾病的情况。

咨询服务可以帮助你做出更准确的决定,是终止妊娠还是继续妊娠并准备好迎接需要额外关怀和支持的孩子。

## ●羊膜穿刺术

羊膜穿刺术指的是用针取出少量的羊水进行研究。羊水包围着子宫内的胎儿并包含胎儿脱落的皮肤细胞。

羊膜穿刺术可以发现染色体异常,如唐氏综合征或遗传性疾病,如 Tay-Sachs 病或镰状细胞贫血。它可以检测出很多其他疾病,但医生通常只用来检测有高风险女性的遗传疾病(根据她们的家庭或个人历史)。

通常在怀孕第 14~18 周进行羊膜穿刺术。利用超声波定位以避开胎儿,医生将一根细长针穿过腹壁进入子宫取出 4 茶匙含有胎儿皮肤细胞的羊水。这个过程需要几分钟且没有疼痛。

这些细胞继续生长 2~3 周,然后分

## 胎儿如何获得营养

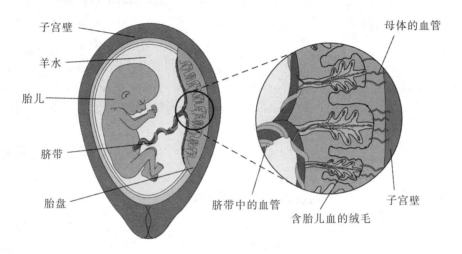

子宫壁

羊水

胎儿

脐带

胎盘

母体的血管

子宫壁

脐带中的血管

含胎儿血的绒毛

胎儿的血液通过脐带进入胎盘,血液从胎盘内吸收丰富的营养物质,如糖和氧气,并将胎儿内的液体废料排到胎盘内。绒毛(胎盘表面放大的指状突起物)优化了交换的区域。除了营养和氧气,有害物质如酒精和其他药物等,也可以通过胎盘进入胎儿血液。

析其染色体。测试结果可以提供99.8%准确率的诊断。经验丰富的医生实施羊膜穿刺术而导致意外终止妊娠的风险概率大约是1/300。

● "三屏"(增强甲胎蛋白)测试

通过测试母亲血液中胎儿产生的甲胎蛋白(AFP)以及人类绒毛膜促性腺激素(HCG)和雌三醇(一种雌激素),可估计患神经管缺陷(脊柱裂)、唐氏综合征以及18三体综合征的风险。

血液中甲胎蛋白、人类绒毛膜促性腺激素和雌三醇的水平与其他可能影响这些异常风险的因素(如该女性的年龄、体重、种族、是否患有糖尿病或是否生育过神经管缺陷的孩子以及怀有几胞胎)一起记入电脑程序。

该计算机程序可以计算出该女性怀有神经管缺陷胎儿的概率是否高于女性平均怀有神经管缺陷胎儿的概率。该程序还可以确定胎儿患唐氏综合征和18三体综合征的概率。

该测试通常在怀孕16~18周进行。测试结果不能对是否患病下结论性的证明。然而,测试结果比单独考虑女性年龄这一因素可以更准确地估计患病风险。

如果测试结果表明患这些缺陷危险性较高,医生会建议进行更具体的测试,如超声或羊膜穿刺术。

● 绒毛取样

绒毛取样(CVS)指从胎盘中取出一小块组织进行检查从而确定胎儿是否有基因异常。绒毛是胎盘上的微小突起物,从进行分析的绒毛上取得的细胞和胎儿具有相同的遗传特征。

CVS 可以早在怀孕第 10 周时就进行且测试结果比羊膜穿刺术来得更迅速,有时在 2 周内结果就可以出来。

通过从阴道插入导管或腹部插入针管将细胞吸出来获得细胞,然后在实验室内培养并分析。

通过腹部进行的 CVS 比通过阴道

## 如何使用三屏测试帮助确定患唐氏综合征的风险

三屏测试测量孕妇血液中的三种物质:雌三醇、人类绒毛膜促性腺激素(HCG)、甲胎蛋白(AFP)。测试结果可以显示该女性怀有患染色体异常唐氏综合征胎儿的概率是相对较高还是较低。如果雌三醇含量低、人类绒毛膜促性腺激素(HCG)含量高而甲胎蛋白(AFP)的含量低就意味着患唐氏综合征的风险最高。如果风险比较高(通常定义为风险超过1/250),医生通常会建议通过羊膜穿刺术进一步确定。三屏的组合对区分高风险女性和低风险女性非常有效。

在下面的例子中,根据测试结果一位35岁的女性怀有患唐氏综合征胎儿的风险完全不同。

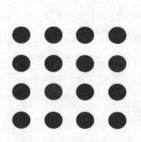

每16位三联屏测试得出最差组合结果的女性当中有1位将怀有患唐氏综合征的胎儿。

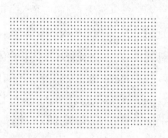

每16位三联屏测试得出最差组合结果的女性当中有1位将怀有患唐氏综合征的胎儿。

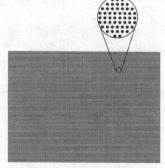

每16位三联屏测试得出最差组合结果的女性当中有1位将怀有患唐氏综合征的胎儿。

进行的感染和流产风险小。在经验丰富的医疗中心，由于 CVS 意外导致妊娠终止的风险与羊膜穿刺相同（约 1/300）。

较为常见的是 CVS 会导致出血或胎膜早破。

### ●超声波检查

超声波检查可以使医生评估胎儿大小、发育以及在子宫内的位置。它还可用于检查胎盘位置、羊水数量以及妊娠晚期的胎儿状况。

超声波检查可以发现鼻骨和脊髓的骨骼异常，这些可能表明胎儿患某些遗传性疾病的风险增加，如唐氏综合征。

超声波检查可以通过腹部或阴道进行。对于腹部超声波检查，首先在腹部涂上传导凝胶然后通过称为传感器的麦克风状探头在腹部移动，在监视器上产生胎儿的图像。

阴道超声波检查可以提供更好的宫颈图像或者检查出早期妊娠，传感器（一个卫生棉条的大小）通过阴道插入。

### ●胎儿心率监护

胎儿的心率可反映其健康状况。医生可能会执行无负荷试验，通过胎儿监护仪记录 10~60 分钟内胎儿的心率。30~32 周以上健康胎儿活动时比安静时心跳要快。

如果无负荷试验发现胎儿可能存在健康问题，医生可能会进行从生物物理评分，通过超声波检查评估胎动、肌张力、呼吸以及羊水含量。

这个测试的结果以及无负荷试验的结果可以使医生更清楚地了解胎儿的健康以及是否需要进一步的检查。

另外，医生可能还会进行收缩应力测试。在这个测试中，通过药物缩宫素刺激子宫轻柔收缩。通过胎儿监护观察胎儿对即将到来的临产和分娩压力回应是否正常（收缩后心率没有下降）。

不正常反应的胎儿可能需要提前分娩或在第 2 天进行更密切的监测。

### ●B 组链球菌检测

B 组链球菌（GBS）是在约 1/3 女性阴道中存在的细菌。如果没有诊断和治疗，该细菌可引起感染并导致严重并发症或 1/1000 的婴儿死亡率。

在预产期 1 个月之前医生通过阴道培养检验 GBS。如果检验结果显示携带 B 组链球菌（GBS），在分娩时医生会使用青霉素治疗（如果对青霉素过敏可使用其他抗生素）。

如果孕妇感染 GBS 的风险较高，医生可能不进行培养直接进行抗生素治疗。

### ●Rh 不相容测试

Rh 因子是红细胞表面的一种蛋白质。人类血液分为 Rh 阳性（85%）即红细胞含有 Rh 因子的蛋白质，或 Rh 阴性即红细胞没有该蛋白质。

如果孕妇是 Rh 阴性血型,丈夫是 Rh 阳性血型,那么胎儿可能是 Rh 阳性血型。

在分娩过程中,胎儿的血细胞有可能进入母亲血液系统。如果胎儿是 Rh 阳性血型,孕妇的免疫系统会将这些细胞看作外侵者并产生抗体与之对抗。

第一次怀孕时抗体水平通常较低不会造成问题。然而,如果再次怀有 Rh 阳性血型胎儿,母亲的免疫系统会产生大量的抗体,这些抗体可以破坏胎儿的红细胞导致胎儿贫血甚至死亡。

Rh 不相容在产前筛查可以诊断并且可以通过在怀孕期间注射 Rh 免疫球蛋白治疗。这些注射可防止免疫系统产生有害抗体。

分娩后立即注射以防止以后怀孕形成抗体。

●选择医生

按照惯例,婴儿是在医院由医生接生(通常是产科医生或家庭医生)。然而,许多社区也为孕妇提供各种看护者。

产科医生是专业从事照顾怀孕和分娩期女性的医生。大多数产科医生也可以照看女性非孕期间的健康(妇科医生)。

产科医生在其帮助接生的机构享有医院特权。

家庭医生是接受培训照顾所有年龄层次人的医生。家庭医生在产科接受

## 怀孕期间适度饮酒:哈斯博士的忠告

问题:我和一位朋友对"在怀孕期间喝多少酒是安全的"这一问题的看法存在分歧。她说,每隔一两天喝一点酒不会伤害到胎儿。而我在分娩课上学到孕妇不宜饮用酒精。你能不能告诉我们事实是什么呢?

回答:你说的是对的。怀孕期间不能饮用任何酒精。酒精是导致新生儿智力低下最重要的原因。酒精会导致胎儿酒精综合征(FAS),一系列不可逆的神经系统、行为和身体问题。患酒精综合征的婴儿可能会有器官异常、智力低下

以及小脑畸形。

怀孕期间饮酒不安全,但是,这并不意味着在怀孕期间饮用酒精一定会损害胎儿。如果你刚刚获知自己怀孕,但由于尚未计划怀孕却在最近几个月饮用过一些含酒精的饮料,请与产科医生讨论。

苏珊·T.哈斯MD. MS
波士顿医疗中心,波士顿大学
布里格姆和妇女医院
哈佛医学院

## 高危妊娠

　　高危妊娠指母亲患有疾病、胎儿或胎盘异常可能危及怀孕期间女性或胎儿的健康。其他危险因素包括肥胖和多胞胎。如果你知道自己患有下面列出的常见疾病，准备怀孕前请去看医生并在怀孕期间与医生一起努力以尽量把并发症的风险降到最低。

| 疾病 | 可能产生的影响 |
| --- | --- |
| 哮喘 | 大约1/3患哮喘的女性在怀孕期间病情恶化。其他女性病情有所改善或没有任何变化。控制不佳的严重哮喘可减少胎儿氧气供应并增加早产概率。因此，在怀孕期间按照医嘱服药非常重要。 |
| 糖尿病 | 在尝试怀孕前以及怀孕期间控制好糖尿病是至关重要的，这可以减少胎儿出生缺陷和流产的风险。糖尿病在怀孕期间会恶化，因此必须加强治疗。 |
| 高血压 | 大多数孕妇血压会有所下降。如果患有高血压，那么患有胎盘问题、胎儿生长不良和先兆子痫疾病的风险将增加。 |
| 癫痫 | 因为控制癫痫发作的一些药物可能会导致胎儿出生缺陷，医生可能会改变你怀孕期间服用的药物。在怀孕期间发作对你和宝宝都是非常危险的。因此，对大多数女性来说，在怀孕期间继续服用抗癫痫药物是非常重要的。 |
| 感染（如风疹、水痘、巨细胞病毒、弓形体病、梅毒、疱疹病毒、人类免疫缺陷病毒、传染性红斑、肝炎、淋病、衣原体、B组链球菌感染） | 风险取决于致病因子，可能引起胎儿畸形、出生时胎儿感染以及剖宫产风险增高。 |
| 镰状细胞贫血 | 镰状细胞贫血可以增加女性患先兆子痫和贫血的风险。如果胎盘内的血管被镰状细胞阻塞可能会导致胎儿发育迟缓甚至死亡。 |
| 并发症（如先兆子痫、早产、胎膜早破、羊水过多或过少、胎儿畸形、子宫颈内口松弛症，前置胎盘或多胞胎） | 怀孕的风险会随着并发症的产生而增高。 |

培训并且和产科医生一样享有特权,通常在医院帮助接生。如果怀孕期间出现并发症,家庭医生可能会将你转介到产科医生那里。

注册助产士(CNM)是在产科培训的注册护士且主要照顾怀孕和分娩情况都不是很复杂的女性。许多医院和医生执业所都提供注册助产士的服务。

注册护士(助产士,CNM)与产科医生是密切联系的,他们会咨询产科医生的意见并将需要医生照顾的女性转介给他们。

### ● 选择出生地点

医院  美国大多数人选择在医院生产。医院提供先进的医疗技术以应对紧急情况以及熟练的医护人员来应对各种分娩和出生并发症。

大多数医院会让怀孕女性及其家属参观分娩和接生部门,以感受其气氛,并解答有关当地惯例,供其选评。

独立生育中心  更温馨,更适合在分娩期间不会发生并发症的女性。中心的工作人员一般都是认证的助产士,但是也会有一个随叫随到的产科医生。

如果出现并发症,会由产科医生接管或转移到有执业资格医生的医院。这些中心应由独立生育中心评审委员会评审。

在家分娩  已经有过正常怀孕、将有正常怀孕并且身体状况良好的女性可以选择在家分娩。通常情况下,需要一位助产士或医生在场。

因为并发症会在毫无预警的情况下发生,应该做好需要紧急住院护理的准备。你也应该明白去医院所需的额外时间可能会对你或宝宝造成伤害。医疗保险机构很少报销在家分娩的费用。

# 堕　胎

堕胎是将胚胎(前 2 个月)或胎儿(2 个月后)和胎盘从子宫中摘除以终止妊娠。

如果堕胎是由有经验的专业人员进行,它是一个安全的医疗手术。如果在怀孕 12 周前进行堕胎手术,风险比怀孕足月小很多。怀孕 12 周后,患并发症的风险会逐渐增加。

堕胎的女性首先必须通过验血或验尿证实怀孕。还需要进行 Rh 血型检查。通过体检,有时是超声波检查,怀孕的周数将被仔细确定。医生或工作人员也将记录病史并提供咨询。

建议在怀孕 12 周前做出堕胎的决定,因为这时手术是最安全的,而且根据法律的规定,怀孕 12 周前堕胎是你与医生之间的私人决定。

### ● 手术堕胎

首先,医生会进行盆腔检查以确定

子宫的大小和位置。注射局部麻醉剂到子宫颈，通过一系列逐渐变大的光滑棒使子宫颈逐渐开放（扩张）。可能会感到有些痉挛。

通过一根细管将子宫内的物质摘除并且轻刮子宫壁以确保去除所有组织。

有时通过诱导收缩药物缩宫素使子宫收缩并恢复较小的形状。有些堕胎可能还需要静脉麻醉。

到了怀孕后期，堕胎前需要用海藻棒扩张子宫颈 4~24 小时以减少扩张子宫颈撕裂的危险。与最初使用金属棒扩张子宫颈的方法相比，海藻棒更柔软而且不容易伤害子宫。海藻棒逐渐吸收水分膨胀到原始大小的两倍或三倍从而温和地逐步扩张子宫颈。

流产后，可能会有一些痉挛和出血，几天后它们会逐渐停止并恢复到正常周期。手术一两个小时后安排人开车送你回家并休息一两天。

医生会建议你几个星期不要发生性关系。你可能会觉得恢复得很好，认为不需要进行定期随访。但是一定要进行随访检查以确保节育措施是适当的，并且确保所有的妊娠组织已被摘除。

如果流产后，发热超过 37.8℃或比正常月经期出血更严重，立即打电话给医生。

### ●非手术（医疗）流产——服用堕胎药

非手术流产指使用药物代替手术来终止妊娠。有两种可用药物。米非司酮（原名 RU–486）在怀孕 49 天前可用于诱发流产。药物可以阻止孕激素的产生从而导致子宫内膜连同附着在子宫内膜上的微小胎儿一起脱落。通常情况下，米非司酮同米索前列醇一起使用。米索前列醇会导致子宫收缩并排出已脱落的组织。会有出血和痉挛，就像月经期一样。米非司酮和米索前列醇一起使用有效率达 92%~98%。

另一种药，甲氨蝶呤，也可以与米索前列醇一起使用，但相较于米非司酮，这个过程需要更长的时间。出于这个原因，甲氨蝶呤的使用率不及米非司酮。

### ●胚胎和胎儿发育

在羊膜穿刺术中，胎儿细胞样本被取出，在实验室中生长然后分析是否有染色体异常。在超声引导下，从腹部插入一根针管进入羊膜囊将羊水取出。羊水中含有胎儿皮肤上脱落的细胞。

# 怀孕的常见不适

即使是最健康的怀孕也会由于怀孕时身体产生的各种变化而引起不适的症状。虽然这里列出的大多数症状不需要治疗,但是如果你对某个症状比较担心,请告诉你的医生。

疼痛在孕妇中非常普遍。怀孕时激素的变化,加之子宫和羊水的重量、把肌肉拉开以及睡眠不佳都会产生不适感。这里列出的症状可能会反反复复或者一直持续到分娩。

## ●腰背疼痛

下背部疼痛和坐骨神经痛在怀孕期间很常见,胎儿在腹部不断成长的重量使孕妇向后靠,这会给腰部以下韧带和肌肉施加压力。

如果腰部疼痛特别严重,请咨询医生。将体重增加控制在建议的范围内、穿低跟鞋和气垫鞋可以防止疼痛加重。

此外,可用冰袋敷在疼痛处。睡坚硬的床垫并做低强度运动,如散步和游泳。学会适当抬举。

骨盆倾斜锻炼也是有益的。背部靠墙站立,慢慢将腰部向墙上靠直到触到墙面,放松。每天重复数次。

## ●牙龈出血

怀孕期间牙龈出血、疼痛、肿胀是由激素改变引发的炎症引起的。分娩后牙龈又恢复正常状态。

每天刷牙并使用牙线两次。如果牙龈特别疼痛或很容易出血,请看牙医。在怀孕之前,请考虑进行专业的清洁和检查。

## ●呼吸困难

呼吸困难常见于怀孕初期,这是由于孕激素影响大脑使孕妇需要深呼吸而造成的。

呼吸困难也可能发生在孕晚期,这是由于子宫抵着横膈从而压缩肺部造成的。在怀孕的最后几周,因为胎儿下降,呼吸又变得正常。

如果呼吸困难很严重或伴有呼吸急促或胸痛,打电话给医生。在一个舒适的地方睡觉或坐着也有助于减轻呼吸困难。

## ●便　秘

一半以上的孕妇受便秘影响,主要是因为孕激素使肌肉松弛从而减缓将大便排出肠道时肌肉产生的波状收缩。产前维生素中含的铁也可能导致便秘。

通过增加饮食中纤维素含量,每天喝至少8杯水并定期锻炼可以缓解便秘。

如果这些措施都不起作用,请咨询医生,医生可能会建议使用怀孕期间可安全使用的大便软化剂。

## ●头晕

怀孕期间,头晕或眩晕是常见的。由于整体血压较低且子宫增大会压迫和阻止携带血液到心脏的大静脉,这两者都会导致大脑血液供应减少。

短暂的头晕是常见的,尤其是坐着时起身或仰面躺着时。如果有反复头晕或晕厥立即报告给医生。

为了防止头晕,坐着或躺着起身时要缓慢,在孕晚期时避免仰面躺着。眩晕发作期间,坐下并弯腰进行深呼吸或侧卧。这两种方式都可以增加血液流向大脑。

## ●疲劳

由于身体能量直接支持发育中的胎儿,所以疲劳在怀孕期间很普遍。在孕早期,身体发生许多变化。到孕晚期,身体承受更多的重量。此外,烦躁和睡眠中断也很常见。

如果疲劳情况很严重而且持久,应告诉医生。除此之外可以调整活动节奏,尽可能多地休息和午睡,并且经常锻炼身体。

## ●食物渴求

高达 90% 的孕妇都有食物渴求。虽未经证实,但是可能是与孕早期激素波动有关。没有任何证据表明渴求食物表示潜在的营养缺乏症。随着妊娠的进展通常对食物的渴求会减弱。

如果对不健康食物的渴求损害了食用重要的营养物质或者导致体重增加过多,请咨询医生。另外,偶尔沉迷于食物的渴求不会有伤害。

## ●尿频

在孕早期,由于激素的变化和子宫增长对膀胱产生的压力会使许多女性产生尿频,尤其在夜间。可能会经常感到解小便的冲动但只排出少量尿液。

尿频在孕晚期随着胎儿下降准备

## 妊娠的早期迹象

受孕后立刻产生激素变化,但怀孕的迹象发生时间不同而且每位女性的表现也各不相同。如果认为自己怀孕了,请在家进行怀孕尿检或看医生进行更敏感的血液测试。

| 迹象 | 迹象出现或结果发生的时间 |
| --- | --- |
| 乳房肿胀敏感 | 几天内 |
| 实验室血液测试阳性 | 10天 |
| 医院尿检阳性 | 10~14天 |
| 在家测试怀孕阳性 | 2周 |
| 疲劳 | 2周 |
| 月经推迟 | 2周 |
| 排尿更加频繁 | 6~8周 |
| 孕吐 | 2~8周 |

分娩可能会再次出现。

尿频也是尿路感染的迹象。如果排尿时有疼痛感，通知医生。如果没有感染，避免晚饭后摄入过多液体，以防睡眠不安。

● **胃灼热**

消化不良和胃灼热影响几乎所有的孕妇。孕激素使食管底部环状括约肌松弛，一般情况下，环状括约肌会隔离胃部。由于环状括约肌松弛，混合有消化酶的食物可反流到食管，引起烧灼痛以及胸部刺痛。

# 子宫增大

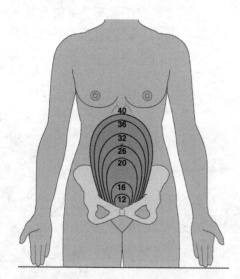

这里显示的是妊娠8~40周子宫平均大小。到第12周，医生可以通过轻按腹部感觉到子宫并可以从耻骨上方到子宫顶部测量其大小。

由于不断扩大的子宫对胃产生压力，你也可能时常感觉很饱。

饭后保持直立至少2个小时并采取少食多餐可以预防胃灼热和消化不良。

如果胃灼热持久或阻止你进行饮食及体重增加，通知医生。许多抗酸药会减轻胃灼热且在怀孕期间服用是安全的。

● **痔　疮**

痔疮指直肠静脉曲张，影响高达50%的孕妇。当增大的子宫压迫静脉时会发生痔疮，如果排便时有便秘或过分用力，痔疮也会恶化。

症状包括静脉扩大、排便疼痛甚至有时排便出血。

如果患有痔疮，可尝试以下方法：
■吃富含纤维素的食物，每天至少喝8杯水并经常锻炼可防止便秘；
■用冰袋冷敷；
■通过侧卧减少肛门静脉压力；
■通过凯格尔运动增强血液流通；
■每天洗热水澡。

● **尿失禁**

尿失禁或不能控制排尿在孕晚期影响一些孕妇。不断增大的子宫对膀胱的压力以及控制排尿的骨盆肌肉松弛都会加剧该现象。

症状包括漏尿，尤其是在大笑、咳嗽、打喷嚏或提物时。每天进行加强肌肉的凯格尔练习并在有排尿冲动时进行小便。

● 孕 吐

孕吐是对恶心或呕吐的误称。在怀孕期间的任何时间都有可能发生，通常在孕早期，但有时也会持续整个孕期。

部分原因是由于在妊娠前3个月雌激素增加。如果呕吐很严重影响体重增加或在3个月后仍然继续，向医生报告。严重的情况下，可能需要静脉营养和止吐药物。

通常情况下，可以通过以下方法治疗孕吐：少食多餐，早上醒来后吃些苏打饼干之类的食物，吃清淡的食物（如薄脆饼干或汤）以尽量减少饥饿刺激消化酶而引起恶心。

许多气味，如油腻食品、家用清洁剂以及香水会引发怀孕期间的恶心。尽量避免待在使你恶心的环境中。

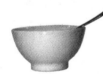

### 腿抽筋的家庭疗法

怀孕期间大腿或小腿抽筋是很常见的，通常发生在孕晚期的夜间。医生不确定抽筋的原因。可以尝试以下家庭疗法：

- 穿弹力长袜
- 将脚抬起休息
- 抽筋时，伸腿弯脚
- 热敷或轻轻按摩抽筋区域

● 皮肤改变

激素波动会导致乳晕（乳头周围区域）变黑并在肚脐到耻骨区形成一条暗线。

它们会导致脸颊、前额以及嘴唇上面皮肤颜色产生变化即妊娠斑（见"色素变化"）。这些变化在阳光下暴露会加重。有些女性还会有红手掌或脚上出现淡蓝色斑疹。

激素水平改变也可能导致短期的痤疮并产生痱子。

体重增加以及乳房和腹部的扩大使皮肤产生妊娠纹。皮肤拉伸也会导致皮肤发痒。

被称为皮赘的微小皮肤增长可能会出现在摩擦增加的区域。除了皮赘和妊娠纹可能会一直存在，皮肤变化通常会在分娩后消退。

如果你对皮肤变化很关心，最好去看医生。另外，应保持皮肤清洁、干燥。保湿剂可以缓解皮肤瘙痒。如果皮肤到处发痒，及时去看医生。

● 妊娠纹的防治

妊娠纹又称白纹，是出现在大腿、腹部或者胸部皮肤上的一种紫色纤细条纹。妊娠纹通常是由于皮肤变薄造成的，但有时也是由于皮肤弹性的改变所导致。随着时间的推移，这种红色条纹会由紫色褪变成银白色。

在怀孕期和青春期，激素水平的改变与皮肤的延伸，被认为是导致皮肤变薄和易患妊娠纹的主要原因。约90%的女性在怀孕期间会长妊娠纹。怀孕期长的妊娠纹，随着孕妇体重的增加而趋向更突出，妊娠纹刚出现时呈红紫色。分娩数月后，妊娠纹会变得比正常皮肤颜色轻淡；经常会随着时间的推移而消退。

紫色妊娠纹有时也会在患有库欣综合征的人群中发病。尽管一项调查表明，维甲酸面霜可能是有效的，但暂时仍没有明确的方法去预防或治疗妊娠纹。

## ●睡眠问题

怀孕期间睡眠困难的原因很多，包括由于体型的改变需要改变睡姿。

膝盖上端弯曲将膝盖搁在枕头上侧卧睡觉可能会比较舒适同时也能减少对背部的压力。

怀孕期间的激素波动和其他不适

## 医学名词：孕吐

孕吐指恶心及呕吐，可发生在怀孕期间的任何时间，不管是白天还是晚上。通常在孕早期后消失。有些女性从来没有这种症状。

虽然没有科学研究证明，但是有些女性发现饮用含钙量高的覆盆子叶茶可以缓解孕吐。如果加上薄荷还可以缓解消化不良。

如胃灼热也会导致睡眠中断。

每天适度锻炼，如果有任何严重睡眠问题向医生报告。

## ●鼻塞

怀孕期间当雌激素增加使鼻黏膜肿胀时会产生鼻塞。许多女性将此误认为过敏。

虽然随着妊娠的进展鼻塞可能会恶化，但是通常分娩后会自愈。热空气和干燥的条件会使鼻塞恶化。

此外，怀孕期间体内大量的血液会导致鼻子内微小血管膨胀，由于反复地擤鼻涕造成血管破裂引起鼻出血。

如果症状很严重，请看医生，医生可能会开一些怀孕期间可安全服用的药物。可以通过加湿器保持环境湿润以缓解症状并且轻轻擤鼻涕以避免出血。

## ●阴道分泌物

阴道分泌物通常会因为激素产生量增加而发生。但是，重要的是区分无害分泌物与感染症状（见"细菌性阴道炎"）。

怀孕期间的阴道分泌物是稀薄、白色且无味的，随着妊娠的发展阴道分泌物的量会增加。

如果分泌物伴有瘙痒、烧灼感或其他不适，或如果有一股难闻的气味呈绿色或黄色，去看医生，医生会检测分泌物是否感染。

通过以下方法可以降低感染的风

## 分娩教育

大多数医院和医生办公室开设分娩教育课给准父母提供怀孕和分娩的信息资料。

这些项目都是优秀的讲座,准父母可学习怀孕期间的警示症状、保持健康的方法,以及如何准备分娩、哺乳和照料婴儿。可以让医生推荐。

险:保持外阴部位的清洁、定期洗澡、彻底干燥,避免穿过紧的衣服、穿棉质内裤、在阴道部位不使用任何有香味的产品。

### ●静脉曲张

静脉曲张指通过皮肤可以观察到的静脉肿胀。它们可能会导致腿部沉重和疼痛。

在怀孕期间,静脉曲张是由于子宫对骨盆和腿部静脉产生压力导致血液汇集一处而形成的。怀孕期间血液容量的增加也对通常保持血液流通的静脉瓣膜产生压力。

通过以下方式可帮助保持血液循环:每天散步,坐下时将腿抬起,避免长时间站立不动。穿弹力长袜可帮助大部分女性。

### ●水潴留

水潴留(水肿)导致踝关节和脚肿胀是由怀孕期间流体量增加而引起的。手也可能会肿胀从而使手指上的戒指变紧。

水潴留通常是无害的。然而,如果是脸肿胀、视物模糊或头痛,打电话给医生。你可能患有先兆子痫。

可以通过以下方式缓解水潴留所带来的不适:坐着或躺下时抬起脚,穿弹力长袜以及避免长时间站立。

## 孕早期的严重问题

大多数严重的怀孕并发症可能不止发生在一个孕期。本节主要描述在最易发生的孕期所发生的并发症。

### ●流　产

流产(医学上称为自然流产)是胚胎或胎儿在可以自己独立生存前从孕妇的身体内消除。15%~30%的妊娠会发生流产。

在孕早期,它被称为早期流产。在第12~20周时,被称为晚期流产。怀孕20~38周时的分娩称为早产,虽然胎儿还不够成熟无法生存。

如果胎儿和胎盘一起流产,被称为完全流产。如果只有部分组织排出,被称为不完全流产。

大多数早期流产是由于胚胎或胎儿染色体异常导致母亲身体排斥引起

的。在怀孕期间使用烟草或可卡因会极大地增加流产的危险。

比较少见的原因包括：孕产妇健康问题，如感染、激素失调，或存在子宫肌瘤或先天性畸形从而导致受精卵着床困难。

有过一次流产不会降低下次足月生产的机会。但是，如果有两次以上的流产，有可能存在妨碍持续足月妊娠的问题。

在这种情况下，医生可以要求进行具体检查，如子宫和输卵管内的 X 线检查，验血以检查免疫系统、激素或染色体的问题，或感染检查。

**症状**

症状包括阴道出血伴有子宫痉挛

# 流产

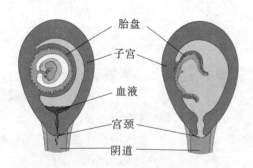

胎盘
子宫
血液
宫颈
阴道

先兆流产（流产）　　　不完全流产（流产）

先兆流产（左）指在孕早期出血，胎儿是活的且子宫颈口闭合。不完全流产（右）指胎儿已经死亡，但一些胎盘及胎儿组织仍留在子宫内，子宫颈是开放的，其余组织必须摘除以防止感染和出血。

及血块或组织流出。你不能阻止即将发生的流产，但你可以保存流出的组织并把它带给医生检查。

**治疗方法**

如果在怀孕的前 3 个月出现阴道出血或子宫痉挛，联系医生。采取血液样本，检查人绒毛膜促性腺激素（HCG）水平，怀孕期间胎盘会释放人绒毛膜促性腺激素。

如果人绒毛膜促性腺激素水平下降表明胎儿已经死亡。可进行超声检测胎儿心跳。对许多女性来说，直到胎儿死亡数天或数周后才会发生流产。

如果是不完全流产或者胎儿已经死亡，但没有组织流出，你可能需要进行刮宫术以去除子宫内残留组织。医生可能会建议你等待一两个月经周期后再尝试怀孕。

流产是情感上很难接受的事情。不管怀孕多久，你和家人为此悲伤都是正常的。支持组织可以帮助你应对流产后的问题。可以让医生推荐一个支持组织。

## ●宫外孕

宫外孕指在子宫外受孕，通常在某一输卵管之中（有时也被称为输卵管妊娠）。偶尔的情况下，也可能发生在子宫颈或腹腔或卵巢内。

如果在子宫外生长的胚胎没有及时摘除，它会继续生长并最终产生危及生命的并发症。

输卵管瘢痕或狭窄可增加宫外孕的风险。常见的原因是由于盆腔炎导致

## 宫外孕

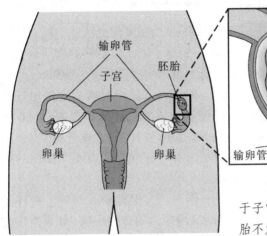

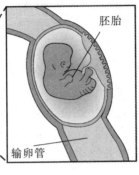

宫外孕最常发生在输卵管内,但也可位于子宫颈、腹腔或卵巢。通常情况下这个胚胎不发育。妊娠不能成功地转移到子宫。

管道狭窄。

虽然有些女性没有任何症状,但是大多数女性都有下腹部一侧疼痛,经期推迟或不规则阴道出血。如果有内出血,你可能会觉得虚弱、头晕或晕厥。

医生会进行盆腔检查。如果怀孕第5周或之后血液检查显示人绒毛膜促性腺激素(HCG)水平低,医生会怀疑有宫外孕。医生会要求进行超声波检查确认是否在子宫内怀孕。

如果发生宫外孕,可能需要进行腹腔镜手术从子宫外的某个地方取出胎盘和胚胎。如果输卵管已经破裂,可能需要进行修复或摘除。大多数女性可以通过一个输卵管受孕。

另外,在一定条件下宫外孕可通过一种使怀孕组织分解并被人体吸收的药物——甲氨蝶呤进行治疗。

### 出　血

1/4 的孕妇在孕早期发生阴道出血。如果有任何出血,告诉医生。有以下几个原因:

着床出血(由于子宫内胚胎着床)发生在受孕后大约 1 周, 不会危及妊娠。导致出血 1 天或 2 天。

轻微出血,但连续数天或数周且有轻度腹部绞痛或腰痛可能是即将流产的迹象。虽然许多医生建议减少活动,也没有证据表明这种做法会降低流产的危险。

宫外孕也可引起出血。宜使用超声波检查来确定原因。

# 孕中期的严重问题

## ●贫 血

孕妇比一般女性需要多一倍的铁，每天需 30~60 毫克，以维持胎儿制造血细胞以及女性自己身体的需求。

如果没有足够的铁质，就会患贫血。怀孕期间，医生会测试是否贫血。吃富含铁的食物并服用产前维生素有助于预防和治疗贫血。

## ●细菌性阴道炎

细菌性阴道炎是一种常见的由阴道内几种正常细菌的比例过高而造成的阴道炎症。

细菌性阴道炎可能产生灰色或白色、腥臭难闻的分泌物，并伴有外阴刺激。可能会增加早产的风险。

如果怀疑有感染，请求助医生或助产士，医生或助产士将检查阴道分泌物样本中的细菌和其 pH 的变化。

治疗方法在孕中期可以用克林霉素治疗，可以是药丸也可以是阴道栓剂的形式。在孕晚期可以用甲硝唑治疗，可以是药丸也可以是阴道栓剂的形式。

对于曾经生过早产儿的女性，治愈后可能会减少随后怀有早产儿的机会。

## ●妊娠糖尿病

妊娠糖尿病是一种只发生在妊娠期的糖尿病，通常在怀孕 20 周后发生。

糖尿病是血液中含有多余的糖。在怀孕期间，当激素使血液中的糖含量增加，但胰腺不能产生足够的胰岛素将糖运送到组织中时就会产生糖尿病。

如果有下述情况就会增加患妊娠糖尿病的风险：胎儿体重超过 4.0 千克，超过 30 岁怀孕，过度肥胖，有家庭成员患有糖尿病，或有不明原因的死胎。

作为产前保健的一部分，在怀孕 24~28 周应该筛查糖尿病。如果血液筛查试验表明可能患妊娠糖尿病，要做更具体的测试，其中包括饮用糖溶液后进行几个血糖水平测量以进行更准确的诊断。

如果患有妊娠糖尿病，医生可能会列出具体饮食。大多数女性并不需要胰岛素来控制病情。

## ●宫颈闭锁不全

如果子宫颈很松弛，可能会由于不断增长的胎儿重量而过早打开，这种情况称为宫颈闭锁不全。

已知可以削弱宫颈的因素包括：子宫颈以前进行的手术，如宫颈锥形切除术或Leep 术——从子宫颈切除癌前病变组织。如果你的母亲在怀你时为了防止流产而服用过烯雌酚（DES）也会削弱子宫颈。有时也找不到任何原因。

因为许多女性直到流产也没有任何症状，宫颈闭锁不全通常无法提前诊

## 宫颈闭锁不全

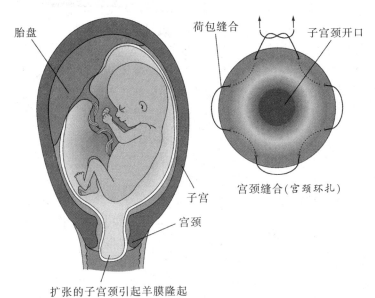

胎盘

荷包缝合

子宫颈开口

子宫

宫颈

宫颈缝合(宫颈环扎)

扩张的子宫颈引起羊膜隆起

当子宫的宫颈口扩张（扩大）过早，胎儿周围的保护膜会下降，这种情况称为宫颈闭锁不全。为了防止胎膜破裂导致流产，可通过荷包缝合收紧宫颈，并防止其扩张。在大约第37周时拆除缝合以进行分娩。

断。如果曾经进行或暴露于 DES，医生会在怀孕期间定期检查宫颈开口的迹象。

如果阴道黏液增加或骨盆痉挛或感觉比平时沉重，立即告诉医生。

宫颈闭锁不全有时可以通过超声波检查诊断。可以通过环扎法，用强韧的线将子宫颈缝合进行治疗。医生也可能会建议卧床休息并避免发生性关系。在第九个月将环扎拆除进行分娩。

### ●前置胎盘和胎盘早期剥离

胎盘在子宫内发育，它将血液中的氧气和营养输送给胎儿并带走胎儿产生的废物，之后由肾脏排出。一个健康的胎盘对胎儿的发育至关重要。

怀孕期间可能会发生以下胎盘疾病：

前置胎盘　前置胎盘指胎盘位于子宫内异常低的位置，部分或完全遮住子宫颈并挡住胎儿分娩的通道。

前置胎盘有三种形式。边缘性前置胎盘，胎盘位于靠近宫颈开口的位置，但没有遮住宫颈口。部分性前置胎盘，胎盘遮住部分宫颈口。完全性前置胎盘，胎盘遮住整个宫颈口。

医生可能会使用超声波确定胎盘的位置。对一些女性来说，胎盘的位置会随着妊娠进展而变化；医生可能会建议进行第二次超声波检查以监测其位置。

如果胎盘只是阻塞部分宫颈口，不

会妨碍阴道分娩。医生可能只是建议休息且不要有性行为。

如果胎盘位于宫颈上方，当宫颈扩张（打开）发生轻度变化时可能会引起出血。

如果出血很严重，可能需要住院或者医生可能会要求卧床休息。可能需要剖宫产。

胎盘早期剥离　胎盘早期剥离指部分胎盘自发性地从子宫壁脱落，通常会导致腹部突然疼痛和阴道出血。经常发生在孕晚期。

有时血液可能会聚积在子宫壁和胎盘之间导致出血不明显。随着血液积累，可能会引起子宫收缩导致早产。

由于胎盘是连接孕妇和胎儿之间的生命线，任何阻碍都可能会导致循环减少危及胎儿生命。下列女性有胎盘早期剥离的危险：患有高血压，直接伤害到腹部（如车祸）以及使用可卡因。

有时胎盘早期剥离会导致严重出血，需要紧急治疗。如果出血不严重且预产期还有至少 3 周，医生可能会要求卧床休息。如果继续出血，或太多胎盘剥离对胎儿产生极大的压力，应立即进行分娩，往往是剖宫产。

## ●尿路感染

怀孕期间发生尿路感染，即使不产生任何症状，也会引起母体严重的肾脏感染并增加早产或胎儿死亡的危险。重要的是诊断和治疗尿路感染。如果有膀胱感染一定要进行治疗，这样才不会进一步感染肾脏。肾脏感染可能需要静脉注射抗生素和住院治疗。

# 孕晚期的严重问题

## ●羊水异常

羊水在羊膜囊内浸泡并保护胎儿。羊水量稳步增加直到怀孕大约 36 周，这时羊水量开始下降。

羊水过多及羊水过少会发生在妊娠晚期。

羊水过多　羊水过多是液体在羊膜囊内的过度积累，这种罕见的情况可能会发生迅速也可能经过一段时间。原因往往是未知的，但它有时表明胎儿有吞咽功能、大脑或脊椎障碍。如果女性患有糖尿病或怀有多个胎儿时也会出现这种现象。

虽然羊水过多通常对怀孕没有任何威胁，但是在极少数情况下，它会引起早产或胎膜早破。

轻度羊水过多有可能没有任何症状。更严重的情况可能会导致呼吸困难、消化不良、腹痛或腹胀。如果有症状，请看医生，医生会安排超声波确认多余液体以及胎儿有无畸形。

严重的情况下，可能需要药物来稳

定子宫,防止早产。在极少数情况下,通过羊膜穿刺术抽取部分液体。

羊水过少　羊水过少是羊水的量不足。这种情况可能是由先兆子痫(见下文)、胎盘功能差或胎儿泌尿系统异常引起的。

怀孕早期,羊水过少可能会导致胎儿出生缺陷。在怀孕晚期,羊水量减少可能会使胎儿与子宫挤压,对脐带减少氧气和营养的供给,引起发育不良,甚至死亡。

如果羊水过少持续存在,医生将仔细监测胎儿并可能在预产期前将婴儿接生。

## ●出　血

在孕晚期出血往往表示胎盘出现问题。胎盘是将重要的营养物质和氧气传递给胎儿的器官。

如果有出血,应立即打电话给医生。它可能预示发生严重的并发症,如前置胎盘、胎盘早期剥离或早产。

## ●先兆子痫和子痫

先兆子痫,又称毒血症,指高血压、蛋白渗入尿液以及孕妇水肿。它往往会影响怀第一胎的女性。

如果先兆子痫未能及时治疗,它可能会引起抽搐。如果抽搐发作,就称为子痫。先兆子痫引起的后果还包括肾脏或肝脏损害、胎儿发育不良、内脏出血以及胎儿死亡。

症状包括体重突然增加、剧烈头痛、腹痛、水肿导致腿肿胀以及视物模糊。医生会在整个孕期定期测试血压以及尿液中是否含有蛋白质。

如果女性患有轻度先兆子痫,可能需要无负荷试验和超声来评估胎儿生长发育以及对子宫内羊水的量进行监测。若测试结果异常,表示胎盘没有将足够的营养传递给胎儿供其正常发育。

如果病情很轻微,医生会建议在家卧床休息。如果先兆子痫和子痫病情严重,可能需要住院以便医生密切监测。可能会进行引产或剖宫产。

## ●高血压

怀孕前患高血压的女性应该在整个孕期定期监测自己的血压。

许多女性通过注意饮食、锻炼或服用低剂量对怀孕无危害降低血压的药物在整个怀孕期间持续控制血压。大部分高血压受到控制的女性都可以健康怀孕。

对于血压非常高且无法控制的女性,怀孕期间会有更多的并发症,包括先兆子痫(见前文)、早产、胎盘早期剥离、肾功能下降以及胎儿发育不良。

如果患有高血压,医生会更频繁地测试你的血液和尿液以确保肾脏功能良好以及胎儿发育正常。

## ●胎儿发育不良

胎儿发育不良(医学上称为胎儿宫

内发育迟缓)指胎儿比正常妊娠阶段的胎儿要小。约5%的怀孕妇女会发生这种情况。

在许多情况下,胎盘没有提供足够的营养给胎儿。这可能由一些疾病引起,如高血压、先兆子痫或母亲使用酒精或烟草,也可能是怀多个胎儿造成的。在某些情况下,由感染或畸形引起。

女性在17岁以下或35岁以上怀孕,胎儿发育不良会较为常见。如果怀孕期间不进行干预,一般出生的婴儿相对于其月份会比较小,无论早产与否,这会使婴儿更容易发生并发症。

产前检查对于在怀孕早期检测出胎儿发育不良非常重要。可以通过超声波检查诊断出来。然后通过定期超声波或无负荷试验仔细评估胎儿。

治疗潜在的疾病有时有助于恢复生长速度,但有时会进行引产然后让婴儿在新生儿重症监护病房喂养并监测。

## ●胎儿过度成熟

过度成熟,又称过期妊娠,是胎儿发育所需超过胎盘和羊水的供养能力。如果妊娠超过42周即被认为是过期妊娠。

分娩也许可以避免发生并发症。当老化的胎盘无法提供足够的氧气和营养给胎儿时就会发生并发症。

大多数在怀孕第42~44周出生的婴儿是健康的,但有些在分娩过程中会出现难产。由于胎儿不断长大且胎盘功能变差,过度成熟会增加难产的机会。

## ●胎膜早破

胎膜早破指包围胎儿的羊膜囊的膜在分娩前破裂。症状是从阴道缓慢或突然流出液体。如果发生这种情况,立即打电话给医生。

如果怀孕34周前发生胎膜早破,医生会权衡早产以及延长怀孕给胎儿在分娩前进一步成长和成熟的机会所带来的风险。如果延长怀孕,可能会发生并发症,包括子宫和胎儿感染。胎膜早破也可以导致脐带移动进入宫颈,当胎儿下降时,胎儿会压住脐带减少氧气的供应。

可能会要求孕妇卧床休息从而使胎儿尽可能长地待在子宫内使肺部发育成熟。可能需要服用抗生素以防止感染或服用其他药物以消除早期收缩。

如果胎膜早破发生在预产期几周内且胎儿很少或没有并发症,医生可能会建议引产。

## ●早 产

早产,也称为不足月生产,指怀孕37周前出现预示生产的子宫收缩。在美国约9%的生产属于早产。

早产儿有患呼吸窘迫综合征(肺部发育不成熟使婴儿无法获得足够的氧气生存)的危险,如果肺部发育不成熟使胎儿离开子宫无法维持生命,会造成死亡的危险。早产儿的其他问题包括感染、脑瘫、脑卒中、心脏病或内脏问题。

对于许多女性来说，无法找到早产的原因。风险因素包括以前有早产、胎膜早破、羊水过多（见"羊水"）、多胎、损伤宫颈的手术（见"宫颈闭锁不全"）、肾脏感染、未满 18 岁或 40 岁以上受孕或胎盘问题。

没有进行足够的产前保健以及抽烟、喝酒或吸食可卡因的女性早产率会更高。

*症状*

可能没有任何症状，也可能会发生痉挛或收缩、骨盆压迫感、持续性腰背痛、水状或含有血液的阴道分泌物。如果有上述任何症状，或者每 10 分钟或更频繁地发生宫缩，持续 1 个小时，立即打电话给医生。

*治疗方法*

医生将进行阴道检查以观测子宫颈是否扩张（打开）或变薄。可能会对阴道分泌物、尿液和血液进行化验以确定是否感染。

医生还将确定胎儿的位置。如果宫缩很强且比较规律，医生可能会要求你住院或要求你在家进行宫缩记录。医生将继续监测子宫颈以确定是否需要分娩。

可能会要求孕妇卧床休息以减少对子宫颈产生的压力并且避免发生性关系。

有时，会通过药物减缓子宫收缩（尤其是还没有到怀孕第 34 周）从而使胎儿继续发育。如果未满 34 周，往往用一种强效药物加速胎儿肺部的成熟。

如果胎儿难产或感染的风险较高，医生可能会允许分娩。但是婴儿可能需要在重症监护病房待一段时间。

## ● 胎位异常

胎位指胎儿与母亲身体的关系。绝大多数的胎儿生育位置理想，即在分娩开始时头向下。

有些胎儿头向下的位置是适当的，但他们是面向母亲的前方，即枕后位。这个位置会导致胎儿通过产道比较困难。

有些胎儿在子宫是臀部向下的位置，即臀先露。如果医生怀疑胎儿是臀先露位置，可能会通过超声波检查证实。

医生可能会尝试在腹部轻轻推从而转动胎儿。在胎位异常的情况下，医生可能会允许分娩并且在必要的情况下，采取剖宫产。

# 分　娩

## ● 分娩的迹象

分娩一词是用来描述子宫颈打开和子宫收缩将胎儿推出母体外的过程。

每个女性的分娩都是唯一的，但一般来说分娩之前会有以下一个或多个标志：

■ 黏液栓分离　在怀孕期间将子

宫颈封闭的带血黏膜分泌物随着胎儿的重量不断推动宫颈而分离使宫颈打开释放黏液栓。分娩通常发生在一两天内。有些女性没有注意到黏液栓流出。

■**羊水破裂**　在怀孕期间浸泡着胎儿的羊水从羊膜囊膜（"水袋子"）在临产前或产程第一阶段释放出来，可能是涓涓细流，也可能是大量涌出。如果羊水破裂但分娩没有开始，或者羊水颜色很深（因为胎儿在子宫内第一次大便），医生可能会建议引产。

■**宫缩开始**　宫缩变得有规律且逐步增强预示着分娩。许多女性在最后12周会出现无痛性宫缩。这些宫缩不强也没有规律，它们并不预示着分娩。每位女性宫缩的感觉不同，有些女性后腰疼痛而有些会感到小腹疼痛。将每次开始收缩的时间记下来。当宫缩开始每10分钟持续发生，通常分娩就开始了。

## ●产　程

临产前，子宫颈紧紧关闭，子宫肌肉没有规律的收缩。在分娩过程中，子宫颈扩张（打开）至10厘米且宫颈变薄。分娩可能会持续1个小时到多于1天的时间。分娩有三个阶段。

第一产程

这个阶段持续到子宫颈完全扩张，包括早期分娩、活跃分娩以及进入第二阶段分娩的过渡阶段。

潜伏期　子宫收缩导致宫颈扩张并开始变薄，虽然收缩可能很温和而使产妇意识不到。

宫缩的强度和频率逐渐加强。此外，黏液栓会有脱离，羊膜可能破裂。背部疼痛，下腹部或肛门有轻微的痉挛并伴有腹泻和恶心的感觉。

除非羊膜破裂，否则没有必要叫医生。应该放松并保存体力迎接活跃分娩

## 分娩期间宫颈的变化

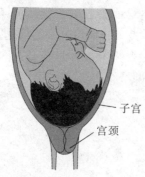
子宫
宫颈
1.激素引起宫颈软化

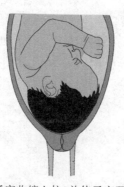
2.子宫收缩上拉，并使子宫颈缩短（变薄）

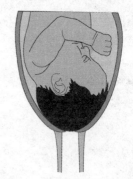
3.子宫颈扩大（扩张）

在怀孕后期和分娩期间宫颈肌肉开始改变以进行分娩。

的挑战。

活跃期,子宫颈扩张到 4~8 厘米,宫缩更强烈。虽然发生相当大的变化,但是一般持续 40~60 秒并且间隔 3~4 分钟。

你会有压力和不适感逐渐上升然后又逐步放松的感受。

宫缩时的呼吸练习以及宫缩间隔的集中放松可以帮助减少疼痛,并保留体力。随着产程不断进行,宫缩间的放松时间越来越短。

现在可以打电话给医生或助产士,如果没有医生或助产士,去医院或分娩中心。如果胎膜在宫颈扩张到 3~5 厘米时还未破裂,医生或助产士会人工帮助其破裂。

过渡阶段,这是整个分娩期肉体和精神最艰难的阶段。子宫颈开至 10 厘米,子宫强烈收缩。精神上可能会进入疲惫和兴奋的脆弱状态。

胎儿进入阴道,你可能会感到强烈的冲动将其推出,必须避免这种冲动直到宫颈完全扩张。找到最舒适的位置。

第二产程

胎儿排出和分娩发生在这个阶段。当子宫颈完全扩张,在每次收缩时将胎儿向外推。一些护士和助产士按摩阴道到肛门之间的区域以伸展阴道口避免侧切。

也可能会感到更清醒以及体力恢复。你需要这个能量做最后阶段的推动,在几分钟或几个小时后将你的宝宝

带到这个世界。

医生或助产士会给你指示何时向外推何时等待。当你感觉有推力的时候,喘气式的短促呼吸可以帮助你不向外产生推动力。宝宝出生后,医生或助产士会将宝宝放在你的腹部或放在有辐射热取暖灯的桌子上快速检测宝宝的健康。潮湿、裸体的宝宝放在室内阴凉处需要及时进行干燥和保暖。

第三产程

这个阶段是胎盘(胞衣)的分娩。子宫收缩将胎盘从子宫壁分离并将其从阴道排出。

医生会轻轻地拉扯宫颈栓以协助胎盘分娩。如果胎盘在 30 分钟内没有出现,医生可能需要轻轻地伸到子宫内取出胎盘(见"胎盘滞留")。

### ● 胎儿监护

生产和分娩会给新生儿身体上产生压力。在分娩过程中,胎儿监护用于检查胎儿的心率,并确保有足够的氧气。

监护措施可以反映心率以及子宫收缩时的心跳反应。胎儿监护可以在外部或内部进行。

外监护是通过两个小显示器或绑在腹部的皮带进行。显示器测量并记录收缩的频率和间隔长度以及胎儿的心率。在分娩的第一产程可以间歇或连续使用监测器,在推动阶段,连续或在每次收缩后使用。

## 缓解分娩疼痛

　　女性可以通过许多方式应对分娩痛苦。一些女性使用一个或多个分娩准备技巧，包括专注呼吸分散注意力、按摩放松以及想象法。

　　药物也可用于减轻疼痛，与医生或助产士讨论缓解疼痛的方法并在分娩前熟悉缓解疼痛的方法。下表概括分娩期间缓解疼痛的方法。

| 缓解疼痛/如何给药 | 作用 | 副作用 |
| --- | --- | --- |
| 止痛药/静脉注射或肌肉注射 | 缓解身体疼痛使身体放松，不干扰宫缩 | 产妇嗜睡、恶心、轻度血压降低，新生儿嗜睡、吸吮反射减少、呼吸及音调降低(但只发生在接近分娩前注射止痛药的情况) |
| 局部麻醉剂(如会阴切开术)/注射到组织内 | 阻止身体内某一区域神经感觉，但不引起嗜睡 | 无 |
| 硬膜外阻滞(见"局部麻醉")/通过导管连续注入脊髓外空间 | 减弱腰部以下疼痛 | 偶发产妇血压降低以及胎儿心跳减慢；有些会阻滞宫缩从而需要用药物促使收缩(见"引产")或产钳或真空辅助阴道分娩 |
| 阴部神经阻滞/注入阴道内顶部 | 阻滞阴道和肛门间的疼痛；偶尔用在会阴侧切或产钳助产 | 很少，偶尔身体一侧麻醉效果不充分 |
| 脊髓阻滞/针孔注射到脊髓周围的液体 | 腰部以下无法移动；有时用于产钳助产，更多的是用于剖宫产 | 与硬膜阻滞相同，偶尔次日产生头痛 |
| 催眠 | 改变疼痛感知 | 无 |
| 全身麻醉/静脉注射或吸入气体 | 失去知觉，只用于并发症发生或必须引起快速昏迷(如紧急剖宫产) | 如果立即用于剖宫产前无副作用 |

## 双胞胎的位置

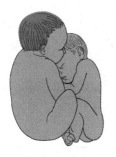

臀部向下(5%)

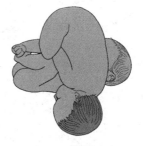

一位头向下,一位水平(18%)

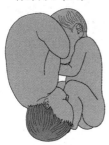

一位臀部向下,一位头向下(27%)

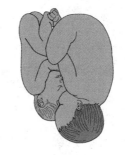

头向下(42%)

这是双胞胎在子宫内最常见的位置(另外8%为其他位置)。

## 臀位

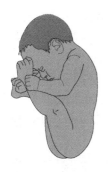

腿直臀位

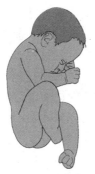

足先露臀位

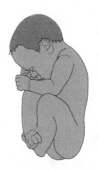

完全臀位

有三种常见的臀位位置。腿直臀位,宝宝的臀部弯曲,腿部伸直。在某些情况下,腿直臀位的胎儿可以通过阴道分娩。足先露臀位,一只脚或双脚的位置在子宫颈上方。当膝盖弯曲,就称为完全臀位。

## 会阴侧切术

会阴切开术是在婴儿出生时在阴道和肛门(该部位称为会阴部)之间的组织开口以扩大阴道口。许多医生在分娩过程中将会阴侧切作为分娩的一部分以防止这些组织分娩时自行撕裂,撕裂后组织修复会更难。

会阴切开术现在进行的比以前少,因为许多医生认为该手术实际上比无会阴侧切分娩损害组织更多。大多数医生认为是否需要侧切,只有到分娩时才可以确定。在是否进行侧切时征求医生的意见。

## 会阴侧切术

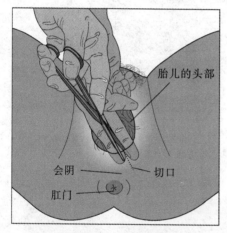

胎儿的头部

会阴 —— 切口

肛门

会阴侧切指在会阴(阴道到肛门之间的区域)处做一切口使胎儿在分娩过程中通过。医生实施局部麻醉麻木会阴部的组织,然后用手指保护胎儿的头部,进行切口。分娩后将切口缝合。

内监护可以更精确地评估胎儿,通常只有当外监护无法确定胎儿心率时才使用内监护。在内监护中,电极经过阴道和子宫颈连接到胎儿的头皮来测量胎儿的心率。

医生可能也会将一根细长棒插入子宫以测量收缩的频率、强度和间隔时间。

### ●剖宫产

剖宫产是通过在腹部和子宫切口进行胎儿分娩。

剖宫产是通过麻醉进行的大手术。60%~80%以前有过剖宫产的女性在以后怀孕时可以安全通过阴道分娩。

近25%在美国出生的婴儿是通过剖宫产分娩的。有些手术是因为医疗问题而事先规划好的,如使阴道分娩的安全性变差的前置胎盘。大多数剖宫产是在分娩过程中因为有需要才执行的。

如果宫缩没有充分打开子宫颈或其他促使子宫颈扩张(如药物缩宫素)的方法效果不大时,医生可能会建议剖宫产。

如果发生下述情况,也可以执行剖宫产:

■胎儿心率监测显示胎儿似乎因

为分娩受到太多压力。

■与骨盆尺寸相比,胎儿太大。

■胎儿处在臀位且翻转胎儿的努力没有成功。

■怀有三胞胎或更多。

手术前,静脉补液、洁净腹部并且导尿以便在手术期间和之后排出尿液。麻醉包括脊髓或硬膜外麻醉,可以降低腰部以下的感觉,但能使你在生产时保持清醒,或使你完全失去知觉的全身麻醉。

切口在腹部耻骨以上。最常见的切口是水平的（这是比基尼线的切口,愈合后不太明显）,但也可以是垂直的。第二个切口(一般是水平的)是在子宫内。

胎儿和胎盘通过切口分娩。子宫切口先缝合,然后对外部切口缝合或钉合。手术时间大约1小时。

手术后,需要继续服用止痛药。几个星期内,不管是在医院休养还是回家后都要避免提比宝宝重的物体。瘢痕可能会发痒、感觉麻木或呈现红色。

并发症并不常见,包括内部出血、盆腔感染、血液凝块、肠功能紊乱以及其他腹部器官损伤,如肠、膀胱、输尿管。

●产钳助产

如果将胎儿推到阴道开口处却不能将其推出,医生可能会在你向外推胎儿时使用产钳轻轻地向外拉胎儿。

产钳是弯曲的勺状金属工具,可用来紧抓胎儿的头部和颧骨两侧。医生首先通过阴部神经阻滞或硬膜外麻醉或脊髓麻醉消除阴道周围区域的紧张与痛觉,插入产钳,并进行会阴切开术。当你每次收缩向外推胎儿时,温柔地拉有助于胎儿下降和分娩。

如果胎儿的心率监视器显示胎儿在分娩时受到压力,医生也可能会使用产钳。

●胎头吸引术

胎头吸引术可以用来替代或辅助产钳助产。真空器件是适合宝宝胎头的橡胶杯。

真空通过小管连接到杯子,从而抓住胎儿的头部。当你向外推胎儿时,医生会轻轻地拉以帮助你推出胎儿。吸杯吸的地方可能有一点点肿胀。

●产程停止

有时,分娩的稳步进展(通过宫颈开口和胎头下降评测)停止。这可能是由于宫缩不够或头盆不称造成的。

头盆不称指女性的骨盆出口不够宽,从而使胎儿的头部无法通过。这可能是由于胎儿较大或胎儿的头部位置不好造成的。大多数头盆不称只有在分娩进展受阻停止时才可以诊断出来。

其他引起分娩停止的原因包括宫缩力度不强。可以注入药物缩宫素增加收缩强度,然后通过插入子宫内的压力表监测收缩的强度。

如果几个小时后分娩仍然没有进展，需要进行剖宫产。

## ●引　产

引产是一种在分娩自行开始前由医生或助产士进行的分娩形式。当继续妊娠对孕妇或胎儿的风险大于引产的风险时可进行引产。

引产的原因包括先兆子痫、过度成熟、子宫内的羊水过少（见"羊水过少"）、羊水感染（见"羊水异常"），胎儿发育不良或胎盘问题。

引产方式视具体情况而定。胎膜破裂释放羊水有时会导致引产。

缩宫素，一种引起自发分娩的合成激素，可用于引产。如果子宫颈扩张很难，医生或助产士可能会在使用缩宫素前使用前列腺素阴道凝胶或颗粒软化子宫颈。

缩宫素通过静脉注射且药量逐渐增加直到子宫开始收缩，通常在60分钟内。

当药物发挥作用时，可能会对胎儿进行监测以确保宫缩不会造成太大的压力，或宫缩太过频繁使胎儿氧气供应不足。

## 死胎

死胎指妊娠20周后出生时死亡的胎儿。可能会执行尸检（在你的许可下）以确定死因。

胎儿死在子宫内可通过胎儿心率监测或超声波检测出来，当感觉不到胎儿动作时会进行检查或在常规产前保健中检测出死胎。胎儿死亡后可能会自己开始分娩，或者需要引产。

死胎比较少见。30%的死胎原因不明。已知的原因包括严重的出生缺陷、多胎、胎盘早期剥离、高血压、糖尿病或其他影响胎盘给胎儿提供营养和氧气能力的疾病、Rh血型不合和一些在怀孕期间罕见的感染。

死胎对情绪的影响可以像任何其他死亡一样令人痛心。悲痛的父母可能需要医生介绍推荐专业辅导的帮助。

## ●产后感染

产后感染可能涉及子宫内膜或阴道内部以及周围的组织。症状包括发热、关节疼痛以及恶臭的阴道分泌物。

通常通过服用抗生素可使感染症状变轻，但偶尔也需要拆开会阴侧切缝合，重新打开伤口将感染物质排出。

## ●产后出血

所有女性分娩后都会流血。产后出血指分娩后大量出血。2%的产妇会出现产后出血。通常是由于产程过长、多胞胎或子宫内已经开始感染。

大多数女性在胎盘已分娩出但子宫未充分收缩后会发生大量出血。

有些女性由于子宫颈、阴道或子宫

# 真空吸引术

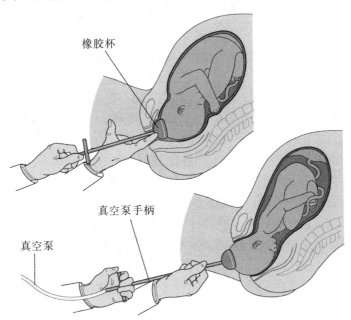

橡胶杯

真空泵手柄

真空泵

胎头吸引术可替代产钳助产。拔出器由连接到带手柄的软橡胶杯的真空泵组成。在手术过程中,橡胶杯放在宝宝的胎头上,真空产生吸力,使橡胶杯吸在胎头上。宫缩时,医生小心地随着产妇向外推的方向向外拉手柄。一旦头部通过阴道出来,撤除橡胶杯并帮助胎儿分娩。

撕裂发生大量出血。

当分娩一两个星期后开始大量出血,通常是由于部分胎盘仍留在子宫内引起的。

医生会进行盆腔检查以确定出血的原因。可能会按摩产妇的腹部,刺激子宫收缩(可帮助止血),给产妇注射合成激素缩宫素刺激宫缩,并验血看是否有贫血和感染。

如果出血过多,可能需要输血。如果医生怀疑部分胎盘残留在子宫内,将进行刮宫术以消除残留组织。

## ●胎盘滞留

通常情况下,胎盘从子宫壁分离并在胎儿分娩后首次收缩排出,通常发生在 20 分钟内。医生通过轻轻按摩产妇腹部并握住脐带的方式帮助胎盘排出。如果胎盘在 30 分钟内没有排出,就称为胎盘滞留。

因为子宫颈在胎儿出生后几个小时关闭,暴露的脐带会成为宫内感染的通道,因此滞留胎盘必须清除。哺乳新生儿可能诱发子宫收缩,帮助胎盘排出。

此外,医生可能会将手伸入子宫轻轻地将胎盘从子宫壁分离以清除胎盘。

## ●新生儿包皮环切术

新生儿包皮环切术是切除覆盖阴茎头的包皮。通常是在新生儿出生 48

小时内进行；出于宗教原因，也可能在一个星期后进行。比较罕见的并发症包括感染和出血。

包皮环切术可能减少孩子患尿路感染以及以后患阴茎癌的机会。然而，由于这两种情况很罕见，美国儿科研究院不再建议常规地进行操作。如果你需要给宝宝做包皮环切术，请告诉医生。

在包皮环切术的过程中，婴儿的行为方式表明他们能感到疼痛。越来越多的共识认为，如果麻醉后进行包皮环切术，婴儿疼痛的感觉会减弱。但是在包皮环切术前向阴茎注射局部止痛药也会引起疼痛。

在包皮环切术前应用局部麻醉的无痛方式（而不是注射局部麻醉剂）是使用含有局部麻醉的药膏。然而麻醉药膏是否与注射局部麻醉剂一样有效尚未得到证实。

包皮环切术前，先清洗生殖器部位。然后用一种特殊的包皮环切术钳子割除保护阴茎的包皮。

包皮被割除的边缘可能会肿几天，稀薄、黄色的痂皮会在割除处形成。换敷料时在原来的地方涂上凡士林，如果割除部位呈现红色，建议你使用抗生素软膏。

如果宝宝通过直肠测量温度高于37℃、手术部位显示感染的迹象（如发红或肿胀）或出血、宝宝一直吵闹和烦躁、发出刺耳的哭声或12小时不排尿，打电话给医生。

## ● 分娩后的一些变化

大多数女性分娩后身体会有些不适，多数是由于身体恢复所发生的一系列变化。最常见的不适如下：

**背痛** 负重9千克以上的胎儿造成的背部伤害对一个妇女来说是一个体力上的挑战，特别是体力和情感上的双重耗费。

**阴道出血** 阴道出血，称为恶露，是正常的。它由血液、黏液以及子宫内膜组织组成。月经样出血可能在胎儿分娩后持续长达一个星期的时间，之后开始减轻并褪色，最终随着子宫恢复正常大小成为黄色的分泌物。哺乳引起的持续收缩可帮助子宫收缩减小并减少出血。

**乳房问题** 乳胀指乳房肿胀、敏感或变硬。在母乳开始供应后（通常在3天左右），如果在任何时间段推迟喂养就会发生乳胀。

婴儿很难吮吸肿胀的乳房，所以你可能需要挤压乳汁。挤压乳汁需要拇指和其他手指放在乳晕（乳头周围较深肤色的部分）后面并在向胸部推时挤压。然后，向乳头挤压。移动手指到乳房的每个象限重复上述动作。

乳头疼痛及皲裂在哺乳期妇女很常见。虽然由于咬合位置不当可能会出现这些症状，但是它们也是乳头适应新角色的正常方式。

如果疼痛或皲裂持续时间超过几天或乳房非乳头部分皮肤发红，联系医

## Apgar评分

婴儿的健康评估,从出生后一分钟开始然后每隔5分钟进行一次Apgar评分,评定心率、呼吸力、肌张力、喉反射和肤色。每个标准等级为0、1或2。涵盖所有五个标准的最大值是10。如果需要医学治疗Apgar评分有助于医生评估宝宝状况。一些婴儿分数很低但不需要治疗。不应该担心低分,低分并不能预测孩子的长期发展潜力。

| 阿普伽新生儿评分 | 征 兆 | | | | |
|---|---|---|---|---|---|
| | 心率 | 呼吸力* | 肌张力 | 喉反射 | 肤色 |
| 0 | 无 | 无 | 软弱无力 | 没有反应 | 青灰色或苍白 |
| 1 | 每分钟小于100次 | 呼吸不规则哭声微弱 | 胳膊和腿有一些弯曲 | 表情痛苦 | 全身粉红,四肢青灰色 |
| 2 | 每分钟大于100次 | 呼吸规则哭声响亮 | 胳膊和腿灵活运动 | 哭、咳嗽、打喷嚏 | 完全粉色 |

*通过将一根细长管插入婴儿的鼻子进行评估。

## 新生儿检查

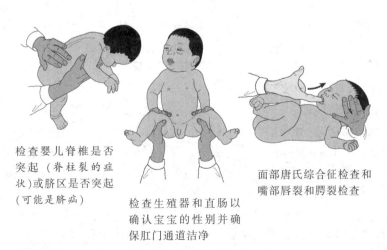

检查婴儿脊椎是否突起(脊柱裂的症状)或脐区是否突起(可能是脐疝)

检查生殖器和直肠以确认宝宝的性别并确保肛门通道洁净

面部唐氏综合征检查和嘴部唇裂和腭裂检查

心脏和肺部检查后,医生会检查新生儿不太常见的异常。如脚部畸形检查以及髋关节脱位检查。

303

## 我的宝贝长什么样？

一个健康的宝宝有可能会有一些看起来似乎不协调甚至惊人的特征（尤其是阴道分娩的婴儿），但却是完全正常的婴儿。

**头部**　头部通过产道可能会形成锥形或压扁的形状。奇怪的头形一般在2~4天后消退慢慢变圆。

**皮肤**　因为宝宝9个月都是在羊水中浸泡着，出生时会有一层像厚厚的乳液一样称为胎脂的白色涂层。当胎儿在子宫内时，胎脂保护胎儿的皮肤。宝宝也可能皮肤有皱纹，呈红色或苍白色，有些小的白色斑点。

**身材比例**　宝宝的四肢会很短，身体又长又细，头部比例相对过大，总的来说，宝宝可能看起来骨瘦如柴。宝宝在出生后几天体重可能会下降高达10%，但是2周后应该恢复体重。

**头发**　宝宝头上的头发，无论是不存在、一般还是很浓密，都可能在几个星期或几个月内脱落长出新的头发。胎毛、背部、肩膀和手臂上的绒毛通常在几周内脱落。

**生殖器**　生殖器可能会出现肿胀，女婴和男婴都可能会乳房增大，流出牛奶状物质。女婴可能有阴道分泌物，甚至轻微的阴道出血。这些是由母亲的激素引起的，在2周内恢复正常。

**脐带残端**　脐带残端会与肚脐相连1~4周，然后通常会自然脱落。周围的皮肤应轻轻洗净。仔细观察是否有感染的迹象（红肿），如果有，报告给儿科医生。

---

生。在此期间，将乳房暴露在空气中并避免使用香皂和护肤霜。

乳管很容易堵塞。你可能会注意到乳房上出现一个有触痛感的小红肿块。对受影响乳管施加压力可能使问题恶化，并导致感染。乳腺炎可以通过尽可能通畅的乳管引流，先让宝宝吮吸受影响的乳房（当你的宝宝饥饿时），必要的情况下用吸奶器将剩下的乳汁吸出的方法治疗。如果红色的肿块仍然存在，

看医生或助产士。

**运动**　想要恢复运动的女性在分娩后几天内可以开始运动。但开始时不能剧烈运动（也许只有快走），并随着体力恢复逐步达到日常运动方式。具体运动方式请征询医生建议，你可能在6周或更长时间避免做抬腿运动以及腹部运动。

**脱发**　怀孕带给你头发的光泽可能很快就付诸东流。分娩后的几个月

（或哺乳女性给婴儿断奶或给婴儿饮食中添加辅食时），许多女性痛心地发现她们在大量脱发。这种变化是因为分娩后缺少孕期激素的保护而致。

**痔疮** 增大的子宫和胎儿对下腔静脉的压力可以导致痔疮。坐在软垫或充气环（称为"甜甜圈"）上可以带来一些缓解。另外，尽量每天坐在温水中10~15分钟，然后用冰袋冷敷患处。

**情绪变化或产后抑郁症** 50%~80%的女性在分娩后，一定程度上受抑郁的影响。一些研究人员认为，可能是激素的剧烈波动引起的。有人断言，产后抑郁症反映了生活改变的现实。

典型的情绪变化有悲伤、焦虑、睡眠障碍、敌对倾向。情绪变化的症状在分娩一个月内会消失，但也可能会持续更长的时间。

如果发现应付日常生活有困难，请打电话给医生。与人交谈可能会感觉好一点；如果你遭受更为严重和持久的情绪障碍，药物和/或辅导可能会对你有益。

**会阴部疼痛** 如果是阴道分娩，阴道周围区域疼痛可能是由以下原因造成的：首先，分娩过度拉伸了这些敏感的组织。其次，分娩时对该部分的任何伤害，如撕裂或会阴侧切，需要时间愈合。

医生可能会建议你通过某些方式防止感染，包括小便大便后用喷瓶或大注射器向该部位喷温水。缓解疼痛，可参看痔疮的建议。

**性行为** 性行为时间取决于分娩方式，但是一般需要等待至少4周，在身体痊愈时才可以恢复安全的性行为。虽然有些女性觉得已经为性行为做好准备，但是有些人发现，激素的波动、身体疲惫以及照顾新生儿会影响她们的性兴趣长达几个月。

当发生性关系时，由于会阴切开术、触痛，或缺乏阴道润滑（激素变化引起的，特别是哺乳期女性）会产生疼痛。给身体痊愈的时间，将生活恢复到预想的模式并且重建与伴侣的亲密关系。

使用水性阴道润滑剂可以帮助弥合差距以达到更满意的性生活。

**妊娠纹** 乳房和臀部周围由于激素变化和皮肤过度伸展所造成的红色条纹，随着身体恢复怀孕前的体型时变得更加引人注目。虽然它们不会消失，但是随着时间的推移它们会褪色。